Psychotherapie: Praxis

Die Reihe Psychotherapie: Praxis unterstützt Sie in Ihrer täglichen Arbeit – praxisorientiert, gut lesbar, mit klarem Konzept und auf dem neuesten wissenschaftlichen Stand.

Mehr Informationen zu dieser Reihe auf http://www.springer.com/series/13540

Tanja Hoff

Hrsg.

Psychotherapie mit Älteren bei Sucht und komorbiden Störungen

Mit 4 Abbildungen und 15 Tabellen

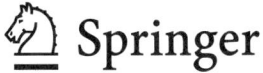
Springer

Hrsg.
Tanja Hoff
Fachbereich Sozialwesen
Katholische Hochschule NRW, Abt. Köln
Köln
Deutschland

ISSN 2570-3285   ISSN 2570-3293 (electronic)
Psychotherapie: Praxis
ISBN 978-3-662-53195-2   ISBN 978-3-662-53196-9 (eBook)
https://doi.org/10.1007/978-3-662-53196-9

Die Deutsche Nationalbibliothek verzeichnet diese Publikation in der Deutschen Nationalbibliografie;
detaillierte bibliografische Daten sind im Internet über http://dnb.d-nb.de abrufbar.

Verantwortlich im Verlag: Monika Radecki
Umschlaggestaltung: deblik Berlin
Fotonachweis Umschlag: © smileus / stock.adobe.com

Springer ist ein Imprint der eingetragenen Gesellschaft Springer-Verlag GmbH, DE und ist ein Teil von
Springer Nature.
Die Anschrift der Gesellschaft ist: Heidelberger Platz 3, 14197 Berlin, Germany

Vorwort

Das Themenfeld Sucht und komorbide psychische Störungen unter Älteren ist bisher ein zwar in der Praxis ständig auftretendes, aber in der Fachliteratur noch relativ wenig bearbeitetes Feld. Dies mag auch an der Vielfalt der möglichen Kombinationen von Doppeldiagnosen und Komorbiditäten liegen. Caspar (2007) hat unabhängig vom Patientenalter darauf hingewiesen, dass es allein angesichts der Anzahl möglicher psychopathologischer Komorbiditäten illusorisch sei, dass hierfür perspektivisch wissenschaftlich hochrangig entwickelte und evaluierte Manuale vorliegen werden. Für einzelne Monodiagnosen wie Altersdepressionen ist dies zwar bereits jetzt schon der Fall, für die Vielfalt an Doppel- und Multidiagnosen bedarf es hingegen grundlegenderer Überlegungen und Methodiken zur Behandlung in der Praxis.

Das Vernachlässigen eines missbräuchlichen oder abhängigen Alkohol- und/oder Medikamentenkonsums in der Behandlung von Depression, Angststörung, kognitiven Beeinträchtigungen oder bei Partnerschaftsproblemen unter älteren Patienten führt ggf. – wenn überhaupt – kurzfristig zu Symptomverbesserung, langfristig aber kaum zu stabilen Behandlungserfolgen. Von jeher sind Suchtstörungen außerhalb der Suchthilfe inkl. Suchtberatung und -therapie ein eher stiefkindliches Feld in Psychotherapie und lebensweltorientierter Beratung; dies liegt auch in der Historie des zweigeteilten Finanzierungssystems von Psychotherapien und Suchttherapien begründet.

Das Wissen zu Suchtphänomenen gerade auch unter Älteren muss aber dorthin, wo die Patienten sind; sogenannte „late onset"-Abhängige mit Depressionen und Angststörungen finden den Weg wohl eher in die Psychotherapie als in die Suchthilfe. Ebenso muss Wissen über Depressionen, Angststörungen usw. bei Älteren mit primären oder sekundären Abhängigkeitserkrankungen in die Suchthilfeangebote für Ältere. In diesem Sinne ist das vorliegende Buch entstanden.

In Kapitel 1 und 2 werden daher gerontopsychologische/-therapeutische und soziologische Grundlagen gelegt. Die Kapitel 3 und 4 widmen sich den wesentlichen legalen Substanzen, von denen Ältere betroffen sind: Alkohol und abhängigkeitserzeugende Medikamente. Da in der Alterspsychotherapie bei Störungen wie Depressionen, Angst usw. die Behandlung von Tabak- oder Opioidabhängigkeit noch eine untergeordnete Rolle spielt, werden diese Substanzen ebenso vernachlässigt wie Verhaltenssüchte; zukünftig sollten aber auch hier Therapie- und Beratungsangebote unter dem Aspekt der zu behandelnden Komorbiditäten bei älteren Patienten stärker erforscht werden. In den Kapiteln 3 bis 7 werden wesentliche psychische bzw. neuropsychiatrische Erkrankungen bei älteren Patienten hinsichtlich Phänomenologie, Diagnostik und Behandlung vorgestellt, die häufig in engem Zusammenhang mit Suchtstörungen im Alter und vice versa auftreten: Depressionen, Angststörungen und kognitive Beeinträchtigungen. Kapitel 8 thematisiert sodann ein nicht zu vernachlässigendes Bedingungsgefüge: Partnerschaft, Partnerschaftsprobleme und die Einbettung bzw. Auflösung von Suchtphänomenen in dieses hochrelevante Bezugssystem auch im Alter.

Nicht nur Alternsprozesse sind lebensbiografischen Veränderungen, Ereignissen und Hürden unterworfen – mitunter auch Buchprojekte. Den Mitautoren und -autorinnen danke ich für ihren langen Atem in einem mehrjährigen Entstehungsprozess.

Sie haben ihre fundierten, lesenswerten und Praxis wie Forschung inspirierenden Buchkapitel schnell und begeisterungsfähig zugesagt und zum Erscheinen dieses Buches maßgeblich beigetragen. Frau Dr. Ulrike Kuhn sei gedankt für ihr Mitwirken in der redaktionellen Bearbeitung zu Beginn des Projektes. Insbesondere den Springer-Mitarbeiterinnen Monika Radecki, Senior Editor, und Hiltrud Wilbertz, Projektmanagerin, danke ich sehr für die stets motivierende, unterstützende und immer fachkundige Betreuung dieses Buches. Ebenso sei Frau Heidrun Schoeler als externer Lektorin für die endgültige Manuskriptbearbeitung gedankt.

Den Anspruch einer generellen oder bereichsspezifischen Gültigkeit von Theorien zu Entwicklungen und Entwicklungspsychopathologien im Alter ordnen Wahl und Heyl (2015, S. 136) folgendermaßen ein: „Vieles spricht angesichts der bislang vorliegenden theoretischen Bemühungen auch dafür, dass wir nicht auf eine Supertheorie des Alterns, die alle Überlegungen in sich vereint, hoffen sollten. Die Suche nach der einen Theorie des Alterns wird wohl erfolglos bleiben, und wir müssen (und sollten) uns stattdessen mit Theorien mittlerer Reichweite begnügen, die einzelne Aspekte des Alterns in genügend hellem Licht beleuchten, jedoch nie den Gesamtprozess." Ähnliches kann für Theorien und Konzepte zur Diagnostik, Therapieplanung und Gestaltung der Therapie-Patient-Beziehung in der Alterspsychotherapie angenommen werden.

Dies gilt nicht zuletzt für die Komplexität der Beratung und Behandlung komorbider Störungen im Alter. Hier sind Praxis und Forschung noch sehr weit weg von einer „Supertheorie". Dem Buch wünsche ich aber mindestens eine mittlere Reichweite und den Lesern viele erhellende Momente zur Behandlungsverbesserung der in den Blick genommenen Zielgruppe älterer Menschen.

Tanja Hoff

Köln, im Juni 2018

Literatur

Caspar, F. (2007) *Beziehungen und Probleme verstehen. Eine Einführung in die psychotherapeutische Plananalyse.* Bern: Huber.

Wahl, H.-W., Heyl, V. (2015) *Gerontologie – Einführung und Geschichte.* Stuttgart: Kohlhammer.

Inhaltsverzeichnis

Autorenverzeichnis

Petra Dykierek, Dr. Dipl.-Psych.
Department für Psychische Erkrankungen,
Klinik für Psychiatrie und Psychotherapie,
Universitätsklinikum Freiburg
Hauptstraße 5
79104 Freiburg
Deutschland
e-mail: petra.dykierek@uniklinik-freiburg.de

Gerd Glaeske, Prof. Dr.
SOCIUM (früher Zentrum für Sozialpolitik),
Universität Bremen
Mary-Somerville-Straße 5
28359 Bremen
Deutschland
e-mail: gglaeske@uni-bremen.de

Tanja Hoff, Prof. Dr.
Fachbereich Sozialwesen,
Katholische Hochschule NRW, Abt. Köln
Wörthstraße 10
50668 Köln
Deutschland
e-mail: t.hoff@katho-nrw.de

Ulrike Kuhn, Dr.
Fachbereich Sozialwesen,
Katholische Hochschule NRW, Abt. Köln
Wörthstraße 10
50668 Köln
Deutschland
e-mail: u.kuhn@katho-nrw.de

Johannes Pantel, Prof. Dr. med.
Institut für Allgemeinmedizin,
Goethe-Universität Frankfurt am Main
Theodor-Stern-Kai 7
60590 Frankfurt/Main
Deutschland
e-mail: pantel@allgemeinmedizin.uni-frankfurt.de

Elisa Scheller, Dr. Dipl.-Psych.
Abteilung für Biologische und Differentielle
Psychologie,
Institut für Psychologie, Albert-Ludwigs-
Universität Freiburg
Stefan-Meier-Straße 8
79104 Freiburg
Deutschland
e-mail: elisa.scheller@psychologie.uni-freiburg.de

Michael Vogt, Prof. Dr.
Fakultät Soziale Arbeit und Gesundheit,
Hochschule für angewandte Wissenschaften
Friedrich-Streib-Straße 2
96450 Coburg
Deutschland
e-mail: michael.vogt@hs-coburg.de

Daniel Wagner, PD Dr. Dr.
Klinik für Psychiatrie und Psychotherapie,
Uniklinik Köln
Kerpener Straße 62
50924 Köln
Deutschland
e-mail: praxis@wagner-koeln.de

Gerontopsychologische und -psychotherapeutische Grundlagen und Besonderheiten

Tanja Hoff

© Springer-Verlag GmbH Deutschland, ein Teil von Springer Nature 2018
T. Hoff (Hrsg.), *Psychotherapie mit Älteren bei Sucht und komorbiden Störungen*, Psychotherapie: Praxis,
https://doi.org/10.1007/978-3-662-53196-9_1

Auch in der angewandten Alterspsychotherapie sind Kenntnisse über psychologische Modelle des Alter(n)s bedeutsam, da sie wichtige Impulse für altersspezifische Therapieinhalte und -besonderheiten geben, sich aber auch auf subjektive Altersbilder wirkmächtig auswirken. Hierzu gehören vor allem Modelle der Entwicklungsaufgaben/-stufen im Alter, Aktivitätstheorien, das Selektions-Optimierungs-Kompensations-Metamodell (SOK) sowie das alters- und störungsspezifische therapeutische Rahmenmodell (ASR). In der psychotherapeutischen und beraterischen Arbeit mit älteren Menschen ergeben sich zudem Besonderheiten z. B. in der Gesprächsführung, in der Diagnostik unter besonderer Beachtung von Ressourcen sowie in der Gestaltung von Therapieprozessen und -beziehungen zwischen häufig älteren Patienten und jüngeren Therapeuten. Dabei sind ältere Patienten in der Psychotherapie immer noch unterrepräsentiert und -versorgt bei gleichzeitig hinreichend empirischen Nachweisen, dass Alterspsychotherapie wirksam ist.

1.1   Einleitung

Begrifflichkeiten wie „junge Alte" oder „alte Alte" verdeutlichen, dass es heute nicht mehr „die Alten" gibt, sondern dass auch unter Älteren aufgrund ihrer unterschiedlichen kalendarischen und biopsychosozialen Alternsprozesse von unterschiedlichen Gruppen ausgegangen wird. Kulturell, subjektiv und sozial wird das Alter von ca. 65 Jahren häufig als Grenze zwischen „nicht alt" und „alt" definiert, u. a. aufgrund des traditionellen gesetzlichen Rentenbeginns bzw. dem Ende der Erwerbsarbeitszeit. Aus medizinischer und psychologischer Sicht treffen diese und vergleichbare kategoriale Altersgrenzen allerdings nicht zu, da hierfür eindeutige körperliche oder psychische Unterscheidungsmerkmale fehlen.

Um die Prozesshaftigkeit in Alterungsprozessen auch nach dem 65. Lebensjahr kenntlich zu machen, haben sich Unterteilungen von „jungen Alten" (z. T. auch als „silver ager", „best ager" oder „freie Jahre" bezeichnet) und „alten Alten/Hochaltrigen", drittes und viertes

Lebensalter (auch „Zeitalter mit Trauerflor" nach Baltes [1997]) oder auch höheres und hohes Alter etabliert. Für die Gruppe „Ältere" bzw. das „dritte Lebensalter" liegen die Altersgrenzen zwischen 60 und 70/75 Jahren, als „Alte" bzw. das „vierte Lebensalter" werden Menschen ab ca. 70/75 Jahren bezeichnet und als Hochaltrige solche ab ca. 85 Jahren (u. a. Riehl-Emde, 2015), allerdings ohne eindeutige und einheitlich verwendete Abgrenzungen und Differenzierungsmerkmale.

Schaut man auf Ältere mit psychischen Erkrankungen wie Suchterkrankungen, werden Altersgrenzen für die Thematik „Sucht im Alter" in der Praxis und in Projekten auch früher angesetzt, z. B. bei 55+ für Alkoholprobleme oder sogar 45+ für Heroinabhängigkeit. Langjährig bestehende, auch schleichende und unerkannte Suchtphänomene führen zur Beeinträchtigung gesunder Alterungsprozesse und mitunter zu einem verfrühten Eintreten altersassoziierter Erkrankungen. Auf die Unterscheidung zwischen denjenigen Patienten, deren Suchtstörung sich bereits biografisch früher entwickelt hat („early-onset"), und denjenigen, deren alkoholbezogene Störung sich erst im höheren Alter manifestiert („late-onset"), wird in ▶ Kap. 3 eingegangen.

> Ursächliche, aber vor allem auslösende und aufrechterhaltende Bedingungen eines riskanten oder abhängigen Substanzkonsums beginnen häufig nicht erst nach dem 65. Lebensjahr – anders formuliert: Suchterkrankungen haben immer eine Geschichte.

Weitere Begrifflichkeiten wie „normales", „erfolgreiches", „produktives", „optimales", „pathologisches" Altern u. Ä. entstammen den gerontopsychologischen Entwicklungsmodellen. Sie spiegeln sowohl Gewinn- als auch Verlustmöglichkeiten, also subjektiv und objektiv positive wie negative Bilanzierungsprozesse des körperlichen, psychischen und sozialen Alterungsprozesses wider. Bezogen auf die Population Älterer mit Sucht- und komorbiden psychischen Erkrankungen wäre je nach Erkrankungs- und Einschränkungsausmaß auch eine

Eingruppierung in das „pathologische Altern", also das „Auftreten von Krankheiten und erheblichen Funktionseinschränkungen mit Einbuße an Lebensqualität und mit Verkürzung der individuellen Lebensspanne" (Maercker 2015, S. 7) zutreffend – hilfreich aber eher nicht. Auch eine Alterspsychotherapie sollte selbst unter ggf. schwierigen Ausgangsbedingungen die Wiederherstellung eines optimalen Alterns als Leitbild anstreben, nämlich „den Zielzustand eines Lebens mit weitreichender Autonomie, Lebenszufriedenheit und das Erreichen weiterer individuell gewünschter Lebensziele" (ebd.). Lebenszufriedenheit ist dabei ein häufig verwendetes, populäres Kriterium für ein sogenanntes erfolgreiches oder optimales Altern.

Suchtphänomene unter Älteren – seien es biografisch lang bestehende Suchterkrankungen, seien es riskante Konsummuster, die sich z. B. in einer veränderten Lebenssituation wie „empty nest"-Situationen, Pensionierung, sich häufende Verlusterfahrungen usw. erst im späteren Alter verstärken – müssen in Psychotherapie und lebensweltorientierter Beratung in ein umfassendes gerontopsychologisches Verständnis eingebettet werden. Auch die gerontopsychologischen und -psychotherapeutischen Grundlagen sind wiederum eingebettet in ein holistisches Verständnis von Alter und Altern im Sinne einer interdisziplinären Gerontologie. Wahl und Heyl (2015) haben zwölf sogenannte „Essentials der Gerontologie" zusammengefasst, die es auch in der folgenden, stärker gerontopsychologischen Betrachtung zu bedenken gilt.

12„Essentials der Gerontologie" (Wahl und Heyl 2015)

Altern ist ein

- dynamischer Prozess zwischen Verlust und Gewinn
- biologisch und medizinisch bestimmter Prozess
- lebenslanger und biografisch verankerter Prozess
- sozial bestimmter Prozess
- Produkt von Person (P) und räumlicher Umwelt (U)

- ökonomisch bestimmter Prozess
- geschlechtsspezifischer Prozess
- differenzieller Prozess
- multidimensionaler Prozess
- multidirektionaler Prozess
- Prozess zwischen Objektivität (O) und Subjektivität (S)
- plastischer Prozess mit Grenzen

Dabei bezieht sich Altern mit seinen einflussgebenden Prozessvariablen nicht erst auf Hochaltrigkeit, sondern beginnt vielmehr früher im Sinne einer lebenslangen Entwicklung und der Betonung eines biografischen Gewordenseins. Die deutsche Entwicklungs- bzw. Gerontopsychologie hat mit der Beschreibung, Erklärung und Untersuchung einer Lebenslaufperspektive durch Vertreter wie Charlotte Bühler, Hans Thomae, Ursula Lehr oder Paul Baltes (u. a. in den Bonner und Berliner Längsschnittstudien des Alters) wesentliche Impulse gesetzt.

1.2 Gerontopsychologische Grundlagenmodelle

Gerontopsychologische Erklärungsmodelle zum Erleben und Verhalten, zu Fähigkeiten und Fertigkeiten im Alter weisen eine eigene historische Entwicklungsdynamik auf, ausgehend vom Verständnis eines defizitären, von Abbau und Verlust gekennzeichneten Alters hin zu kompetenz- und plastizitätsorientierten Modellen (Stichwort: „erfolgreiches Altern"). Die Kenntnis dieser Grundlagenmodelle ermöglicht es, die Besonderheiten psychologischer Prozesse bei Älteren besser zu verstehen und zu reflektieren; zudem haben insbesondere frühere Alterstheorien Altersbilder besonders geprägt – sowohl bei den Älteren im eigenen Selbstbild als auch im Fremdbild der sie behandelnden, häufig dann jüngeren Psychotherapeuten und Berater. Im Folgenden werden daher besonders gängige psychologische Theorien zu Alternsprozessen erläutert.

Systematisierungsversuche gruppierendie verschiedenen Theorien nach unterschiedlichen

Foki der Betrachtungs- und Erklärungsweise von Alternsprozessen. So ordnen z. B. Martin und Kliegel (2005) gerontologische Theorien nach bereichsübergreifenden (z. B. Aktivitäts- und Disengagement-Theorien), bereichsspezifischen (z. B. Theorien zur kognitiven Entwicklung) und entwicklungskontextuellen Ansätzen (z. B. Theorien zur Person-Kontext-Passung). Demgegenüber schlagen Wahl und Heyl (2015) in Fortführung von Thomae vor, gerontologische Theorien nach einem Vier-Felder-Schema zu ordnen, dessen erste Dimension Veränderung – Kontinuität und dessen zweite Dimension die Betonung universeller – differenzieller Elemente beinhaltet. Daraus ergeben sich in den Zuordnungsfeldern

1. Theorien zu alternsbezogenen Veränderungen, die eher universell bei allen Menschen auftreten,
2. Theorien zu alternsbezogenen Veränderungen, bei denen aber die Unterschiedlichkeit individueller Entwicklung betont werden,
3. Theorien zu alternsbezogener Kontinuität mit universeller Gültigkeit und
4. Theorien zu altersbezogener Kontinuität mit Betonung der interindividuellen Unterschiedlichkeit.

Manche Theorien greifen mehrere dieser Dimensionen auf, sodass nicht immer eine trennscharfe Zuordnung in diesem dennoch hilfreichen Raster möglich ist. Die zugrundeliegenden Dimensionen von Universalität versus Interindividualität sowie Veränderung/Diskontinuität versus Kontinuität sind wesentliche Bestimmungsmerkmale, wie Alter und Altern verstanden wird – ob es nun alle Älteren betrifft oder ob unterschiedliche Verläufe vorhanden sind, ob es einen Zuwachs an Veränderungen oder nur ein Gleichbleiben geben kann.

1.2.1 Defizitmodell des Alterns

Eher der Vollständigkeit halber sei das Defizitmodell des Alterns aufgeführt, da es über lange Zeit sowohl das wissenschaftliche als auch das laienhafte Bild über Ältere in der Bevölkerung wesentlich geprägt hat. Altern wurde als Verlust und objektiver Abbau auch psychologischer und sozialer Fähigkeiten und Fertigkeiten verstanden. Dies basierte auf biologisch geprägten Alternstheorien – dass Altern ein zunehmender Verlust körperlicher Funktionen ist – und ging einher mit frühen Ergebnissen der Intelligenzforschung, die nach dem fünften Lebensjahrzehnt einen deutlichen Abfall kognitiver Leistungen verzeichneten.

Die spätere Intelligenzforschung, die über die frühen Querschnittsuntersuchungen hinausgehend Altersprozesse im Längsschnitt untersuchte, zeigte jedoch, dass Intelligenzleistungen während des Alterungsprozesses nicht generell abfallen. Vielmehr bleiben kristalline kognitive Leistungen (d. h. erfahrungsbasierte Leistungen) bis ins hohe Alter relativ stabil, während fluide kognitive Leistungen (d. h. in der Regel geschwindigkeitsabhängige Leistungen) sich früher und wahrscheinlicher verschlechtern (vgl. ausführlich hierzu: Lindenberger und Kray 2005). Das Defizitverständnis des Alterns wurde durch anwachsende empirische Befunde – dass nämlich Altern auch mit dem Erhalt, der Gewinnung und Reaktivierung von Ressourcen und Kompetenzen einhergehen kann und hier hohe interindividuelle Unterschiede bestehen –, sodann u. a. durch Theorien zum sogenannten „erfolgreichen Altern" ersetzt (▶ Abschn. 1.2.3).

> Das Defizitmodell des Alterns wird in der heutigen Gerontologie als historisch veraltet angesehen. Komplexere Modelle, die auch die Vielfalt an Entwicklungsverläufen sowie Kompetenzzuwächse bei Älteren erklären können, gelten demgegenüber als empirisch gesicherter sowie hilfreicher in der Praxis.

1.2.2 Stufen- bzw. Entwicklungsaufgabenmodelle

In Stufenmodellen bzw. Modellen der Entwicklungsaufgaben wird Entwicklung anhand von Stufen oder zu bewältigenden

Entwicklungsaufgaben im Lebensverlauf beschrieben. Die Bewältigung einer früheren Entwicklungsaufgabe wird häufig als Voraussetzung für das Gelingen und Bewältigen späterer Phasen angesehen und damit einhergehend einer hohen Lebensqualität und -zufriedenheit assoziiert.

Entwicklungsaufgabe

„Eine Entwicklungsaufgabe ist eine Aufgabe, die sich in einer bestimmten Lebensperiode des Individuums stellt. Ihre erfolgreiche Bewältigung führt zu Glück und Erfolg, während Versagen das Individuum unglücklich macht, auf Ablehnung durch die Gesellschaft stösst und zu Schwierigkeiten bei der Bewältigung späterer Aufgaben führt." (Havighurst 1982, S. 2)

Während Freuds Phasenmodell der psychosexuellen Entwicklung mit der genitalen Phase (ca. 8. Lebensjahr bis Pubertät) endet, postuliert Erikson (1973) in seinem Stufenmodell der psychosozialen Entwicklung auch Entwicklungsaufgaben über die Pubertät hinausgehend bis ins späte Erwachsenenalter (◘ Tab. 1.1). Stärker als Freud berücksichtigt Erikson die kulturelle und soziale Einbettung von Entwicklungsaufgaben und -stadien. Entwicklung wird verstanden als krisen- und konfliktbehaftete

Auseinandersetzung mit eigenen Bedürfnissen auf zwei gegensätzlichen Polen, eingebettet in individuelle Bestrebungen und Anforderungen der sozialen Umwelt (im weitesten Sinne also auch Person-Umwelt-Passung). Die Bewältigung der „psychosozialen Krise" wird als Entwicklungsaufgabe bezeichnet. Auch hier wird postuliert, dass die Bewältigung der vorhergehenden stadientypischen Krisen Voraussetzung für eine weitere positive Entwicklung ist; andernfalls drohen nach Erikson bleibende Persönlichkeitsbeeinträchtigungen.

Mit Generativität im mittleren Erwachsenenalter wird die Weitergabe von Wissen an, die Sorge um und das Engagement für die nächste Generation (seien es eigene Kinder und/oder andere junge Menschen) als zu bewältigende Entwicklungsaufgabe verstanden. Das späte Erwachsenenalter ist wiederum geprägt durch die Ich-Integrität mit Reflexion von erlebtem Leben und Biografie sowie die Akzeptanz der Begrenztheit des Lebens; wird eine positive Ich-Integrität nicht erreicht, drohen Trauer, Angst vor dem Tod und Selbst- und Fremdvorwürfe bezüglich des Nicht-Erreichten.

Montada (1998, S. 65) ordnet das Entwicklungsmodell von Erikson folgendermaßen ein:

》 Erikson beschreibt wichtige Entwicklungsaufgaben. Es gibt sicher mehr. Er beschreibt sie nicht mit klar definierten Konzepten, die in empirischer Forschung

---

◘ **Tab. 1.1** Entwicklungsstufen nach Erikson (1973)

Stadium	Entwicklungsaufgaben
Säuglingsalter	Vertrauen versus Misstrauen
Kleinkindalter	Autonomie versus Scham und Zweifel
Spielalter	Initiative versus Schuldgefühle
Schulalter	Fleiß versus Minderwertigkeit
Adoleszenz	Identität versus Rollendiffusion
Frühes Erwachsenenalter	Intimität versus Isolation
Mittleres Erwachsenenalter	Generativität versus Stagnation
Späteres (oder reifes) Erwachsenenalter	Ich-Integrität versus Verzweiflung

leicht operationalisierbar wären. Wie häufig Krisen vorkommen, wie häufig es gute Lösungen gibt, wie häufig die Krisen nicht bewältigt werden, von wem und in welchem Kontext sie besser oder schlechter bewältigt werden, das ist nicht empirisch fundiert. Wenn Eriksons Modell dennoch weithin bekannt geworden ist, dann wohl doch, weil die beschriebenen Entwicklungsaufgabe intuitiv überzeugen und weil es ein Beispiel für eine Entwicklungskonzeption der gesamten Lebensspanne ist.

Havighurst (u. a. 1982) sieht drei Ursachen oder Quellen von Entwicklungsaufgaben – nämlich die biologische Reifung, kultureller Druck sowie individuelle Zielsetzungen – und betont damit letztlich auch den sozioökologischen Kontext von Entwicklung: Entwicklung ist geprägt von individueller Leistungsfähigkeit, aber auch von persönlichen, aktiv zu gestaltenden Zielsetzungen im Kontext kulturell-normativer Anforderungen.

Mit Blick auf die Zielgruppe des vorliegenden Buches werden in ◘ Tab. 1.2 die Entwicklungsperioden und -aufgaben nach Havighurst ab dem Jugendalter dargestellt.

Für heutige Altersgruppen ist zu berücksichtigen, dass Havighurst und Mitarbeiter diese Entwicklungsaufgaben in den 1950er Jahren anhand der amerikanischen Mittelstandsgesellschaft formulierten und diese somit den damaligen historischen und soziokulturellen Rahmenbedingungen entsprechen. In den postulierten Aufgaben für das späte Erwachsenenalter spiegelt sich letztlich auch das damalige Defizitmodell oder -verständnis des Alterns wider: Das Alter sei gekennzeichnet durch Bewältigung des Verlustes alter Rollen, der Akzeptanz der ggf. Unveränderlichkeit des eigenen Lebens sowie dem Vorbereiten auf Sterben und Tod – und dies ab dem Alter von 51 Jahren.

Die von Stufenmodellen häufig angenommene Unabhängigkeit der Entwicklungsaufgaben gegenüber gesellschaftlichen, kulturellen und historischen Bedingungen kann heute so nicht aufrechterhalten werden und ist daher einem differenziellen Bild des Alterns mit einer hohen Varianz an Entwicklungsverläufen unter interindividuellen, kohorten- und kulturspezifischen Einflüssen gewichen. Auch im Sinne eines kompetenzorientierten Entwicklungsmodells ist zudem die universelle und unidirektionale Sichtweise dieser und vergleichbarer Modelle (d. h. die nicht umkehrbare, immer gleich verlaufende

◘ Tab. 1.2 Entwicklungsperioden und -aufgaben nach Havighurst (u. a. 1982)	
Entwicklungsperiode	**Entwicklungsaufgaben**
Jugend (18–22 Jahre)	Autonomie von den Eltern Identität in der Geschlechtsrolle Internalisiertes moralisches Bewusstsein Berufswahl
Frühes Erwachsenenalter (23–30 Jahre)	Heirat Geburt von Kindern Arbeit/Beruf Lebensstil finden
Mittleres Erwachsenenalter (31–50 Jahre)	Heim/Haushalt führen Kinder aufziehen Berufliche Karriere
Spätes Erwachsenenalter (51 Jahre und älter)	Energie auf neue Rollen lenken Akzeptieren des eigenen Lebens Eine Haltung zum Sterben finden

Abfolge der Stufen oder Entwicklungsaufgaben) unzureichend und erklärt nicht ausreichend die Vielfalt interindividueller Entwicklungsverläufe. Gleichzeitig geben die beschriebenen Entwicklungsaufgaben in höheren Altersstufen wichtige Impulse für Beratung und Psychotherapie und zeigen u. a. auf, mit welchen lebensphasenspezifischen Themen sich ältere und alte Menschen ggf. beschäftigen.

Auch wenn die vorgenannten Modelle der Entwicklungsaufgaben in ihrem historischen Zusammenhang kritisch bewertet müssen, findet sich auch in heutigen Grundlagen der Alterspsychotherapie eine Orientierung an alternsspezifischen Entwicklungsaufgaben und deren erfolgreiche Bewältigung als Voraussetzung für gelingendes Altern. Radebold (2011) benennt beispielsweise als Entwicklungsaufgaben der Generation 50+ auf Basis der derzeitigen 60- bis 80-Jährigen:

- intra- und intergenerationale Beziehungen,
- libidinöse, aggressive und narzisstische Impulse,
- Identität als Frau oder Mann,
- Berufsinteressen,
- soziale Funktionen und Aufgaben,
- Autonomie und Versorgung,
- der eigene Körper sowie
- die sich verändernde Zeitperspektive einschließlich Sterben und Tod.

Aus psychoanalytischer Sicht konstatiert er:

> » Werden diese Aufgaben brauchbar bewältigt bzw. gelöst, bilden sie in der Regel sichere Voraussetzungen für das weitere Altern. Ungelöst bzw. konfliktträchtig gelöst bedingen sie ein weiteres Moratorium, gegebenenfalls einhergehend mit regressiven Prozessen. (Radebold 2011, S. 170)

Regressive Prozesse sind gleichzeitig kein festgeschriebenes defizitäres Altern, sondern beinhalten bei entsprechender Bearbeitung/Behandlung die Möglichkeit progressiver Entwicklung auch im Alter.

1.2.3 Theorien des „erfolgreichen Alterns"

In Abkehr zu den defizitorientierten früheren Altersvorstellungen und -modellen gibt es heute Theorien, die ein sogenanntes erfolgreiches Altern beschreiben und dessen prädisponierende, auslösende und aufrechterhaltende Einflussfaktoren und Auswirkungen untersuchen. Bereits 1963 definierte Havighurst erfolgreiches Altern („successful aging") als Resultat einer gelungenen Adaptation an den Alternsprozess und einen subjektiven Zustand der Zufriedenheit und des Glücks.

Zu den Theorien des erfolgreichen Alterns zählt Rupprecht (2008) die Aktivitätstheorie (mit ihrer Kontroverse zur Disengagement-Theorie), die Kontinuitätstheorie sowie das SOK-Metamodell. Im Folgenden werden diese durch das Modell der Handlungsspielräume ergänzt. Hautzinger (2007, 2016) bewertet insbesondere das SOK-Metamodell und das Modell der Handlungsspielräume als relevante gerontologische Modelle, die ursprünglich zur Erklärung normalen, erfolgreichen Alterns entwickelt wurden, aber wichtige Implikationen zum Verständnis psychopathologischer Prozesse sowie zur Interventionsbegründung bei älteren Patienten erlauben.

Disengagement- und Aktivitätstheorien

In der **Disengagement-Theorie** des Alterns (Cumming und Henry 1961) wird Altern als Rückzug – vor allem aus sozialen Beziehungen bzw. Rollen – beschrieben, der mit Eintritt in den Ruhestand beginnt. Zu betonen ist, dass die Autoren dieses soziale Disengagement Älterer nicht nur als fremd-, sondern auch als selbstmotiviert konzipierten sowie als nicht zwangsläufig negativ, sondern auch Zufriedenheit auslösend. Altern als Disengagement-Prozess wird aber als unvermeidlich postuliert. In einer ausführlichen Würdigung arbeiten Wahl und Heyl (2015) neun Postulate der Disengagement-Theorie heraus:

1. Auf dem Hintergrund der Erwartungen eines universellen Todes und des wahrscheinlichen Fähigkeitsverlustes

werden Beziehungen zwischen Älteren und anderen wechselseitig abgebrochen.

2. Eine Reduktion oder ein Abbruch sozialer Kontakte und damit eine Reduktion verbundener Rollen und sozialer Normen führt auch zu einer Entlastung im Alltagsverhalten älterer Menschen, weswegen der „Prozess des Disengagements, wenn er einmal begonnen hat, eine zirkuläre, sich selbst aufrechterhaltende (‚self-perpetuating') Komponente" (Wahl und Heyl 2015, S. 116) beinhaltet.

3. Aufgrund unterschiedlicher Rollen von Frauen (eher sozio-emotional) und Männern (eher instrumentell) wird ein unterschiedlicher Prozess des Disengagements zwischen den Geschlechtern angenommen. (Anmerkung: Gerade dieses Postulat muss in den historischen und kulturellen Hintergrund der Entstehungszeit der Disengagement-Theorie in den 1960er Jahren in Amerika kritisch eingeordnet werden.)

4. Gesellschaftlich erfolgen Wertschätzung und Anerkennung vielfach über das Ausmaß an Fähigkeiten, Fertigkeiten und Kenntnissen. Gleichzeitig sind Ich-Veränderungen im Alter insbesondere auf den Verlust solcher Fähigkeiten und Fertigkeiten zurückzuführen. Der eigenmotivierte, aber auch gesellschaftlich mitbestimmte Rückzug aus sozialen Rollen und Kontakten (z. B. gesetzlich geregeltes Pensionierungsalter) führen nach der Disengagement-Theorie somit auch zur Entlastung Älterer angesichts des Abbaus eigener Kompetenzen.

5. Liegen Diskrepanzen zwischen dem eigenmotivierten, individuellen und gesellschaftlich gewollten oder nicht gewollten Disengagement vor, so ist der Prozess des Disengagements nicht abgeschlossen. Sind nämlich individuelle Bestrebungen zum Rückzug, insbesondere aus sozialen Kontakten und Rollen, vorhanden, aber gesellschaftlich nicht gewollt, bleibt der Einzelne im Engagement durch die gesellschaftlichen Erwartungen gebunden. Bei hingegen gesellschaftlich gewolltem Disengagement, dem individuelle Wünschen entgegenstehen, führt diese Diskrepanz laut Autoren letztlich dann doch zu Disengagement des Einzelnen.

6. Die signifikante Beschränkung des Lebens- und Handlungsspielraums durch die Aufgabe sozialer Rollen und Kontakte resultiert in krisenhaftem Geschehen, soweit keine konsistente Rolle und Identität im Disengagement gefunden werden.

7. Die individuelle Bereitschaft zum Disengagement wird initiiert durch das Gewahrwerden der Kürze und Dauer des noch verbleibenden Lebens, der sich reduzierenden sozialen Räume sowie der Reduktion der eigenen Ich-Energie („ego energy").

8. Die Reduktion und der Verlust sozialer Kontakte und Rollen führt zu einer Verschiebung im sozialen Netzwerk: „Die Wahlmöglichkeiten zur Erlangung von positiven Beziehungserfahrungen werden breiter, und es gibt einen Wechsel von vertikaler zu horizontaler Solidarität" (Wahl und Heyl 2015, S. 117) – das heißt, zu einem Primat der gegenseitigen Unterstützung unter Gleichaltrigen.

9. Disengagement wird als kulturübergreifendes Konzept verstanden, wenn auch die Ausgestaltung des Disengagements kulturell geprägt sein kann.

Neben den problematischen defizitorientierten Annahmen weist die Theorie aber auf einen wesentlichen Einfluss, nämlich die Verbindung von Mikro- und Makroebene im Prozess des Alterns hin: Die funktionale Passung zwischen individuellen Wünschen, Bedürfnissen und Ressourcen einerseits sowie die gesellschaftlichen Rahmungen, Möglichkeiten und Barrieren andererseits werden hier besonders in den Fokus für ein zufriedenes Altern gerückt. Diese theoretische Einbeziehung der Wechselwirkungen von individueller Entwicklung bzw. Mikroebene und gesellschaftlichen Bedingungen bzw. Makroebene bewerten Wahl und Heyl (2015, S. 118) als eine „bis heute bestehende Herausforderung in der Gerontologie".

> ⊙ Die Disengagement-Theorie gilt als
> empirisch häufig überprüft, ohne dass
> die meisten Forschungsergebnisse
> sie stützen konnten (Rupprecht 2008;
> Wahl und Heyl 2015). Dabei darf nicht
> übersehen werden, dass diese Theorie
> lange und zum Teil auch heute noch das
> Stereotyp über ältere Menschen geprägt
> hat.

In der **Aktivitätstheorie** (Tartler 1961) wird demgegenüber erfolgreiches Altern verstanden als selbst motiviertes Entgegenwirken Älterer gegen eine soziale Isolation und als gelungener Prozess der Aufrechterhaltung eines aktiven Lebensstils. Höhere Aktivität trägt demnach zu einer besseren Passung an Alternsprozesse wie auch zu höherer Lebenszufriedenheit bei. Dabei wird der erfolgreichen Suche und Ausübung von Ersatzaktivitäten eine besondere Rolle zugesprochen, wenn soziale Kontakte oder Rollen abnehmen bzw. diese nicht kontinuierlich aufrechterhalten werden können. Letzteres stellt einen wesentlichen Kritikpunkt an dieser Theorie dar, auch wenn sie durch empirische Befunde eher gestützt wird, nämlich

> » … das universale Primat der Theorie, dass
> stets Ersatzaktivitäten zu suchen und zu
> finden seien, um Lebenszufriedenheit
> zu erhalten. Dies ist in bestimmten
> Lebenssituationen, z. B. bei Verlust des
> Lebenspartners, aber unter Umständen
> nicht oder nur sehr eingeschränkt möglich.
> (Rupprecht 2008, S. 20)

Wenn auch nicht ursprünglich als Aktivitätstheorie formuliert, sei auch die **sozioemotionale Selektivitätstheorie** nach Carstensen (1991) im Kontext der Kontroverse zwischen Disengagement und Aktivität beim Verlust oder Erhalt sozialer Funktionsfähigkeit genannt. Sie greift die Thematik der altersassoziierten Selektion sozialer Kontakte und Rollen auf, interpretiert diesen und andere Alternsprozesse aber nicht auf dem Hintergrund des kalendarischen Alterns, sondern der verkürzten Lebensperspektive mit einer gleichzeitig veränderten motivationalen Basis der Verhaltensausrichtung. Demnach werden mit verkürzter Lebensperspektive Intimitäts- und Vertrauensfunktionen in sozialen Beziehungen wichtiger als instrumentelle Funktionen (z. B. Informationsfunktion). Daraus ergeben sich Selektionsprozesse im sozialen Netzwerk. Eine Beschränkung oder Reduktion von sozialen Kontakten und Interaktionspartnern wird somit als proaktive Steuerung des eigenen sozialen Netzwerks verstanden. Die Steuerung wird ausgerichtet an eigenen emotionalen Motiven, bedeutsame Beziehungen stärker zu pflegen und vorhandene persönliche Ressourcen (wie z. B. Zeit oder auch nachlassende körperliche Kraft) dafür zu investieren. Die so ausgewählten Kontakte weisen ein besonderes emotionales Gewicht auf und bleiben über Alterungsprozesse hinweg relativ stabil bestehen.

Seien es nun kalendarisches Alter, kritische Lebensereignisse wie schwere Krankheit oder Einschränkungen durch multimorbide Erkrankungen: Die Disengagement- und Aktivitätstheorien weisen darauf hin, dass die intrapsychische Entwicklung durch eine verkürzte Lebenszeit anderen Dynamiken unterworfen ist. Dass dies nicht zwangsläufig nur in Verlusten resultiert, sondern ebenso Gewinnbilanzierungen und Kompetenzerhalt und -erweiterung möglich sind, zeigen vor allem das SOK-Modell und das Modell der Handlungsspielräume.

Kontinuitätstheorie

Atchley (1989) konzipiert erfolgreiches Altern als gelingendes Streben nach Kontinuität bzw. Konsistenz im Alternsprozess. Dabei wird unterschieden in

- die innere Kontinuität bzw. Aufrechterhaltung einer internalen Struktur, das heißt das Fortbestehen von Verhalten und Erleben, Einstellungen, Fähigkeiten, Erfahrungen u. Ä. sowie
- die äußere Kontinuität bzw. Aufrechterhaltung einer externalen Struktur, das heißt die anhaltende kognitive Repräsentation der räumlichen und sozialen Umwelt sowie die Aufrechterhaltung der Beziehungen zu dieser Umwelt.

Kontinuität und damit auch das Erleben einer stabilen Selbstidentität und -konsistenz werden insbesondere im Alter angesichts innerer und äußerer Veränderungen und Verluste bedeutsam. Biografisch geprägte Aktivitäts- und Rückzugsmuster wie auch die Antizipation zu erwartender Gewinne und Verluste durch aktuelle Verhaltensmuster prägen diesen Prozess der Bemühungen um Kontinuität.

Modell der selektiven Optimierung mit Kompensation (SOK-Metamodell) nach Baltes und Carstensen (1996)

Im SOK-Metamodell beschreiben Baltes et al. (u. a. Baltes und Baltes 1990; Baltes und Carstensen 1996; Baltes 1997) drei grundlegende Komponenten einer Anpassung an Entwicklungs- und Alterungsprozesse mit damit einhergehenden Anforderungen an die Bewältigung von Lebensveränderungen und -belastungen: die Selektion, die Optimierung und die Kompensation. Die Interaktion von Selektion, Optimierung und Kompensation bestimmt das Ausmaß der gelingenden Anpassung, das heißt des erfolgreichen Alterns. Durch Selektion, Optimierung und Kompensation kann altersassoziierten physischen, psychischen wie auch sozialen Verlusten, Belastungen und negativen Veränderungen entgegengewirkt werden. Dazu gehört ggf. auch ein selbst motivierter, bewusster Verzicht auf Verhaltens- und Funktionsbereiche zugunsten anderer Bereiche (Selektion); bestehende Ressourcen und Kompetenzen können dadurch gestärkt werden (Optimierung und Kompensation) und Lebensqualität und -zufriedenheit können aufrechterhalten werden. Selektion umfasst die Prozesse der Zielauswahl; Optimierung und Kompensation beziehen sich auf die Prozesse der Zielverfolgung (Freund und Baltes 2000).

Altern wird hier eingefasst in ein Modell der Lebensspanne, in der Entwicklung über die Lebensspanne sowohl Gewinne als auch Verluste beinhaltet (▶ Abschn. 1.3). Das SOK-Modell wurde nicht nur auf den Entwicklungsprozess im Alter, sondern auf den gesamten Lebensverlauf,

z. B. auch auf die Kindheit, angewandt (Freund 2007). Entwicklungsgewinne resultieren demnach u. a. aus einer elektiven Selektion (das heißt der Fokussierung von Ressourcen durch Zielsetzungen sowie das Auswählen neuer Herausforderungen durch anwachsende Ressourcen) und der Optimierung, während auf Verluste mit einer verlustbasierten Selektion (das heißt die Konzentration auf bedeutsame Ziele, die Setzung neuer Prioritäten, die Anpassung bestehender Ziele auf verlustbedingte Veränderungen) und Kompensation reagiert wird.

> **Selektion**
>
> Selektion beinhaltet die Eingrenzung auf eine Auswahl bzw. Anpassung von Zielen, Funktions- und Verhaltensbereichen. Diese resultiert aus erwarteten oder bereits eingetretenen altersbedingten Reduktionen von Ressourcen und Kompetenzen. Daraus ergibt sich die Notwendigkeit der Adaption, Selektion von und ggf. Selbstbegrenzung auf noch vorhandene Ressourcen, persönliche Ziele, Erwartungen und damit einhergehende Verhaltens- und Handlungsspielräume. Nach Hautzinger (2007, 2016) werden Interventionen zur Unterstützung der Selektion dann notwendig, wenn Verluste wie z. B. von Sozialpartnern, des Arbeitslebens, der körperlichen oder sozialen Funktionen oder auch der Verlust der bisherigen Lebenswelt (z. B. Veränderung der Wohnform) eintreten. Hautzinger empfiehlt hier vor allem kognitive Methoden, Unterstützung durch ähnlich Betroffene sowie Reminiszenzinterventionen (Lebensrückblicksinterventionen, Trauerbewältigung, Hilfen bei Ablösungsschwierigkeiten).

> **Optimierung**
>
> Optimierung beinhaltet die Wahrung, Differenzierung, Stärkung und Nutzung noch vorhandener Kompetenzen und Ressourcen zur Zielerreichung. Nach Hautzinger (2007, 2016) beziehen sich

Interventionen zur Verbesserung der Optimierung in der Gerontopsychotherapie vor allem auf die Gestaltung der physikalischen Umwelt (z. B. Gestaltung des Wohnraums), den Einbezug von Diensten, Serviceleistungen und sozialen Kontakten auf Mikro- und Mesoebene (Familie, Partner, Nachbarschaft, Gemeinde). Im Kontext des vorliegenden Buches und der damit verbundenen Zielgruppe „ältere Menschen mit Sucht- und komorbiden Erkrankungen" ist dies jedoch zu stark eingeschränkt auf Personen mit deutlichen Verlusten der körperlichen Mobilität und bereits vorhandener Pflegebedürftigkeit; im Sinne der Optimierung ist hier vielmehr auch an die Nutzung vorhandener sozialer Kompetenzen z. B. zur Erreichung einer höheren sozialen Integration zu denken.

Kompensation

Kompensation beinhaltet das Training und Nutzen neuer (oder auch ungenutzter) Kompetenzen und Ressourcen, wenn andere Fertigkeiten und Fähigkeiten bereits eingeschränkt oder abgebaut sind, ein Ziel aber beibehalten wird. Zur Zielerreichung sind entsprechend der Aufbau und die Nutzung anderer, neuer Fertigkeiten notwendig. Dies entspricht sowohl den theoretischen als auch empirischen Ergebnissen einer Plastizität im Alter, nach der der Gebrauch, die Übung und Nutzung von Fertigkeiten zu deren Weiterentwicklung und Steigerung beiträgt – und dies auch altersübergreifend. Ziel der Einübung neuer Kompetenzen ist letztlich die ausgleichende Bewältigung vorhandener Defizite sowie die Erweiterung und Optimierung des Handlungsspielraums.

Mit dem SOK-Modell legen Baltes und Kollegen ein Modell vor, das einen gelingenden Altersprozess nicht anhand einzelner Variablen oder Indikatoren wie soziale Kontakte, spezifische Entwicklungsaufgaben o. Ä. beschreibt, sondern vielmehr anhand der dafür notwendigen psychischen Prozesse der Anpassung. Damit ist das Modell auch für unterschiedliche Funktions- und Verhaltensbereiche anwendbar (z. B. soziale oder kognitive Entwicklung im Alter).

Die lebensweltliche Rahmung von Entwicklung in verschiedenen Lebensphasen verändert sich einerseits u. a. durch historische, kulturelle und soziale Umweltveränderungen. Andererseits ist der Mensch kein passives Wesen, sondern in der Lage, Lebenswelten an eigenen – im Lebenslauf auch veränderbaren – Zielen auszurichten und auf diese Einfluss zu nehmen. Biologische Alterungsprozesse und soziokulturelle Bedingungen bestimmen dabei auch die Freiheitsgrade in der möglichen Auswahl und Verfolgung von Zielen (Freund 2007). Die Prozesse der Selektion, Optimierung und Kompensation dienen insofern handlungstheoretisch einer individuell zielgerichteten Entwicklung. Dies ist auch für Beratung und Psychotherapie im Sinne von selektiv optimierten Therapiezielen relevant (▶ Abschn. 1.4).

Modell der Handlungsspielräume nach Schneider (1991)

Schneider (1991) beschreibt in seinem Modell der Handlungsspielräume einen vierdimensionalen Handlungsraum, der – je größer und differenzierter er ist – psychische Gesundheit, Lebensqualität und -zufriedenheit maßgeblich positiv beeinflusst. Entsprechend sollten auch gerontopsychotherapeutische Methoden dem Erhalt und/oder der Erweiterung der verschiedenen Dimensionen bzw. Spielräume im Gesamthandlungsraum dienen.

Handlungsspielräume nach Schneider (1991)

Der **Tätigkeits- und Aktivitätsspielraum** beinhaltet den Raum der möglichen Tätigkeiten und Aktivitäten, zu denen eine Person in der Lage und bereit ist. Gemeint ist hier nicht nur die Quantität von Aktivitäten, sondern auch deren Vielfalt (z. B. nicht nur ausschließlich sportliche Aktivitäten, sondern auch musische, naturverbundene oder soziale Aktivitäten). Interventionen in Beratung und Psychotherapie sollten zu einer erhöhten Aktivität in einem breiten Spektrum anregender und anspruchsvoller Tätigkeitsfelder beitragen, ohne dass Klienten überfordert sind oder sich selbst überfordern.

Der **Entscheidungs- und Kontroll-spielraum** beinhaltet das Ausmaß der Selbstbestimmung: Je höher das Ausmaß der Selbstbestimmung bzw. bei vorhandenen, z. B. kognitiven Einschränkungen das Ausmaß der Mitbestimmung ist, desto höher und positiver werden Motivation, Aktivierung, Stimmung u. Ä. ausfallen.

Der **Interaktions- und Kontaktspielraum** beinhaltet die Quantität und Qualität sozialer Kontakte und Beziehungen.

Der **Anerkennungs- und Funktions-spielraum** beinhaltet, dass Aktivitäten nur dann zu Zufriedenheit und Wohlbefinden führen, wenn sie mit Anerkennung, Wertschätzung, ggf. auch Status und sozialer Hervorhebung verbunden sind – auch bei älteren Menschen. Aktivitäten allein führen also nicht unmittelbar zu positivem Wohlbefinden, sondern vor allem dann, wenn Menschen dadurch soziale Anerkennung (z. B. Gleichaltrige, Familie, Gemeinde, Gesellschaft) erfahren. Stabilisierungen und Erweiterungen dieses Spielraums bedingen entsprechend die Bewältigung von zu wenig Anerkennung, statusbezogenen Verlusten oder Kränkungen sowie eine ressourcen-orientierte Vorgehensweise.

Das Modell der Handlungsspielräume markiert einerseits die unterschiedlichen Lebens- und Erlebensbereiche, in denen Beratung und Psychotherapie auch bei älteren Menschen hilfreich

intervenieren sollten. Es verdeutlicht anderer-seits, dass Interventionen bei Älteren sich nur bedingt von Interventionen bei Jüngeren unter-scheiden, da diese Handlungsspielräume letzt-lich altersunabhängig eine existenzielle Bedeu-tung für die psychosoziale Gesundheit haben. Gleichzeitig sind – auch im Sinne der Selektion, Optimierung und Kompensation – vorhandene Grenzen in der Erweiterung der Handlungs-spielräume bei älteren Menschen im Prozessge-schehen von Beratung und Psychotherapie zu beachten:

» Erfolgreiches Altern geht idealerweise mit einem Maximum auf allen vier Dimensionen einher. Allgemeines Ziel einer Intervention ist es, dieses Maximum zu schaffen. Dabei sind jedoch das Ausgangsniveau, die gegenwärtige Leistungsfähigkeit und mögliche Funktionseinschränkungen zu berücksichtigen. Überforderungen, z. B. durch Aktivitäten, Entscheidungen, Sozialkontakte usw., führen trotz eines erweiterten Handlungsspielraums nicht zur Hebung des Wohlbefindens und der Gesundheit. (Hautzinger 2016, S. 43)

Es gilt also sorgsam zwischen realistischen Bewältigungsmöglichkeiten, die vom Klienten auch subjektiv gewünscht sind und zu denen er sich motivieren lässt, und Überforderungen abzuwägen und dies im therapeutischen Verlauf prozesshaft zu begleiten, zu unterstützen und zu überprüfen.

1.3   Alternative Perspektive: Altern als Gewinn-Verlust-/ Bilanzierungskonzept

Alterungsprozesse und deren subjektives Erleben und Bewerten können auch unter der Perspektive von Gewinnen und Verlusten betrachtet werden. Damit wird sowohl den Abbau- und Verlustprozessen im Alter als auch den zu gewinnenden Ressourcen und Potenzialen

Rechnung getragen. Gewinne werden als erleichternde, Verluste als erschwerende Faktoren des Alterns gesehen (Maercker 2015). In ❏ Tab. 1.3 sind ohne Anspruch auf Vollständigkeit objektive und subjektive Verluste und Gewinne von Älteren summarisch dargestellt. Bei allen benannten Variablen muss die hohe inter- und intraindividuelle Variabilität im Alter bedacht werden.

Verlusterlebnisse im Alter, z. B. Rollenverluste infolge der Pensionierung oder der Verlust von Partner oder Partnerin sind jedoch nicht zwangsläufig mit dauerhaften anhaltenden Krisen, Verringerung der Lebensqualität usw. verbunden. So werden z. B. Rollenverluste im Alter im Rahmen der Pensionierung und die damit veränderte Alltagssituation von vielen Älteren subjektiv auch nicht mit negativem Erleben, sondern eher mit gleichbleibender, zum Teil zwischenzeitlich ansteigender Lebenszufriedenheit bewältigt. Soziodemografische Einflussfaktoren wie eine bestehende Partnerschaft/Ehe, ein besserer Gesundheitszustand, bessere ökonomische Verhältnisse und ein normativer, nicht frühzeitiger Verlust des Arbeitsplatzes korrelieren dabei positiv mit der Zufriedenheit nach Pensionierung.

Smith et al. (2010) werteten in der Berliner Altersstudie aus, welche Belastungsfaktoren sich bei über 70-Jährigen auf das subjektive Wohlbefinden auswirkten. Dabei zeigte sich, dass vor allem das subjektive Erleben und Bewerten vorhandener körperlicher und sozialer Verluste das Wohlbefinden im Alter beeinflusst. Die subjektive Einschätzung der eigenen Gesundheit sowie der sozialen Partizipationsmöglichkeiten moderiert den Einfluss der Multimorbidität auf das Wohlbefinden. Eine Multimorbidität wirkte sich also nicht direkt auf das Wohlbefinden aus, sondern in Abhängigkeit von der subjektiven Bewertung. Gleiches galt für die finanzielle Situation und die soziale Partizipation, die nicht direkt das Wohlbefinden Älterer beeinflusst, sondern vielmehr indirekt moderiert über die subjektive Zufriedenheitseinschätzung. Auch ein Partnerverlust stellt keinen zwangsläufigen dauerhaften Verlust des Wohlbefindens dar, sondern wird indirekt moderiert über die verbleibende Anzahl

❏ **Tab. 1.3** Gewinne und Verluste im Alter (u. a. nach Maercker 2015; Knight et al. 2015)

Gewinne im Altern	Verluste im Altern
Kumulation von Lebenserfahrungen	Physiologische Funktionseinschränkungen
Kumulation von Bewältigungserfahrungen, u. a. Zunahme reifer (z. B. Prinzipalization, neutrale oder positive Umdeutung der Situation) und Abnahme unreifer Abwehrstrategien (z. B. Externalisierung, Projektion) im psychoanalytischen Sinn	Kognitive Funktionseinschränkungen (insbesondere der fluiden Intelligenz)
	Sensorische Funktionseinschränkungen (Sehen, Hören, Schmecken)
	Chronische Krankheiten (u. a. häufig mit Schmerzen und veränderter Sexualität verbunden)
Häufig weitgehender Erhalt der kristallinen Intelligenz	Erhöhtes Risiko der Multimorbidität und Multipharmazie
Motivationale Veränderungen	Beeinträchtigungen der Alltagskompetenzen, der basalen und instrumentellen Aktivitäten des täglichen Lebens (ADL/IADL, z. B. Körperpflege, Treppensteigen, Distanzen überwinden, Einkaufen, Telefonieren)
Emotionale Veränderungen	
Stabile und hohe Lebenszufriedenheit in Relation zu bestehenden Verlusten, Überwiegen positiver Emotionen: „Paradoxon des Wohlbefindens im Alter"	Verlust der Unabhängigkeit
	Rollenverluste, u. a. Pensionierung
	Verluste nahestehender Personen (Partner/Partnerin, Verwandte, Freunde, Kinder)
	Kumulation von Belastungen, die zum Teil bereits im jungen bzw. mittleren Erwachsenenalter begonnen haben (bereits bestehende Belastungen und Erkrankungen wie z. B. frühere traumatische Erlebnisse oder „early-onset"-Suchterkrankungen; Armut im Alter)

von Verwandten sowie eine vorhandene Multi-morbidität und deren subjektiv erlebte Belastung.

> ❱❱ Verluste im Alter sind nicht zwangsläufig mit anhaltend negativen oder pathogenen Entwicklungsverläufen verbunden, sondern müssen vielmehr differenziell und phasenhaft im Verlauf bewertet werden. Oft wird nach einer Anpassungs- und Bewältigungsphase wieder eine positive Lebenszufriedenheit erreicht.

Dabei spielt insbesondere die subjektive Einschätzung der Verluste und Einschränkungen eine bedeutsame Rolle für die Auswirkungen auf das Wohlbefinden Älterer. Die Kompensation von altersassoziierten Verlusten wird nicht nur über objektive Ressourcen (Finanzen, soziale Kontakte, Wohnbedingungen), sondern wesentlich auch über eine konstruktive, subjektiv positive oder zumindest neutrale Bilanzierung geprägt. Hierzu tragen auch individuelle Copingstile bei, wobei auftretende Unterschiede zwischen Alterskohorten eher von Situationen und Kontexten abhängig sind als vom kalendarischen Alter

> ❱❱ Über die Lebensspanne bis ins höhere Alter wird insgesamt eine hohe Konstanz der individuellen – sowohl der funktionalen als auch der dysfunktionalen – Bewältigungsstile angenommen (Bodenmann und Widmer 2000).

Unter der Perspektive möglicher Gewinne und Verluste ist auch die Veränderung von Emotionen und der Affektbilanz unter Älteren relevant. In der Affektbilanz erleben Ältere häufiger positive als negative Emotionen. Im Kohortenlängsschnitt (Charles et al. 2001) fällt die Häufigkeit positiver Emotionen im Lebensverlauf nur etwas ab, mit einer geringfügigen Verstärkung dieser Reduktion ab dem 60. Lebensjahr; negative Emotionen hingegen sinken insgesamt stark bis zum 60. Lebensjahr und bleiben dann eher stabil. Metaanalytisch kam Pinquart (2001)

auf Basis von 125 Studien bei über 50-Jährigen zu dem Ergebnis, dass die Häufigkeit positiver Emotionen alterskorreliert leicht sinkt, die Häufigkeit negativer Emotionen hingegen leicht ansteigt und beide Veränderungen der Emotionsqualitäten sich insbesondere bei Hochaltrigen gegenseitig verstärken. Altersassoziiert nimmt die Häufigkeit von Emotionen mit einer höheren Erregung/Arousal (z. B. Freude, Ärger) ab, während die von Emotionen mit geringerem Arousal (Entspannung, Bedrücktsein) eher zunimmt. Maercker (2015, S. 19) interpretiert die vorliegenden Befunde dahingehend, dass „sich die Reichhaltigkeit von Emotionen im Alter nicht einschränkt, sondern eher die Selbstregulation bzw. Kontrolle eigener Emotionen zunimmt".

> ❱❱ Zwar nimmt die Häufigkeit positiver Emotionen mit dem Älterwerden etwas ab; insgesamt weisen Ältere aber eine positive Affektbilanz auf. Es besteht aber ein sogenanntes „Paradoxon des subjektiven Wohlbefindens im Alter".

Das „Paradoxon des subjektiven Wohlbefindens im Alter" (Staudinger 2000) beschreibt folgendes Phänomen: Das subjektive Wohlbefinden, verstanden als Empfinden von Glück und zufriedener Bewertung des eigenen Lebens, bleibt weit über die Altersgrenze von 65 Jahren – nämlich bis ins vierte Lebensalter – relativ stabil bestehen mit einem leichten Abfall erst in sehr hohem Alter. Trotz ggf. vorhandener körperlicher und sozialer Funktionseinschränkungen erleben Ältere also eine hohe subjektive Zufriedenheit mit ihrem gegenwärtigen Leben, wie dies u. a. auch in der Berliner Altersstudie gezeigt werden konnte. Vor dem Hintergrund forschungsmethodologischer Herausforderungen beschränken Wahl und Schilling (2012) die Aussagekraft vorhandener Befunde jedoch auf eine Stabilität der subjektiven Lebenszufriedenheit, während die Befunde zum affektiven Wohlbefinden uneinheitlich sind. Das Wohlbefindensparadoxon im höheren Alter lässt sich u. a. folgendermaßen erklären:

- Bereits im mittleren Erwachsenenalter bestehen Risiken und Belastungen, die das subjektive Wohlbefinden deutlich einschränken können, z. B. Trennung und Scheidung, drohende oder eintretende Arbeitslosigkeit, Unzufriedenheiten in der Bilanzierung des bisher Erreichten, Überforderungen durch Rollenbelastungen (z. B. Vereinbarkeit von Familie und Beruf).
- Veränderte Motivstrukturen (▶ Abschn. 1.4), aber auch Bewältigungsstrategien wie das Anpassen eigener Ziele, Selektions-, Optimierungs- und Kompensationsprozesse können verlust- und altersassoziierte Belastungen auch bei älteren Menschen ausgleichen oder zumindest abschwächen.
- Förderliche soziale Vergleiche, wie sie in allen Altersstufen einen wesentlichen Beitrag zum Wohlbefinden und Selbstwert leisten können, werden auch von Älteren angewandt, vor allem soziale Abwärtsvergleiche zu Menschen, denen es schlechter geht, und temporale Abwärtsvergleiche, also Vergleiche mit sich selbst zu früheren Zeiten, in denen es einem selbst schlechter ging.
- Auch eine veränderte Informationsverarbeitung scheint sich positiv auf das recht stabile Wohlbefinden Älterer trotz Einschränkungen und Verlusten auszuwirken: Biografische Erinnerungen werden positiver erinnert, während aktuell neu präsentierten negativen Informationen weniger Aufmerksamkeit geschenkt wird und diese weniger erinnert werden als unter Jüngeren (sogenannter „positivity bias"; u. a. Mather und Carstensen 2005).

Peters (2014a, 2017) weist allerdings aus psychoanalytischer Sicht darauf hin, dass das positive Wohlbefinden und die positive Affektbilanz Älterer ggf. zu Einschränkungen in der Persönlichkeitsreifung führen, denn Persönlichkeitsentwicklung bedarf unmittelbar auch der Wahrnehmung und Integration vorhandener negativer Emotionen.

Hierzu gehören auch mögliche unbewältigte Trauerprozesse oder Traumafolgestörungen, bei denen mitunter Alkohol oder Medikamente zur Selbstmedikation eingesetzt werden (▶ Kap. 3). Auch verweist Peters auf Befunde, die zeigen,

- dass die Fähigkeiten zur Empathie, Perspektivübernahme und Mentalisierung im hohen Alter nachlassen, womit es schwieriger für Ältere wird, sich auf Intentionen und Verhaltensweisen anderer einzustellen. Daraus entstehen ggf. zirkuläre Probleme in sozialen Beziehungen mit Gefühlen des gegenseitigen Nicht-gesehen-Werdens, des Unverständnisses, der Scham und des sozialen Rückzugs;
- dass der direkte Ausdruck von Wünschen und Bedürfnissen gegenüber anderen Älteren schwerer fällt und in emotional bedeutsamen Konfliktsituationen eher ein konfrontations- und konfliktvermeidendes Verhalten zutage tritt. Ein ausreichendes Abgrenzungs- und Durchsetzungsvermögen in belastenden sozialen Beziehungen kann somit auch erschwert sein;
- dass die Komplexität der Selbstrepräsentanzen und die Differenzierung zwischen Selbst und Objekt ggf. nachlassen, was wiederum narzisstische und Beziehungskrisen in einschneidenden Belastungs- und Verlustsituationen wahrscheinlicher macht.

In Psychotherapie und Beratung gilt es also aufmerksam auf die altersassoziierten positiven Entwicklungen in Affektbilanz und -erleben (immer unter ggf. vorhandenen Einschränkungen durch psychopathologische Störungen) eingestellt zu sein, diese allerdings auch kritisch zu bewerten, wenn negative Emotionen mitunter dadurch stärker verdrängt, weniger bewusst und aktiv bewältigt werden. Peters (2017) betont daher auch die Bedeutung affektbezogener therapeutischer Interventionen bei Älteren zur Differenzierung der Affektwahrnehmung und Verbesserung der Affektregulation.

1.4 Grundlegendes in der gerontopsychotherapeutischen Behandlung

Insgesamt zeigen sich niedrigere Prävalenzraten psychischer Störungen im Alter im Vergleich zu jüngeren Altersgruppen. Dennoch weist ein Fünftel der 65- bis 79-Jährigen mindestens eine psychische Erkrankung auf; insgesamt 36,9 % dieser Patienten haben zwei oder mehr psychiatrische Diagnosen (Jacobi et al. 2015). Von den 70- bis über 100-jährigen Probanden der Berliner Altersstudie wurden bei 23,5 % spezifizierte DSM-III-R-Diagnosen festgestellt. Bei weiteren 34 % fand sich eine subdiagnostische psychiatrische Morbidität, also psychopathologische Symptome ohne Krankheitswert (16,0 %) und psychische Störungen mit Krankheitswert, jedoch ohne Erfüllung der DSM-III-R-Diagnosekriterien (16,9 %). Neben den demenziellen Erkrankungen (13,9 %) waren in dieser Studie Schlafstörungen (19 %), Depressionen (9,1 %) und Angststörungen (5 %) häufigere eindeutige Diagnosen unter Älteren. Frauen sind dabei altersübergreifend stärker von psychischen Erkrankungen betroffen als Männer (z. B. 10 % höhere Raten in der „Studie zur Gesundheit Erwachsener in Deutschland DEGS1"; Jacobi et al. 2014). ◘ Tab. 1.4 listet die Prävalenzzahlen verschiedener Diagnosen in Senioren- und Vergleichsgruppen auf, wobei Abweichungen zwischen Studien durch den Einsatz unterschiedlicher Erhebungsverfahren und Klassifikationssysteme auftreten können.

Über die Altersgruppen steigt die Inanspruchnahme psychotherapeutischer oder psychiatrischer Leistungen in der Bevölkerung an, sinkt aber ab einem Alter von 60 Jahren wieder ab –die Inanspruchnahme verläuft also nicht linear, sondern alterskorreliert erst ansteigend, dann abfallend. Die heute 55- bis 59-Jährigen sind diejenige Gruppe, die sich am häufigsten psychotherapeutisch oder psychiatrisch behandeln lässt (Frauen: 13,4 %, Männer 9,7 %), während dies unter 70- bis 79-Jährigen nur noch 8,9 % der Frauen und 5,9 % der Männer sind (Rommel et al. 2017). Der bekannte Geschlechterunterschied, dass sich Frauen mit höherer Wahrscheinlichkeit behandeln lassen, bleibt über alle Altersgruppen bestehen. Während der sozioökonomische Status (inkl.

◘ Tab. 1.4 Prävalenzraten psychischer Erkrankungen unter Senioren- und Vergleichsgruppen

Diagnose	Senioren-Untersuchungsgruppe	Vergleichsgruppen	Referenz
Irgendeine psychische Störung ohne Nikotinabhängigkeit [a]	65–79 Jahre: 19,6 %	18–34 Jahre: 35,8 % 35–49 Jahre: 28,0 % 50–64 Jahre: 26,4 %	DEGS1-MH (Jacobi et al. 2015)
Demenzen [b]	70 Jahre und älter: insgesamt 13,9 %, dabei altersassoziierter Anstieg, z. B. mittel und schwer ausgeprägte Demenzen: – 70–74 Jahre: 0 % – 80–84 Jahre: 11 % – 90–94 Jahre: 32 %	–	Berliner Altersstudie (Helmchen et al. 2010) (▶ Kap. 7)
Irgendeine Substanzstörung ohne Nikotinabhängigkeit [a]	65–79 Jahre: 2,5 %	18–34 Jahre: 8,4 % 35–49 Jahre: 5,9 % 50–64 Jahre: 5,5 %	DEGS1-MH (Jacobi et al. 2015) (▶ Kap. 3 u. 4)
Irgendeine affektive Störung [a]	65–79 Jahre: 5,9 %	18–34 Jahre: 15,1 % 35–49 Jahre: 10,3 % 50–64 Jahre: 7,0 %	DEGS1-MH (Jacobi et al. 2015) (▶ Kap. 5)

◻ **Tab. 1.4** (Fortsetzung)

Diagnose	Senioren-Untersuchungs-gruppe	Vergleichsgruppen	Referenz
Depression (selbstberichtete ärztliche Diagnosen) [a]	65 Jahre und älter: Frauen 8,0 %, Männer 5,0 %	18–29 Jahre: Frauen 8,1 %, Männer 4,3 % 30–44 Jahre: Frauen 9,3 %, Männer 5,7 % 45–64 Jahre: Frauen 11,8 %, Männer 5,0 %	Studie GEDA 2014/2015-EHIS (Thorn et al. 2017)
Depression [b]	70 Jahre und älter: insgesamt 9,1 %, darunter: – Major-Depression: 4,8 %, – Dysthymie: 2,0 %, – Anpassungsstörung, depressiv: 0,7 %, – Demenz mit Depression: 1,0 %; zusätzlich 17,8 % mit einer sogenannten unterschwelligen Depression (auch „Minor-Depression")	–	Berliner Altersstudie (Helmchen et al. 2010)
Irgendeine Angststörung [a]	65–79 Jahre: 5,9 %	18–34 Jahre: 18,1 % 35–49 Jahre: 16,2 % 50–64 Jahre: 7,0 %	DEGS1-MH (Jacobi et al. 2015) (▶ Kap. 6)
Posttraumatische Belastungsstörung [a]	65–79 Jahre: 1,8 %	18–34 Jahre: 3,7 % 35–49 Jahre: 2,5 % 50–64 Jahre: 1,0 %	DEGS1-MH (Jacobi et al. 2015)
Komplizierte/anhaltende Trauerstörung [c]	65–75 Jahre: 34,3 % 75–85 Jahre: 44,4 % Über 85 Jahre: 6,5 %	55–65 Jahre: 14,8 %	Newson et al. (2011)
Somatoforme Symptome [d]	65 Jahre und älter: 4,6–18 %	Bis 50 Jahre: 1,6–70 % 50–65 Jahre: 2,4–87 %	Systematischer Review (Hilderink et al. 2013)
Somatoforme Störungen [d]	65 Jahre und älter: 1,5–13 %	Bis 50 Jahre: 11–21 % 50–65 Jahre: 10–20 %	Systematischer Review (Hilderink et al. 2013)
Schlafstörungen allgemein [b]	70 Jahre und älter: 19 %	–	Berliner Altersstudie (Helmchen et al. 2010)
Klinisch relevante Einschlafstörungen (3×/Woche und mehr) [a]	60–79 Jahre: Frauen 18,1 %, Männer 9,6 %	18–39 Jahre: Frauen 10,4 %, Männer 7,6 % 40–59 Jahre: Frauen 12,7 %, Männer 8,9 %	DEGS1 (Schlack et al. 2013)
Klinisch relevante Durchschlafstörungen (3×/Woche und mehr) [a]	60–79 Jahre: Frauen 34,4 %, Männer 29,0 %	18–39 Jahre: Frauen 17,9 %, Männer 9,5 % 40–59 Jahre: Frauen 28,2 %, Männer 22,4 %	DEGS1 (Schlack et al. 2013)

◘ Tab. 1.4 (Fortsetzung)

Diagnose	Senioren-Untersuchungs-gruppe	Vergleichsgruppen	Referenz
Komorbidität psychischer Erkrankungen (mindestens 2 Diagnosen) [a]	65–79 Jahre: 36,9 %	18–34 Jahre: 49,4 % 35–49 Jahre: 46,2 % 50–64 Jahre: 42,8 %	DEGS1-MH (Jacobi et al. 2015)
Multimorbidität [b]	70 Jahre und älter: 88 % mit mind. 5 und mehr internistischen Erkrankungen Durchschnittlich 7,4 Erkrankungen inkl. psychiatrischer Störungen (dabei aber vielfach leichter Schweregrad)	–	Berliner Altersstudie (Steinhagen-Thiessen und Borchelt 2010)

[a] 12-Monats-Prävalenz.
[b] Punktprävalenz.
[c] 6-Monats-Prävalenz.
[d] 12-Monats-Prävalenz oder kürzer.

Versichertenstatus) bei Kontrolle des medizinischen Bedarfs (in diesem Fall Depressionen) nur untergeordnet einen Einfluss hat, werden psychotherapeutische und psychiatrische Behandlungen bei fehlender Partnerschaft/Ehe und geringer sozialer Unterstützung signifikant häufiger aufgesucht.

Nicht nur bei Suchtstörungen im Alter (▶ Kap. 3 und 4), sondern auch bei anderen psychischen Erkrankungen schlägt sich der demografische Wandel in einem prognostizierten Anstieg der Absolutzahlen Älterer, die z. B. unter verschiedenen Formen der Depressionen, Angst- und Schlafstörungen oder kognitiven Beeinträchtigungen bis hin zu demenziellen Syndromen leiden, nieder. Gleichzeitig steht höheres Alter mit einem höheren Risiko an Multimorbiditäten und Funktionseinschränkungen in engem Zusammenhang.

Was aber macht das Besondere der Alterspsychotherapie gegenüber der Therapie jüngerer Patienten aus? Maercker (2002) hat schon früh in seinem „alters- und störungsspezifischen therapeutischen Rahmenmodell" (ASR) formuliert, dass in der Behandlung älterer Patienten zwei Perspektiven einzubeziehen sind.

> In die Behandlung älterer Menschen ist sowohl die altersbezogene als auch die störungsspezifische Sichtweise einzubeziehen.

Psychische Störungen im Alter sind somit zunächst im Zusammenhang mit ihren grundlegenden ätiologischen Bedingungen zu betrachten. Diese Perspektive ist mit einer Altersspezifik zu ergänzen, und zwar hinsichtlich der erleichternden und erschwerenden Faktoren für eine Erkrankung und deren Behandlung im Alter (◘ Tab. 1.5). Dabei stellt das kalendarische Alter eine eher unbedeutende Variable des Therapieerfolgs dar (Wahl und Heyl 2015).

Maercker (u. a. 2015) führt zudem eine hilfreiche Unterscheidung zwischen Alterspsychotherapie und klinischer Gerontopsychologie an und betont damit, dass irreversible Erkrankungen und Veränderungen im Alter mit psychologischen Mitteln nicht kausal behandelt und/oder lediglich psychologisch begleitet werden können.

> Alters-/Gerontopsychotherapie beinhaltet alle Therapieansätze für

◻ Tab. 1.5 Altersspezifik: Erleichternde und erschwerende Faktoren in der Entstehung und Behandlung von Erkrankungen im Alter (Maercker 2002)

Erleichternde Faktoren	Erschwerende Faktoren
Kumulierte Bewältigungs- und Lebenserfahrung (Reife)	Multimorbidität
Motivationale und emotionale Veränderungen	Interpersonelle Verluste
Angepasste Wohlbefindensregulation	Fähigkeitseinschränkungen
	Eingeschränkte Lebenszeit

kranke Ältere mit psychologischen Mitteln, klinische Gerontopsychologie demgegenüber psychologisch fundierte Interventionen bei irreversiblen Altersprozessen (u. a. Übergang ins Seniorenheim, Beratung bei Demenz, Palliative Care).

1.4.1 Grundlegende Anforderungen an Fachkräfte in der Alterspsychotherapie

Grundlegende Anforderungen an Therapeuten und Berater in der Arbeit mit älteren Patienten sind (u. a. Hautzinger 2007, 2016; Maercker 2015):
- multiple Problemlagen im Alter zu berücksichtigen mit deren vielfältigen psychischen, physischen, sozialen, biografischen und kontextuellen Einflüssen,
- mit biologischen, psychologischen und soziologischen Phänomenen des Alters vertraut zu sein, u. a. zur korrekten Unterscheidung psychopathologischer und normaler Entwicklungen im Alter,
- realistische positive Erwartungen zu haben an mögliche Entwicklungen in der Psychotherapie – fernab von negativ geprägten Altersbildern,
- minimale Interventionen anzustreben, um Abhängigkeiten zu vermeiden und die Unabhängigkeit Älterer so lange wie möglich zu erhalten,
- vernetztes Arbeiten zu bedenken: notwendige Hilfen z. B. durch andere Institutionen oder Personen mit dem

Patienten planen, ermöglichen und ggf. koordinieren,
- die eigene Bedeutung als Informationsquelle für den Patienten und seine Angehörigen zu beachten,
- den Einbezug von Angehörigen und des weiteren sozialen Umfelds als wesentlich zu erachten und zu realisieren,
- eine ausführliche Diagnose und individuelle Problemanalyse als Grundlage weiteren psychologischen Arbeitens durchzuführen, auch u. a. zur Differenzialdiagnose kognitiver Beeinträchtigungen, objektiv reduzierter Aktivitäten des täglichen Lebens usw.
- Behandlungen strukturiert und zeitlich begrenzt zu gestalten bei gleichzeitig hinreichendem Raum für reminiszenzorientierte Arbeit,
- am Ende einer Behandlung auf präventive Maßnahmen zu achten, sodass Therapieeffekte möglichst lange aufrechterhalten werden können.

1.4.2 Spezifika der Diagnostik

Neben der störungsspezifischen Diagnostik und Differenzialdiagnostik (▶ Kap. 3–6) ist insbesondere die Abklärung kognitiver Beeinträchtigungen bei älteren Patienten wesentlich. Für ein erstes Screening altersbedingter kognitiver Beeinträchtigungen bzw. beginnender Demenzsymptome werden u. a. der Mini Mental Status Test (MMST; Folstein et al. 1990), das Kognitive Minimal Screening (KMS; Kessler et al. 1991) oder der Demtect-Test (Kessler et al. 2000) empfohlen. Für eine Vertiefung auch im Kontext der

Suchterkrankungen im Alter wird auf ▶ Kap. 7 in diesem Buch verwiesen.

Der psychopathologischen, kognitiven und somatischen Abklärung (letzteres u. a. im medizinischen Konsil) ist die Erfassung weiterer störungsunspezifischer, aber therapierelevanter Bereiche in der Alterspsychotherapie hinzuzufügen (u. a. Rupprecht et al. 2015), nämlich:

- altersangemessene und nicht angemessene Entwicklungen der kognitiven, emotionalen und sozialen Gesundheit,
- vorhandene Ressourcen und Kompetenzen,
- Lebensqualität, -zufriedenheit und Wohlbefinden,
- Ausmaß der möglichen oder eingeschränkten Alltagsaktivitäten,
- Ausmaß von Pflegebedürftigkeit als Folge psychopathologischer Einschränkungen,
- soziale Integration und Ausmaß subjektiver und objektiver Unterstützung,
- Passung von Person und Umwelt und deren Einfluss auf psychische die Gesundheit.

In der Psychotherapie und Beratung Älterer ist die Einbeziehung zeitgeschichtlicher Erfahrungen der Patienten unerlässlich, z. B. im Sinne von biografisch orientierter Arbeit und Lebensrückblicksinterventionen, aber auch um anhaltende, sich verstärkende oder erstmals auftretende Traumasymptome und -folgen erkennen und einordnen zu können (▶ Kap. 3). Radebold (2011) betont die Wichtigkeit einer biopsychosozialen Bestandsaufnahme mit einem Rückblick auf erlernte Normen, Leitbilder, familiäre Delegationen sowie auf angestrebte Ich-Ideal-Vorstellungen, um auch auf Bewältigungsprozesse nicht erfüllter fremder und eigener Anforderungen hinreichend therapeutisch einzuwirken. So zählt er zu einer systematischen Bestandsaufnahme mit älteren Patienten zu Therapiebeginn:

- bio-psycho-soziale Aspekte (Umgang mit dem Körper und mit Krankheiten, materielle Situation usw.),
- zeitgeschichtliche Erfahrungen,
- Leitbilder, Ich-Ideal-Vorbilder und Altersbilder sowie
- Ich-Stärken und Ressourcen.

Eine ressourcenorientierte Diagnostik im Alter schlagen u. a. Forstmeier und Maercker (2008) als grundlegend für eine entwicklungsorientierte Psychotherapie Älterer vor. Die Erfassung und Förderung von Ressourcen in der Alterspsychotherapie ist nicht zuletzt durch den von Grawe (1998) gut belegten Wirkfaktor der Ressourcenaktivierung adäquat begründet. Mögliche Bereiche und zugehörige Erhebungsinstrumente – neben der Erfassung in einer klientenzentrierten Exploration – sind in ◘ Tab. 1.6 aufgeführt. In der Exploration sind zudem biografische Ereignisse und Erlebnisse u. a. auch unter einer subjektiven Verlust- und Gewinnbilanzierung zu erfassen. In der Praxis mit Älteren mit Sucht- und komorbiden Störungen können realistischerweise aber nur Teile davon entsprechend indikativer und interventiver Überlegungen erhoben werden.

1.4.3 Spezifika der Therapie

Grundsätzlich kommen in der Alterspsychotherapie diejenigen psychotherapeutischen Verfahren und Techniken zum Einsatz, die auch ansonsten als Therapieverfahren störungsspezifisch eingesetzt und anerkannt werden. Am verhaltenstherapeutischen, psychoanalytischen oder systemischen Vorgehen ändert sich zunächst also relativ wenig – abgesehen von einer verstärkten Beachtung altersspezifischer Themen und modifizierter Rahmenbedingungen (u. a. Peters 2014b). Gleiches wird für die Paartherapie mit älteren Paaren im dritten Lebensalter, also bis ca. 70–75 Jahren, angenommen (Riehl-Emde 2015).

Möglichen Vorurteilen vor allem jüngerer Therapeuten bezüglich der Sinnhaftigkeit und Wirksamkeit von Psychotherapien bei Älteren seien die derzeitigen empirischen Erkenntnisse zu gerontopsychotherapeutischen Behandlungen entschieden entgegengestellt. Cuijpers et al. (2014) haben z. B. die Wirksamkeit von Psychotherapie im Alter bei Depressionen metaanalytisch gut belegt ▶ Kap. 5 und 6). Insbesondere kognitive Verhaltenstherapie, Lebensrückblicksinterventionen

◘ Tab. 1.6 Ressourcenorientierte Diagnostik [a]

Ressourcenbereich	Beispiele für Erhebungsinstrumente
Aktivitäten und Erlebnisse als Ressourcen	
Alltagsaktivitäten	Barthel-Index zur Erfassung der ADLs IADL-Skala Nürnberger-Alters-Beobachtungs-Skala (NAB) Nürnberger-Alters-Alltagsaktivitätenskala (NAA)
Angenehme Aktivitäten und Erlebnisse	Wochenplan und -protokolle zur Erfassung angenehmer Aktivitäten Fragebogen zur Erfassung emotional relevanter Alltagsereignisse (ATE)
Emotionale Ressourcen	
Positiver Affekt	Positive and Negative Affect Schedule (PANAS) Activation-Deactivation Adjective Checklist (AD-ACL) Affect Balance Scale (ABS) Profile of Mood States (POMS)
Lebenszufriedenheit	Satisfaction with Life Scale (SWLS) zur Erfassung der globalen Lebenszufriedenheit Mood Level Scale (MLS) Fragebogen zur Lebenszufriedenheit (FLZ) zur Erfassung der bereichsspezifischen Lebenszufriedenheit Philadelphia Geriatric Center Morale Scale (PGCMS) Life Satisfaction Index A (LSI)
Selbstwerterleben	Rosenberg Self-Esteem-Scale (SES) Revised Janis-Field Feelings of Inadequancy Scale (FIS), deutsche Fassung: Multidimensionale Selbstwertskala (MSWS)
Lebensqualität	SF-36 Fragebogen zum Gesundheitszustand (inkl. der Kurzform SF-12) WHOQOL-100 (inkl. Kurzform WHOQOL-BREF) und in der altersspezifischen Form WHOQOL-OLD Nürnberger-Lebensqualitäts-Fragebogen (NLQ) Nürnberger-Alters-Selbstbeurteilungs-Skala (NAS)
Motivationale Ressourcen	
Kontrollüberzeugung	Internal-External of Locus of Control Scale (I-E Scale) Internality, Powerful Others and Chance Scale (IPC) Fragebogen zu Kompetenz- und Kontrollüberzeugungen (FKK)
Selbstwirksamkeitserwartung	Skala zur Allgemeinen Selbstwirksamkeitserwartung (SWE)
Dispositionaler Optimismus	Life Orientation Test-Revised (LOT-R)
Optimistischer Attributionsstil	Attributional Style Questionnaire (ASQ)
Hoffnung	Adult Dispositional Hope Scale (ADHS) Adult State Hope Scale (ASHS)
Intrinsische Lebensziele	Aspirations Index GOALS

◘ Tab. 1.6 (Fortsetzung)

Ressourcenbereich	Beispiele für Erhebungsinstrumente
Volitionale Ressourcen	
Handlungs- und Lageorientierung	HAKEMP-90
Selbstregulation und -kontrolle	Selbststeuerungs-Inventar (SSI) Locomotion and Assessment Questionnaire (LAQ) Self-Control Scale (SCS) Skalen zur „Hartnäckigen Zielverfolgung" (HZ) und zur „Flexiblen Zielverfolgung" (FZ)
Emotionsregulation und -kontrolle	Emotional Regulation Questionnaire (ERQ) Trait Meta-Mood Scale (TMMS) Emotional Control Questionnaire (ECQ2) Negative Mood Regulation Scale (NMRS)
Interpersonale Ressourcen	
Bindung	Adult Attachment Interview (AAI) Adult Attachment Projective (AAP) Adult Attachment Scale (AAS) Attachment Style Questionnaire (ASQ) Measure of Attachment Qualities (MAQ)
Altruismus	Altruismus-Skala Prosozialitäts-Skala Altruismus in der Verträglichkeits-Skala des NEO-PI-R
Soziale Verantwortung	Social Responsibility Scale (SRS) Loyola Generativity Scale (LGS)
Vergebung	Transgression-Related Interpersonal Motivations Inventory (TRIM) Forgiveness Likelihood Scale Forgiveness of Others Scale (FOO) Tendency to Forgive Scale (TTF) Forgivingness Questionnaire
Humor	State-Trait Cheerfulness Inventory (STCI) 3-Witz-Dimensionen-Test Coping Humor Scale (CHS) Situational Humor Response Questionnaire (SHRQ) Humor Styles Questionnaire (HSQ) Sense of Humor Questionnaire (SHQ)
Externe Ressourcen	
Soziales Netzwerk	Interview zum Sozialen Netzwerk und zur Sozialen Unterstützung (SONET) Intervalltagebuch (SONET-T) Egozentrierte Netzwerkkarten (EGONET)
Soziale Unterstützung	Social Support Questionnaire (SSQ) Inventory of Socially Supportive Behavior (ISSB) Fragebogen zur Sozialen Unterstützung (F-SOZU, inkl. der Kurzform SOZU-K-22) Interpersonal Support Evaluation List (ISEL) Social Support Appraisal Scale Berliner Social Support Skalen (BSSS)

◘ **Tab. 1.6** (Fortsetzung)

Ressourcenbereich	Beispiele für Erhebungsinstrumente
Partnerbeziehung	Fragebögen zur Partnerschaftsdiagnostik (FPD) Communication Patterns Questionnaire (FPK); deutsche Fassung: Fragebogen zur Erfassung partnerschaftlicher Kommunikationsmuster (FPK) Marital Adjustment Test (MAT) Dyadic Adjustment Scale (DAS) Marital Satisfaction Inventory (MSI)
Umweltressourcen	Interviewverfahren im Projekt ENABLE-AGE: www.enableage. arb.lu.se Housing-related Control Belief Questionnaire (HCQ)

[a] Vgl. ausführlich Forstmeier und Maercker 2008 sowie Forstmeier et al. 2005, auch zu den Quellen und deutschsprachigen Übersetzungen im Falle englischsprachiger Instrumente.

und Problemlöseverfahren schneiden günstig ab. Zu beachten ist, dass Wirksamkeitsstudien vor allem für die Altersspanne 60 bis maximal 80 Jahren vorliegen, also vor allem für eher selbstständig lebende, in der Regel noch weniger mit Alterserkrankungen belastete Patienten (Kessler und Peters 2017). Auf die Effektivität der Behandlung alkoholbezogener Störungen bei Älteren wird in ► Kap. 3 eingegangen; vorweggenommen sei hier, dass diese – sofern vorhandene Standards der suchttherapeutischen Behandlung einbezogen werden – als wirksam und sinnvoll eingeschätzt wird, wenngleich noch erheblicher Forschungsbedarf besteht.

❯❯ Verhaltenstherapeutische und psychoanalytische Verfahren sind bei älteren Menschen metaanalytisch als wirksam nachgewiesen. Dabei sind die Qualifikation sowie bereits vorhandene Erfahrungen der Behandler in der Psychotherapie mit älteren Menschen entscheidende Einflussgrößen des Behandlungserfolges (Pinquart 2012a, b).

Darüber hinaus werden auch aktuelle Trends in der Psychotherapieentwicklung, wie z. B. Schematherapie (Ivemeyer 2017), mentalisierungsbasierte Therapie (Schrader 2017), Akzeptanz- und Commitment-Therapie (ACT; Wilz et al. 2017) oder das Cognitive Behavioral Analysis System of Psychotherapy (CBASP; Bollmann und Brakemeier 2017), hinsichtlich ihrer Nützlichkeit und Anwendbarkeit in der Alterspsychotherapie diskutiert, wenngleich dies auch noch wenig beforscht ist.

Als unspezifisches Basistherapeutikum insbesondere bei Älteren werden Entspannungsverfahren und autogenes Training empfohlen (Hautzinger 2007; Hirsch 1994). Dem liegt zugrunde, dass Entspannungsverfahren – regelmäßig und richtig praktiziert – zu einem besseren psychischen und körperlichen Wohlbefinden beitragen können, was angesichts der häufigeren körperlichen Erkrankungen und der benannten Multimorbidität für ältere Patienten dann eine besondere Bedeutsamkeit erhält:

❯❯ Ziel dieser Methoden ist es, durch konzentrative Selbstentspannung mit Hilfe von Übungen, die aufeinander aufbauen und sich gegenseitig verstärken, sich immer mehr innerlich zu lösen und zu versenken und so eine entspannende Umschaltung des gesamten Organismus zu erreichen. (Hautzinger 2007, S. 817)

Als Kontraindikationen hierfür sind akute Verwirrtheitszustände, paranoide Symptome, stark ausgeprägte Desorientierung und Gedächtnisstörungen zu beachten. Auch müssen Patienten sich hinreichend auf strukturierte Übungssituationen und -vorgaben einlassen können. Hilfreich sind Angehörige, die über Grundlagen der Entspannungsübungen informiert werden und die Patienten dann im häuslichen Umfeld darin unterstützen können (z. B. daran erinnern oder ungestörte Zeiten respektieren).

Bei allen therapeutischen Methoden ist ein modifiziertes, auf Altersprozesse angepasstes Vorgehen zu empfehlen. Hierzu gehört die Sensibilität des Therapeuten insofern, als er nicht nur Grundlagenkenntnisse über Alterungsprozesse besitzt, sondern sich darüber hinaus im Interaktionsverhalten auch adäquat darauf einstellen kann. Es gilt eingeschränkten Sinnesmodalitäten (Sehen, Hören), Gedächtnis- und Konzentrationsproblemen in der Therapiegestaltung adäquat zu begegnen, u. a. durch langsameres, lauteres Sprechen, multimodale Instruktionen und Visualisierungen von Therapieinhalten, häufigere Wiederholungen und Gedächtnishilfen für den Transfer in den Alltag. Verkürzte Sitzungsdauern, in Gruppensettings weniger Teilnehmende in der Gruppe oder aufsuchende Beratungs- und Therapieangebote sind zwar schwierig in der Organisation und Finanzierung von Psychotherapien zu realisieren, orientieren sich aber an ggf. bestehenden Mobilitäts- und Konzentrationseinschränkungen bei Älteren. Gleichzeitig gilt es, noch vorhandene Ressourcen so lange wie möglich aufrechtzuerhalten und zu stärken, das heißt auch, bei fehlenden Einschränkungen keine dann unnötigen Entlastungen und Unterstützungen anzubieten.

> **Salutogenetische und präventive Ressourcen im Älterwerden (z. B. Radebold 2011)**
> - Förderung der Selbstständigkeit und Eigenverantwortung
> - Verbesserung sozialer Fähigkeiten
> - Bearbeitung von Verlusten und Verlustängsten
> - Förderung des Gegenwartsbezugs und der Bilanzierung (mit anzustrebender Positivbilanz)
> - Erarbeiten praktischer Lösungen
> - Förderung eines verbesserten Umgangs mit dem eigenen Körper und Krankheiten (z. B. systematische Behandlung bestehender Erkrankungen inkl. Prävention und Rehabilitation)
> - Auseinandersetzung mit Altern und Tod

1.4.4 Spezifika der Gesprächsführung

Im Gesprächsverhalten Älterer wird immer wieder ein weitschweifiger, an vielen konkreten Details orientierter Erzählstil berichtet. Dies gilt es einerseits als ggf. altersspezifisches Interaktionsverhalten zu respektieren, andererseits im therapeutischen Prozess zunehmend auf zentrale Therapiethemen zu strukturieren und zu fokussieren. Zu bedenken ist auch, dass bei älteren Generationen häufig starke Vorurteile gegenüber psychischen Erkrankungen sowie psychotherapeutischen Behandlungen bestehen, die die Inanspruchnahme und das Einlassen auf eine Psychotherapie erschweren können. Es bedarf entsprechend viel Aufklärung darüber, was in Psychotherapien passiert und wie psychische Erkrankungen zu verstehen sind, sowie viel Unterstützung in der Überwindung der Ängste, „verrückt zu sein", wenn man zum Psychiater oder zum Psychotherapeuten geht. Die Symptompräsentation kann ebenfalls dadurch beeinflusst werden und wird dann vom Bericht somatischer Beschwerden, Bagatellisierungstendenzen sowie Schuld- und Schamgefühlen dominiert. Eine sehr aktive Eruierung psychiatrischer Symptome in der Diagnostikphase ist hier häufig erforderlich, ebenso wie die Fokussierung auf emotionale und kognitive Prozesse im späteren Therapieprozess. Ein aktives, empathisches, aufklärendes und auch konkret hinterfragendes Therapeutenverhalten kann hilfreich sein, um die Introspektion, Reflexion und Öffnung gegenüber dem Therapeuten im Prozess zu stärken.

Altersgerechte Gesprächsführung (Riehl-Emde 2015)

- Aktive Gesprächsführung, Thema im Fokus halten → Erleichterung von Orientierung und Sicherheit für ältere Patienten
- Transparenz, Klarheit, Zielgerichtetheit → Entgegenwirken von Ängsten älterer Patienten, in der therapeutischen Beziehung in ein Abhängigkeitsverhältnis zu geraten
- Psychoedukative Komponente → Modifikation von schicksalsbetonten oder medizinisch dominierten subjektiven Krankheitsmodellen
- Persönliche Präsenz → Verbesserung eines tragfähigen Behandlungsbündnisses (statt Abstinenz oder Neutralität)

1.4.5 Spezifika der Therapiemotivation und -ziele älterer Menschen

Auf dem Hintergrund der oft skeptischen, negativen Haltungen gegenüber Psychotherapien unter Älteren ist ebenfalls die konkrete aktuelle Behandlungsmotivation bei Therapiebeginn zu klären. Bezüglich einer vorliegenden Fremdmotivierung ist hier an einflussnehmende Ärzte, aber auch an Angehörige zu denken, die z. B. bei Suchterkrankungen im Alter auch den Schutz von Enkelkindern bewirken wollen (► Kap. 3). Mitunter erhält die Therapie die Ersatzfunktion für fehlende Gesprächskontakte im Alltag. Entsprechend sind Behandlungs- und Veränderungsmotivation unter der Perspektive subjektiv relevanter, gleichzeitig realistischer Behandlungsziele und -möglichkeiten zu klären, auch unter Einbeziehung eines höheren Anteils an Psychoedukation zu vorliegenden psychiatrischen Symptomen und psychischen Erkrankungsbildern. Zu den Therapiezielbereichen gehören einerseits die Reduktion psychischer und körperlicher Symptome und andererseits

die Verbesserung des subjektiven Wohlbefindens in verschiedenen psychosozialen Bereichen wie Selbstständigkeit, soziale Beziehungen, Sinnfindung usw. (◘ Tab. 1.7).

Maercker (2015) weist auf die Notwendigkeit selektiv optimierter Therapieziele in der Alterspsychotherapie angesichts der häufigen Multimorbidität hin, letztlich im Anschluss an die oben erläuterten SOK- und ASR-Rahmenmodelle.

Selektiv optimierte Therapieziele

Selektiv optimierte Therapieziele beinhalten a) die Begrenzung möglicher Ziele auf eine beschränkte Anzahl und b) die Optimierung des Prozesses und der Wahrscheinlichkeit der Zielerreichung (u. a. zeitlich und sachlich vertretbarer Aufwand zur Zielerreichung, Möglichkeit eines stabilen Zustands auch nach der Therapie).

Unter psychotherapeutischer und beraterischer Perspektive sind zudem auch Altersveränderungen in den Motivstrukturen und den motivationalen Schemata von Relevanz (◘ Tab. 1.8), die bei der Gestaltung von Therapieprozessen, -beziehung und -interventionen zu bedenken sind.

Kruse (2015) postuliert zudem drei zentrale Orientierungen im hohen Alter, nämlich die Introversion, die Offenheit und die Generativität, die im weitesten Sinne ebenfalls als Motive oder Bedürfnisse Älterer verstanden werden können. Grundorientierungen im hohen Alter nach Kruse (2015, S. 16/17) sind:

» Die erste bildet die Introversion, das heißt die vertiefte Auseinandersetzung des Menschen mit sich selbst, die zweite die Offenheit, das heißt die Empfänglichkeit für neue Eindrücke, Erlebnisse und Erkenntnisse, die aus dem Blick auf sich selbst wie auch aus dem Blick auf die umgebende soziale und räumliche Welt erwachsen, die dritte schließlich die Generativität, das heißt die Überzeugung,

◘ **Tab. 1.7** Allgemeine und spezifische Therapieziele in der Psychotherapie mit älteren Menschen (Hirsch 2010)

Allgemeine Therapieziele	Spezifische Therapieziele
Beschwerde-, Symptomfreiheit Akzeptanz des alternden Körpers Fähigkeit zu Liebe, Trauer und Freude Fähigkeit zu Genuss und Humor Verbessertes Kontaktvermögen Wiederherstellung der (nichtberuflichen) Arbeitsfähigkeit Akzeptanz des Alterns und Aussöhnung mit dem gelebten Leben	Fördern der Selbstständigkeit, Eigenverantwortung und -initiative Verbessern kognitiver und sozialer Fähigkeiten Stärkere Einbeziehung des Körpers und Annahme des alternden Körpers Klärung intra- und intergenerationaler Konflikte Akzeptieren und Aussöhnen mit dem bisherigen Leben Trauern anlässlich von Verlusten und Trennungen Auseinandersetzung mit Endlichkeit, Sterben und Tod Fördern des Gegenwartsbezugs Erarbeitung lebenspraktischer Lösungen Erreichen/Fördern einer möglichst langen und hohen Eigenverantwortung und Selbstständigkeit Wiederherstellung der Beziehungsfähigkeit Bejahung der eigenen Person

◘ **Tab. 1.8** Veränderungen in Motivstrukturen und motivationalen Schemata bei Älteren (u. a. nach Maercker 2015; Grosse-Holtforth und Grawe 2010)

Motivstruktur/motivationales Schema	Veränderung im Alter
Leistungsmotiv	↓ [a]
Beziehungsmotiv	↓ [b]
Machtmotiv	↓ [c]
Informationsbedürfnis in sozialen Beziehungen	↓
Emotionale Qualität von noch verbleibenden Beziehungen	↑
Gegenwartsorientierung	↑
Ausrichtung auf Erleben positiver Emotionen	↑
Generativität	↑
Annäherungsziele sensu Grawe: – Altruismus – Glauben/Sinnfindung	↑
Vermeidungsziele sensu Grawe: – Erniedrigung/Blamage – Vorwürfe/Kritik – Verletzungen/Spannungen – Schwäche/Kontrollverlust	↑
Annäherungsziele sensu Grawe: – Intimität/Bindung – Affiliation/Geselligkeit – Anerkennung/Bestätigung – Bildung – Abwechslung – Selbstvertrauen – Selbstbelohnung	↓

◘ **Tab. 1.8** (Fortsetzung)	
Motivstruktur/motivationales Schema	**Veränderung im Alter**
Vermeidungsziele sensu Grawe: – Alleinsein/Trennung – Geringschätzung	↓

[a] Dabei ggf. stärkerer Abfall bei Frauen.
[b] Bei Frauen, eher wenig Veränderung bei Männern bei gleichzeitig geringerer Ausprägung.
[c] Bei Männern, kaum Veränderung bei Frauen.

sich in eine Generationenfolge gestellt zu sehen und in dieser Generationenfolge Verantwortung zu übernehmen.

Diese Orientierungen werden mit dem zunehmenden Gewahrwerden der eigenen Endlichkeit im hohen Alter in Zusammenhang gestellt. In individuell unterschiedlichen Lebenslagen sind sie aber nicht nur begrenzt auf ein hohes Lebensalter, sondern sie treten unter bestimmten Einflussfaktoren wie existenziellen Lebenskrisen, schweren Erkrankungen u. Ä. auch schon früher auf. Eine vertiefte und reflektierte Auseinandersetzung mit sich selbst, auch auf dem Hintergrund des biografisch erwachsenen Wissens und Erlebens seiner selbst und seiner Umwelt, wird eingeordnet als Basis in die grundlegenden Tendenzen zur Selbstaktualisierung (das heißt das eigene Selbst auszudrücken und mitzuteilen) und zur Aktualgenese (das heißt das Potenzial im Lebensverlauf zur stetigen Weiterentwicklung unter dem Einfluss neuer Aufgaben und Eindrücke). Kruse fordert, dass Alterspsychotherapie auch die Selbstaktualisierung und Aktualgenese als Potenziale des höheren Alters verstehen und diese entsprechend therapeutisch anregen muss. Gleiches gilt für die Offenheit:

» Zum einen ist sie selbst als Therapieziel zu verstehen, zum anderen ist deren Ausprägungsgrad entscheidend für Umfang und Tiefe der spezifischen Therapieziele. (Kruse 2015, S. 19)

Offenheit zu fördern und weiterzuentwickeln wird dabei gleichermaßen aus Aufgabe des

Therapeuten wie auch des Patienten gesehen, ist also keine allein dem Patienten zugeschriebene feststehende Eigenschaft.

1.4.6 Spezifika der therapeutischen Beziehung

Neben einem altersgerechten Vorgehen in der Therapie sind intergenerationale Besonderheiten der therapeutischen Beziehung zwischen in der Regel älteren Patienten und jüngeren Therapeuten im Sinne einer „umgekehrten Übertragung" (u. a. Radebold 1992) zu beachten. Einflüsse des Unterschiedes im kalendarischen Alter und damit auch der individuellen wie gesellschaftlichen, geschichtlichen und politischen Lebenserfahrungen sind auf beiden Seiten zu erwarten (u. a. Heuft et al. 2006; Hirsch 2010):

▬ So projizieren ältere Patienten ggf. Erfahrungen mit Kindern oder jüngeren Generationen auf die jüngeren Therapeuten, u. a. auch bestehende Erwartungen von Unverständnis und Ahnungslosigkeit gegenüber den eigenen Problemen, aber auch das das Bedürfnis, die jüngeren Therapeuten vor den eigenen Problemen und Belastungen schützen zu wollen. Entsprechend wird im psychoanalytischen Sinne den Therapeuten nicht die reguläre Position der Elternposition, sondern vielmehr realer oder imaginärer Kinder und Kindeskinder zugeschrieben.

▬ Jüngere Therapeuten erleben sich ggf. entgegen ihrer sonstigen beruflichen Identität als unreif oder unsicher angesichts des Unterschiedes in Lebenserfahrungen, aber auch einer vergleichbaren Alterskonstellation wie zu den eigenen Eltern oder Großeltern. Eine zumindest anteilige Identifizierung mit Kindern und Kindeskindern der Patienten kann ebenfalls entstehen. Ungelöste Konflikte in der eigenen Herkunftsfamilie können in der therapeutischen Beziehung zu älteren Patienten reaktualisiert werden und bedürfen ggf. einer spezifischen Supervision.

— Die Zuschreibung einer Autoritätsposition an Ältere, in diesem Falle ältere Patienten, kann das Eintreten für therapeutische Regeln und Settings für den Therapeuten erschweren.

— In der Behandlung älterer Patienten werden jüngere Therapeuten stärker als in anderen Bereichen (außer Therapien in Palliativsituationen) mit den Themen Krankheit, Endlichkeit, verkürzte Lebenserwartung und Tod konfrontiert. Eine ausführliche Beschäftigung und Selbstreflexion mit diesen Themen ist notwendige Grundlage für eine angst- und konfliktfreie Gestaltung der therapeutischen Beziehung.

— Gegenübertragungen seitens des Therapeuten können u. a. beinhalten, den älteren Patienten als schwache, hilfsbedürftige Eltern und Symptome dann als alters- und nicht krankheitsassoziiert zu deuten oder auch Ältere als asexuell sich zu wünschen und zu sehen. Elternbezogene Rache- und Schuldgefühle, aber auch Wünsche nach idealisierten, verwöhnenden Eltern werden mitunter aktualisiert und bei unzureichender Reflexion in der Therapiebeziehung ausagiert.

— Nicht zuletzt ist das Kränkungspotenzial zu beachten, wenn Ältere durch jüngere, ggf. auch besser ausgebildete Therapeuten behandelt werden. Hier ist auf eine Therapie auf Augenhöhe und auch auf besondere Wertschätzung des von den Älteren bereits Erreichten zu achten.

Maercker et al. (2004) konnten allerdings auch in einer Studie zur ambulanten Psychotherapie zeigen, dass Patienten zwischen 55 und 78 Jahren weniger Konkurrenz- und Dominanzorientierung in der Therapeut-Patient-Interaktion zeigten als Patienten zwischen 17 und 25 Jahren. Angesichts des wachsenden Bedarfs an Alterspsychotherapie bei gleichzeitig bestehenden Hürden in deren Inanspruchnahme wird die weitere Forschung auch die Beziehungsarbeit zwischen älteren Patienten und jüngeren Therapeuten weiter beleuchten müssen, nicht zuletzt auf dem Hintergrund der therapeutischen Beziehung als wesentlichem Wirkfaktor des Therapieerfolgs (u. a. Grawe 1998).

1.4.7 Spezifika bei Suizidalität im Alter

Neben Perspektiven der Gewinne, der bleibenden Ressourcen im Alter und der verlängerten Lebenszeit bei relativ hoher Lebensqualität in aktiven Jahren muss konstatiert werden, dass ein Teil Älterer u. a. durch Multimorbidität unter deutlichen Beeinträchtigungen von Alltagsfunktionalitäten und verminderter Lebensqualität leiden, die bis zu einem erhöhten Suizidrisiko reichen können.

Unter den Suizidfällen in Deutschland finden sich überproportional viele ältere Menschen: 2010 waren unter 10.021 Suizidfällen 41,9 % 60 Jahre und älter, während der Anteil dieser Altersgruppe an der Gesamtbevölkerung bei 26 % lag (Sperling 2015). Von 10.078 Suizidfällen im Jahr 2015 waren 1.791 zwischen 55 und 64 Jahre alt (1.316 Männer und 475 Frauen), 3.780 Personen waren 65 Jahre und älter (2.715 Männer und 1.065 Frauen) (Gesundheitsberichterstattung des Bundes 2017). Insgesamt ist von einer hohen Dunkelziffer auszugehen, z. B. auch durch unklare Identifikationen der Todesursachen. Männer sind über alle Altersgruppen hinweg unter vollzogenen Suiziden deutlich häufiger zu finden als Frauen.

Wächtler (2007) erklärt die erhöhte Suizidalität unter Älteren durch das Alter und zusätzliche Einflussfaktoren. Zum einen beinhaltet das ansteigende Lebensalter bereits eine höhere Wahrscheinlichkeit von Risikofaktoren, die mit psychischen Belastungen und erhöhtem Suizidrisiko generell verbunden sind (z. B. schwere körperliche Erkrankungen, Verlust des Partners). Diese können sich kumulierend und mit weiteren Risikofaktoren interagierend gegenseitig verstärken (z. B. psychische Erkrankungen inklusive Suchterkrankungen, Persönlichkeit, soziales Umfeld).

Im stationären geriatrischen Bereich liegt die Zahl vollzogener Suizidhandlungen deutlich niedriger; Todeswünsche und das Gefühl eines nicht lebenswerten Lebens müssen aber aufmerksam beobachtet werden. In einer Studie von Sperling (2015) berichteten 36 % der akutgeriatrisch aufgenommenen Patienten, im zurückliegenden halben Jahr den Wunsch gehabt zu haben, tot zu sein. Die von Suizidalität Betroffenen wiesen im Vergleich zur Kontrollgruppe nichtsuizidaler Patienten folgende Merkmale häufiger auf: Suizidalität in der Biografie, Depression, kognitive Beeinträchtigungen, Ansicht von Tod als befriedigendem Zustand und das Gefühl, anderen zur Last zu fallen. Das während der Behandlung anhaltende Gefühl, das Leben sei nicht lebenswert, stand im Zusammenhang mit einem schlechteren Allgemeinzustand, erheblichen Beeinträchtigungen von Interessen und deren Ausübung, Verluste in jüngerer Vergangenheit und geringer Lebenszufriedenheit. Demgegenüber bestand ein anhaltender verstärkter Todeswunsch bei Patienten, die depressiv waren, ihre Aktivitäten reduziert oder aufgegeben hatten, weniger religiös waren und weniger Unterstützung suchten, sondern sich vermehrt zurückzogen. Auf dem Hintergrund der häufigen Multimorbidität auch älterer Suchtkranker sollten die benannten Zusammenhangsvariablen in beraterischen und therapeutischen Prozessen als mögliche Risiken einer Suizidalitätsentwicklung aufmerksam verfolgt werden.

Ho et al. (2014) untersuchten in Singapur 409 ältere Menschen, die durch Suizid starben. Dabei fanden sich in den Anamnesen derjenigen Suizidfälle, die bereits in der Vergangenheit suizidales Verhalten zeigten, signifikant häufiger auch psychiatrische Erkrankungen, psychiatrische Behandlungen, Krankenhauseinweisungen, Berichte von sozialen Problemen sowie in der Autopsie Alkohol und Antidepressiva im Blut. Bei Suizidfällen von Personen ab 60 Jahren zeigte sich in Abhängigkeit des Beginns der Depression („early-onset" und „late-onset" vor bzw. nach dem 60. Lebensjahr) zwar kein Zusammenhang zur Suizidmethode; die Patienten mit einem früheren Beginn der Depression wiesen jedoch signifikant häufiger Alkoholmissbrauch, Selbstschädigungen, komorbide psychiatrische Diagnosen sowie häufigere psychiatrische Einweisungen in der Vorgeschichte auf. Die Anzahl aktueller kritischer Lebensereignisse war allerdings bei den Personen mit späterem Depressionsbeginn höher (Voshaar et al. 2011). In einer regressionsanalytischen Autopsiestudie ermittelten Schneider et al. (2005) als Risikofaktoren eines erhöhten Suizidrisikos eine Einzelepisode einer Major-Depression in der Altersgruppe der 61- bis 75-Jährigen, Alkoholkonsumstörungen bei Männern im Alter von über 30 Jahren bis 75 Jahren sowie organische psychische Störungen bei Frauen zwischen 61 und 75 Jahren.

Suizide basieren auf einem komplexen Geschehen und Einflüssen körperlicher, psychischer und sozialer Probleme. Minayo und Calvacante (2010) fassten in einem Literaturreview folgende prädisponierenden Risikofaktoren für den Suizid älterer Menschen zusammen:

- ansteigendes Lebensalter: Über 80-Jährige sind unter Älteren am meisten von Suiziderleben und -verhalten betroffen;
- psychische Erkrankungen, darunter insbesondere schwere Depressionen. Depressionen stehen wiederum in engem Zusammenhang mit chronischem körperlichem Leiden, unheilbaren Erkrankungen, sozialen Problemen wie Verluste, Verlassenheit und Familienprobleme;
- schwerwiegende und degenerative Erkrankungen (vor allem Krebserkrankungen, Erkrankungen des zentralen Nervensystems, kardiopulmonale Komplikationen, bei Männern urogenitale Erkrankungen);

- physische Abhängigkeit;
- finanzielle Probleme, Beziehungsprobleme, familiäre Konflikte, soziale Isolation und Einsamkeit.

> ❯ **Suizidversuche in der Vorgeschichte und psychische Erkrankungen (insbesondere Depressionen) sind besonders bedeutsame Risikofaktoren für Suizide auch bei älteren Menschen.**

Schaller (2015) weist auf die besonderen Herausforderungen in der therapeutischen Beziehung hin, die das frühzeitige Erkennen und Behandeln einer Suizidalität Älterer erschweren können: Jüngeren Therapeuten wird seitens der älteren Patienten ggf. mangelnde Kenntnis und Verständnis für Probleme Älterer unterstellt, sodass eigene Probleme nicht offen und rechtzeitig angesprochen werden, während jüngere Therapeuten die Abwehr gegenüber Psychotherapie und Fixierung auf somatische Probleme seitens der älteren Patienten mitunter als mangelnde Einsicht und Motivation deuten. Als mögliche altersspezifische Symptome einer Depression bzw. Suizidalität bei Älteren benennt u. a. Wächtler (2007) das häufigere Klagen über körperliche Beschwerden, Konzentrations- und Denkstörungen, Unruhe, Gereiztheit, Einsamkeitsgefühle, Zweifel am Lebenssinn, aber auch häufigere Besuche bei Hausärzten, insbesondere kurz vor einem Suizidversuch.

> **Ziele eines verhaltenstherapeutischen Vorgehens bei Suizidalität im Alter (Schaller 2015)**
> - Einbezug des sozialen, vor allem familiären Umfeldes, auch auf dem Hintergrund häufig vorliegender interpersonaler Konflikte
> - Bewältigung von Entwicklungskrisen im Alter („paternale Krise")
> - Neudefinition von Autonomie und Identität
> - Ideelles und materielles „Loslassen lernen"
> - Akzeptanz von Vergänglichkeit, Verletzlichkeit und Endlichkeit

Methodisch werden Psychoedukation, supportive Techniken, der Aufbau alternativer Problemlösestrategien und die Bewältigung sozialer Probleme z. B. durch ein soziales Kompetenztraining mit Fokus auf Konflikten mit Jüngeren eingesetzt (Schaller 2015). Die Identitätsverluste bezüglich der Rolle in Familie und Beruf, z. B. nicht mehr gebraucht zu werden, zur Last zu fallen, keinen Einfluss oder keine Autorität zu haben usw. bedürfen einer Neudefinition und -erprobung der Rollenkompetenzen und -bereiche. Hinzu kommt eine kognitiv umstrukturierende, akzeptanzorientierte Vorgehensweise bezüglich der vorhandenen Beeinträchtigungen und Rollenveränderungen z. B. gegenüber pflegenden Angehörigen. Kognitive Methoden sollten auch hinsichtlich der vermehrt auftretenden negativen Erinnerungen und Gedanken bei Suizidalen angewandt werden, z. B. durch die systematische Erinnerungsförderung an positive Ereignisse, Imaginationstechniken an kurz- und langfristige positive Konsequenzen des eigenen Verhaltens und Gedankenstopp-Übungen. Die narzisstischen Krisen im Alternsprozess bedingen mitunter deutliche Reduktionen der positiven, hoffnungsvollen Sichtweisen, des Selbstwerts und der Zukunftseinschätzungen. Kognitive Methoden, Ressourcenarbeit, aber auch die Erarbeitung und Realisierung realistischer und kurzfristig erreichbarer positiver Ziele dienen dann dem Ziel, dass der Patient die erlebte Hoffnungslosigkeit als nicht realistisch und zu revidieren erkennt. Dabei ist auch daran zu denken, verzerrte antizipierte positive Konsequenzen eines Suizids (wie z. B. Wunsch nach Ruhe, Schmerzfreiheit, Angstfreiheit, Wunsch nach Wiedervereinen mit Verstorbenen) zu bearbeiten und alternative Bewältigungsmöglichkeiten aufzubauen.

> ❯ **Zur Vorbeugung erneuter Suizidversuche wirken sich altersunabhängig insbesondere kognitiv-verhaltenstherapeutische und dialektisch-behaviorale Therapieansätze positiv aus (Cochrane-Review von Hawton et al. 2016).**

Zur Suizidprävention muss zentral und spezifisch das suizidale Erleben und Verhalten therapeutisch bearbeitet werden, da die Reduktion assoziierter Psychopathologien (z. B. Depression) keinen hinreichenden Einfluss auf das suizidale Erleben hat (Teismann et al. 2018). Die Autoren unterstreichen die Bedeutung von Notfall- bzw. Sicherheitsplänen (◘ Tab. 1.9) sowohl in Kurzzeitinterventionen als auch in umfassenderen Behandlungen auf dem Hintergrund einer Risikoabschätzung und Analyse einer zurückliegenden suizidalen Krise zusammen mit dem Patienten. Suizidversuche bergen dabei ein erhebliches Wiederholungsrisiko. Für die Reduktion erneuter Suizidversuche scheint die Planung eines hierarchisch zu durchlaufenden Sicherheitsverhaltens nach aktuellen Studien einem bloßen „Antisuizidversprechen/-vertrag" überlegen zu sein.

1.5　Ausblick

Zwar sinken die Prävalenzzahlen psychischer Störungen im Alter (außer den demenziellen Erkrankungen), jedoch ist immerhin ein Fünftel der 65- bis 79-Jährigen psychisch krank. Höheres Alter stellt nicht nur einen Risikofaktor für Multimorbidität einschließlich psychischer und Suchtstörungen dar, sondern auch für eine geringere Inanspruchnahme psychotherapeutischer Leistungen.

Alkohol und Medikamente dienen neben anderen dysfunktionalen Bewältigungsversuchen nicht selten der Selbstmedikation in Prozessen des pathologischen Alterns. Aufgrund der Prävalenzraten psychischer Erkrankungen im Alter werden in den folgenden Kapiteln – neben der suchtspezifischen Perspektive auf alkoholbezogene Störungen und Medikamentenabhängigkeit – die weitaus häufiger vorkommenden depressiven, Angst- und demenziellen Störungen als mögliche komorbide psychische Störungen im Alter vertieft. In jüngeren Altersgruppen sind komorbide Essstörungen, ADHS, Schizophrenie und bipolare affektive Störungen ebenfalls von hoher Relevanz in der sucht-/psychotherapeutischen Versorgung; die Häufigkeit dieser Erkrankungen ist allerdings in höheren Altersgruppen deutlich geringer; zudem liegen kaum Erkenntnisse zur gemeinsamen Behandlung dieser Erkrankungen zusammen mit Suchtstörungen bei älteren Menschen vor.

◘ Tab. 1.9 Elemente eines Notfallplans (Teismann et al. 2018, S. 7)

1.	Identifikation von Warnzeichen einer suizidalen Krise	„Woran werden Sie merken, dass Sie den Notfallplan einsetzen sollten? Was sind Anzeichen dafür, dass es gefährlich für Sie wird?"
2.	Bewältigungsstrategien, die unabhängig von anderen genutzt werden können	„Was könnten Sie für sich alleine tun, um die Gedanken nicht in die Tat umzusetzen? Was hilft Ihnen dabei, sich zu beruhigen – und sei es auch nur für eine kurze Zeit? Was hat Ihnen in der Vergangenheit geholfen?"
3.	Personen und soziale Situationen aufsuchen, die einen ablenken	„Gibt es Personen, die Ihnen dabei helfen können, auf andere Gedanken zu kommen? Sie müssen diesen nichts von Ihren Suizidgedanken erzählen. Gibt es Orte, die Sie aufsuchen können; Orte, die Ihnen ein Gefühl der Sicherheit vermitteln und an denen Sie unter Menschen sind?"
4.	Personen, die gezielt um Hilfe gebeten werden können	„Wen von Ihren Freunden, Bekannten und Familienmitgliedern können Sie in einer Krisensituation um Hilfe bitten? Wer kann Sie unterstützen und mit wem können Sie über Ihre Schwierigkeiten sprechen?"
5.	Kontakte zu professionellen Hilfsstellen	„An welche Stellen können Sie sich wenden, wenn private Kontakte nicht mehr ausreichen?"
6.	Den Zugang zu legalen Mitteln begrenzen	„Wie können Sie sich davor schützen, dass Sie suizidale Impulse spontan in die Tat umsetzen?"

Aus den gerontopsychologischen Grundlagenmodellen ergeben sich eine Reihe von Besonderheiten älterer Menschen in Hinblick auf Haltungen, Erleben, zu bewältigende Anforderungen, Ziel- und Sinnorientierungen sowie Bedürfnisse, die es in einer altersgerechten Psychotherapie zu beachten gilt. In Therapie und Beratung müssen diese Altersspezifika in Inhalten wie Methodik beachtet und gleichzeitig störungsspezifische Vorgehensweisen damit verbunden werden.

Neben den positiven und ermutigenden Befunden zur Plastizität im Alter sowie zu den Wirksamkeitsergebnissen der Alterspsychotherapie seien aber auch mögliche Kontraindikationen im Einklang mit Rainer und Krüger-Rainer (2003) benannt, die man zumindest vor Beginn der Behandlungsaufnahme mit Älteren als mögliche Compliance- und Erfolgsbarrieren prüfen sollte:

- geringe Motivation und fehlende Reflexions- und Introspektionsfähigkeit bei tiefenpsychologischen bzw. eine zu geringe Lernbereitschaft bei kognitiv-verhaltenstherapeutischen Verfahren (was allerdings auch für jüngere Patienten gilt),
- umfassende Pflegebedürftigkeit,
- jahrzehntelange chronifizierte Verläufe mit hohem sekundären Krankheitsgewinn,
- motorische oder sensorische Aphasie,
- maximale Schwerhörigkeit (Sehstörungen sind wiederum keine zwangsläufige Barriere),
- Demenzen ab einem mittleren Schweregrad.

Den Anspruch einer generellen oder bereichsspezifischen Gültigkeit der vorbenannten Theorien zu Entwicklungen und Entwicklungspsychopathologien im Alter ordnen Wahl und Heyl (2015, S. 136) folgendermaßen ein:

» Vieles spricht angesichts der bislang vorliegenden theoretischen Bemühungen auch dafür, dass wir nicht auf eine Supertheorie des Alterns, die alle Überlegungen in sich vereint, hoffen

sollten. Die Suche nach der einen Theorie des Alterns wird wohl erfolglos bleiben, und wir müssen (und sollten) uns stattdessen mit Theorien mittlerer Reichweite begnügen, die einzelne Aspekte des Alterns in genügend hellem Licht beleuchten, jedoch nie den Gesamtprozess.

Ähnliches muss in der Alterspsychotherapie angesichts der Komplexität alters- und störungsspezifischer Kombinatorik in Theorien und Konzepten zur Diagnostik, Therapieplanung und Gestaltung der Therapie-Patient-Beziehung bedacht und entsprechend gehandelt werden.

Literatur

Atchley, R. C. (1989). A continuity theory of normal aging. *The Gerontologist, 29*(2), 183–190.

Baltes, P. B., & Baltes, M. M. (1990). Psychological Perspectives on Successful Aging. The Model of Selective Optimization with Compensation. In: P. Baltes, & M. Baltes (Hrsg.), *Successful Aging Perspectives from the Behavioral Sciences* (S. 1–34). New York: Cambridge University Press.

Baltes, M. M. & Carstensen, L. L. (1996). Gutes Leben im Alter. Überlegungen zu einem prozeßorientierten Metamodell erfolgreichen Alterns. *Psychologische Rundschau, 47*, 199–215.

Baltes, P. B. (1997). Die unvollendete Architektur der menschlichen Ontogenese: Implikationen für die Zukunft des vierten Lebensalters. *Psychologische Rundschau, 48*, 191–210.

Bodenmann, G., & Widmer, K. (2000). Stressbewältigung im Alter: Ein Vergleich von Paaren jüngeren, mittleren und höheren Alters. *Zeitschrift für Gerontologie und Geriatrie, 33*(3), 217–228.

Bollmann, S., & Brakemeier, E. L. (2017). „Nicht geschimpft ist genug gelobt!" Stationäre Psychotherapie mit dem Cognitive Behavioral Analysis System of Psychotherapy (CBASP) bei einer 81-jährigen chronisch depressiven Patientin. *Psychotherapie im Alter, 14*(1), 65–82.

Carstensen, L. L. (1991). Selectivity theory: social activity inlife-span context. In: K. W. Schaie (Hrsg.), *Annual Review of Gerontology and Geriatrics* (S. 195–217). Springer: New York.

Charles, S. T., Reynolds, C. A., & Gatz, M. (2001). Age-related differences and change in positive and negative affect over 23 years. *J Pers Soc Psychol, 80*(1), 136–151.

Cuijpers, P., Koole, S. L., van Dijke, A., Roca, M., Li, J., & Reynolds, C. F. (2014). Psychotherapy for subclinical depression: A meta-analysis. *British Journal of Psychiatry, 205*(4), 268–274.

Cumming, E., & Henry, W. E. (1961). *Growing old the process of disengagement.* New York: Basic Books.

Erikson, E. H. (1973). *Identität und Lebenszyklus.* Frankfurt: Suhrkamp.

Folstein, M. F., Folstein, S. E., & McHugh, P. R. (1990). *Mini Mental Status Test (MMST).* Göttingen: Beltz Test GmbH.

Forstmeier, S., & Maercker, A. (2008). Ressourcenorientierte Diagnostik. *Klinische Diagnostik und Evaluation, 1*(2), 186–204. www.researchgate.net/publication/263304654_Ressourcenorientierte_Diagnostik_im_Alter.

Forstmeier, S., Uhlendorff, H., & Maercker, A. (2005). Diagnostik von Ressourcen im Alter. *Zeitschrift für Gerontopsychologie und -psychiatrie, 18,* 227–257. Frei verfügbar unter: www.researchgate.net/publication/263304559_Diagnostik_von_Ressourcen_im_Alter.

Freund, A. M. (2007). Adaptive Dynamiken und Bewältigungsprozesse. In: J. Brandstädter, & U. Lindenberger (Hrsg.), *Entwicklungspsychologie der Lebensspanne* (S. 367–388). Stuttgart: Kohlhammer.

Freund, A. M., & Baltes, P. B. (2000). The orchestration of selection, optimization and compensation: An action-theoretical conceptualization of a theory of developmental regulation. In: W. J. Perrig, & A. Grob (Hrsg.), *Control of Human Behavior, Mental Processes, and Consciousness: Essays in Honor of the 60th Birthday of August Flamme* (S. 35–58). Mahwah: Erlbaum.

Gesundheitsberichterstattung des Bundes (2017). *Todesursachenstatistik. Sterbefälle, Sterbeziffern (je 100.000 Einwohner, altersstandardisiert; ICD-10).* www.gbe-bund.de/gbe10/pkg_isgbe5.prc_igbe?p_uid=gast&p_aid=48125972&p_sprache=D. Zugegriffen: 09.03.2018.

Grawe, K. (1998). *Psychologische Therapie.* Göttingen: Hogrefe.

Grosse Holtforth, M., & Grawe, K. (2000). Fragebogen zur Analyse Motivationaler Schemata (FAMOS). *Zeitschrift für Klinische Psychologie und Psychotherapie: Forschung und Praxis, 29*(3), 170–179.

Havighurst, R. J. (1963). Successful aging. In: C. Tibbits, & W. Donahue (Hrsg.), *Processes of aging* (S. 299–320). New York: Williams.

Havighurst, R. J. (1982). *Developmental tasks and education* (1st ed. 1948). New York: Longman.

Hawton, K., Witt, K. G., Taylor Salisbury, T. L., Arensman, E., Gunell, D., et al. (2016). Psychosocial interventions for self-harm in adults. *Cochrane Database of Systematic Review* 5, No. : CD012189. http://cochranelibrary-wiley.com doi/10. 1002/14651858. CD012189/full/. Zugegriffen: 09.03.2018

Hautzinger, M. (2007) Alter. In: B. Strauß, F. Hohagen, & F. Caspar, F. (Hrsg.), *Lehrbuch Psychotherapie, Teilband 1* (S. 811–835). Göttingen: Hogrefe.

Hautzinger, M. (2016). *Depression im Alter. Psychotherapeutische Behandlung für das Einzel- und Gruppensetting.* Weinheim: Beltz.

Helmchen, H., Baltes, M. M., Geiselmann, B., Kanowski, S., Linden, M., Reischies, F. M, Wagner, M., & Wilms, H. U. (2010). Psychische Erkrankungen im Alter. In: Mayer, K. U., & Baltes, P. B. (Hrsg.), Die Berliner Altersstudie (3. Aufl.), (S. 209–243). Berlin: Akademie Verlag.

Heuft, G., Kruse, A., & Radebold, H. (2006). *Lehrbuch der Gerontopsychosomatik und Alterspsychotherapie.* München: Reinhardt.

Hilderink, H., Collard, R., Rosmalen, J. G., & Oude Voshaar, R. C. (2013). Prevalence of somatoform disorders and medically unexplained symptoms in old age populations in comparison with younger age groups: a systematic review. *Ageing Res Rev, 12,* 151–156.

Hirsch, R. D. (1994). Entspannungsverfahren. In: H. Radebold, & R. D. Hirsch (Hrsg.), *Altern und Psychotherapie* (S. 93–104). Bern: Huber.

Hirsch, R. D. (2010). Psychotherapie alter Menschen. *Verhaltenstherapie & Psychosoziale Praxis, 3,* 677–694.

Ho, R. C., Ho, E. C., Tai, B. C., Ng, W. Y., & Chia, B. H. (2014). Elderly suicide with and without a history of suicidal behavior: implications for suicide prevention and management. *Arch Suicide Res, 18*(4): 363–375.

Ivemeyer, D. (2017) Schematherapie mit älteren Patienten. *Psychotherapie im Alter, 14*(1), 17–34.

Jacobi, F., Höfler, M., Siegert, J., Mack, S., Gerschler, A., et al. (2014). Twelve-month prevalence, comorbidity and correlates of mental disorders in Germany: The mental health module of the German Health Interview and Examination Survey for Adults (DEGS1-MH). *Int J Methods Psychiatr Res, 23*(3), 304–319.

Jacobi, F., Höfler, M., Siegert, J., Mack, S., & Gerschler, A. (2015). Twelve-months prevalence of mental disorders in the German Health Interview and Examination Survey for Adults – Mental Health Module (DEGS1-MH): a methodological addendum and correction. *Int J Methods Psychiatr Res, 24*(4): 305–313.

Kessler, J., Grond, M., & Schaaf, A. (1991). *Kognitives Minimal Screening.* Göttingen: Beltz Test GmbH

Kessler, J., Calabrese, P., Kalbe, E., & Berger, F. (2000). DemTect: A new screening method to support diagnosis of dementia. *Psycho, 26,* 343–347.

Kessler, E. M., & Peters, M. (2017) Befindet sich die Alterspsychotherapie im Aufbruch? Anmerkungen zur Entwicklung und zum aktuellen Stand. *Psychotherapie im Alter, 14*(1), 7–16.

Knight, B. G., Juang, Ch., & Poon, C. (2015). Lebensspannenpsychologischer Ansatz der Alterspsychotherapie. In: A. Maercker (Hrsg.), *Alterspsychotherapie und klinische Gerontopsychologie* (S. 71–88). Berlin: Springer.

Kruse, A, (2015) Gerontologie und Psychotherapie im hohen Alter. In: R. Lindner, & J. Hummel (Hrsg.), *Psychotherapie in der Geriatrie. Aktuelle psychodynamische und verhaltenstherapeutische Ansätze* (S. 13–23). Stuttgart: Kohlhammer.

Lindenberger, U., & Kray, J. (2005). Kognitive Entwicklung. In S.-H. Filipp & U. M. Staudinger (Hrsg.), *Entwicklungspsychologie des mittleren und höheren Erwachsenenalters. Enzyklopädie der Psychologie, Themenbereich C, Serie V, Band 6* (S. 300–342). Göttingen: Hogrefe.

Maercker, A. (2002). *Alterspsychotherapie und klinische Gerontopsychologie.* Berlin: Springer.

Maercker, A. (2015). Psychologie des höheren Lebensalters. In: A. Maercker (Hrsg.), *Alterspsychotherapie und klinische Gerontopsychologie* (S. 3–41). Berlin: Springer.

Maercker, A., Nitsche, I., Schuster, P., & Boos, A. (2004). Ambulante Psychotherapie Älterer: Sind ältere Psychotherapiepatienten „einfachere" Patienten? *Zeitschrift für Gerontologie und Geriatrie, 37*, 4, 265–271.

Martin, M., & Kliegel, M. (2005). *Psychologische Grundlagen der Gerontologie.* Stuttgart: Kohlhammer.

Mather, M., & Carstensen, L. (2005). Aging and motivated cognition: the positivity effect in attention and memory. *Journal for Trends in Cognitive Sciences, 9*(10), 496–502.

Minayo, M. C., & Cavalcante, F. G. (2010). Suicide in elderly people: a literature review. *Revista de Saúde Pública, 44*(4), 750–757. https://dx.doi.org/10.1590/S0034–89102010000400020. (Zugegriffen: 09. 03.2018

Newson, R. S., Boelen, P. A., Hek, K., Hofman, A., & Tiemeier, H. (2011). The prevalence and characteristics of complicated grief in older adults. *J Affect Disord, 132*(1–2), 231–238.

Montada, L. (1998). Fragen, Konzepte, Perspektiven. In: R. Oerter, & L. Montada, L. (Hrsg.), *Entwicklungspsychologie* (S. 1–83). Weinheim: Beltz.

Peters, M. (2014a). Strukturbezogene Psychotherapie mit hochaltrigen Patienten. *Psychotherapie im Alter, 11*(2), 24–30.

Peters, M. (2014b). Psychotherapie älterer Patienten – Auf dem Weg zu neuen Ufern. *Psychotherapeutenjournal, 13*(1): 24–30.

Peters, M. (2017). Strukturbezogene Psychotherapie Älterer. Theoretischer Hintergrund und klinische Praxis. *Psychotherapie im Alter, 14*(1), 35–50.

Pinquart, M. (2001). Age Differences in Perceived Positive Affect, Negative Affect, and Affect Balance in Middle and Old Age. *Journal of Happiness Studies, 2*, 375–405.

Pinquart, M. (2012a). Bedeutung systematischer Reviews und Meta-Analysen. In H. -W. Wahl, C. Tesch-Römer & J. P. Ziegelmann (Hrsg.), *Angewandte Gerontologie. Interventionen für ein gutes Altern in 100 Schlüsselbegriffen* (S. 637–641). Stuttgart: Kohlhammer.

Pinquart, M. (2012b). *Wirksamkeit von Interventionen zur Verbesserung des Befindens und der psychischen Gesundheit im Alter.* Vortrag am Deutschen Zentrum für Altersfragen (DZA). Berlin. www.dza. de/veranstaltungen/bisherige-veranstaltungen. html?tx_dzastaff_events%5Bevent%5D=360&tx_ dzastaff_events%5Baction%5D=show&tx_dzastaff_events%5Bcontroller%5D=Event&cHash=0ca 7085643c8b1e952d70540bdb18744. Zugegriffen: 09.03.2018

Radebold, H. (1992). *Psychodynamik und Psychotherapie Älterer.* Heidelberg: Springer.

Radebold, H. (2011). Generation 50+ – Entwicklungsaufgaben und psychotherapeutische Erwartungen. *Psychotherapie im Alter, 8*(2), 167–177.

Rainer, M., & Krüger-Rainer, C. (2003). Der gerontopsychiatrische Patient – Ein neues Indikationsgebiet der Psychotherapie? *Wien Med Wochenschr, 153*, 506–511.

Riehl-Emde, A. (2015) Vom dritten zum vierten Lebensalter: Was gibt's Neues in der Therapie mit alternden Paaren. *Familiendynamik, 4*, 276–285.

Rommel, A., Bretschneider, J., Kroll, L. E., Prütz, F., & Thorn, J. (2017) Inanspruchnahme psychiatrischer und psychotherapeutischer Leistungen – Individuelle Determinanten und regionale Unterschiede. *Journal of Mental Health Monitoring, 2*(4), 3–23.

Rupprecht, R. (2008). Psychologische Theorien zum Alternsprozess. In: W. D. Oswald, G. Gatterer, & U. M. Fleischmann (Hrsg.), *Gerontopsychologie. Grundlagen und klinische Aspekte zur Psychologie des Alterns* (S. 13–25). Berlin: Springer.

Rupprecht, R., Gunzelmann, T., & Oswald, W. D. (2015). Gerontopsychologische Diagnostik. In: A. Maercker (Hrsg.), *Alterspsychotherapie und klinische Gerontopsychologie* (S. 89–105). Berlin: Springer.

Schaller, S. (2015). Verhaltenstherapeutische Behandlung der Suizidalität bei Hochbetagten. In: R. Lindner, & J. Hummel (Hrsg.), *Psychotherapie in der Geriatrie. Aktuelle psychodynamische und verhaltenstherapeutische Ansätze* (S. 147–153). Stuttgart: Kohlhammer.

Schlack, R., Hapke, U., Maske, U., Busch, M. A., & Cohrs, S. (2013). Häufigkeit und Verteilung von Schlafproblemen und Insomnie in der deutschen Erwachsenenbevölkerung. Ergebnisse der Studie zur Gesundheit Erwachsener in Deutschland (DEGS1). *Bundesgesundheitsblatt, 56*, 740–748.

Schneider, B., Bartusch, B., Schnabel, A., & Fritze, J. (2006). Achse-I-Störungen als Risikofaktoren für Suizid in Abhängigkeit von Alter und Geschlecht. *Psychiatrische Praxis, 32*(4): 185–194.

Schneider, H. D. (1991). Möglichkeiten der Intervention bei alten Menschen. In: G. Haag, & J. C. Brengelmann (Hrsg.), *Alte Menschen – Ansätze psychosozialer Hilfen* (S 65–87). Stuttgart: Röttger.

Schrader, C. (2017). Warum ist die Mentalisierungsbasierte Therapie (MBT) für die Psychotherapie im Alter besonders interessant? *Psychotherapie im Alter, 14*(1), 51–64.

Smith, J., Fleeson, W., Geiselmann, B., Settersen, R. A., & Kunzmann, U. (2010). Wohlbefinden im hohen Alter: Vorhersagen aufgrund objektiver Lebensbedingungen und subjektiver Bewertung. In: U. Lindenberger, J. Smith, K. U. Mayer, & P. B. Baltes (Hrsg.), *Die Berliner Altersstudie* (S. 521–547). Berlin: Akademie-Verlag.

Sperling, U. (2015). Suizidalität in der geriatrischen Klinik. In: R. Lindner, & J. Hummel (Hrsg.), *Psychotherapie in der Geriatrie. Aktuelle psychodynamische und verhaltenstherapeutische Ansätze* (S. 82–90). Stuttgart: Kohlhammer.

Steinhagen-Thiessen, E., & Borchelt, M. (2010). Morbidität, Medikation und Funktionalität im Alter. In: U. Lindenberger, J. Smith, K. U. Mayer, & P. B. Baltes (Hrsg.), *Die Berliner Altersstudie* (S. 175–207). Berlin: Akademie-Verlag.

Staudinger, U. (2000). Viele Gründe sprechen dagegen, und trotzdem geht es vielen Menschen gut: Das Paradoxon des subjektiven Wohlbefindens. *Psychologische Rundschau, 51*: 185–197.

Tartler, R. (1961). *Das Alter in der modernen Gesellschaft*. Stuttgart: Enke.

Teisman, T., Forkmann, T., Gysin-Maillart, A., & Glaesmer, H. (2018). Nach einem Suizidversuch: Verhaltens-therapeutische Behandlungsoptionen. *Psychotherapeutenjournal, 1*, 4–10.

Thorn, J., Kuhnert, R., Born, S., & Hapke, U. (2017). 12-Monats-Prävalenz der selbstberichteten ärztlich diagnostizierten Depression in Deutschland. *Journal of Health Monitoring, 2*(3), 72–80.

Voshaar, R. C., Kapur, N., Bickley, H., Williams, A., & Purandare, N. (2011). Suicide in later life: a comparison between cases with early-onset and late-onset depression. *J Affect Disord, 132*(1–2): 185–191.

Wächtler, C. (2007). Suizidalität im Alter – ein komplexes Geschehen erfordert komplexe Interventionsmaßnahmen. In: M. Teising, L. M. Drach, H. Gutzmann, M. Hauot, R. Kortus, & D. K. Wolter (Hrsg.), *Alt und psychisch krank. Diagnostik, Therapie und Versorgungsstrukturen im Spannungsfeld von Ethik und Ressourcen* (S. 337–344). Stuttgart: Kohlhammer.

Wahl, H. -W., & Heyl, V. (2015). *Gerontologie – Einführung und Geschichte*. Stuttgart: Kohlhammer.

Wahl, H. -W., & Schilling, O. (2012). Hohes Alter. In: W. Schneider, & U. Lindenberger (Hrsg.), *Entwicklungspsychologie* (S. 311–334). Weinheim: Beltz.

Wilz, G., Reiter, C., & Risch, A. K. (2017). Akzeptanz- und Commitment-Therapie im Alter. Therapeutisches Vorgehen und klinische Erfahrungen. *Psychotherapie im Alter, 14*(1), 83–95.

Soziologische Rahmenbedingungen und Perspektiven des Lebens im Alter

Ulrike Kuhn

© Springer-Verlag GmbH Deutschland, ein Teil von Springer Nature 2018
T. Hoff (Hrsg.), *Psychotherapie mit Älteren bei Sucht und komorbiden Störungen*, Psychotherapie: Praxis, https://doi.org/10.1007/978-3-662-53196-9_2

Da es sich bei suchtbezogenen und komorbiden Störungen im Alter um komplexe Phänomene handelt, geht es in diesem Beitrag auch um eine sozialwissenschaftliche Reflexion sowie die Betrachtung gesellschaftlicher Dimensionen und Gegebenheiten für eine differenzierte Wahrnehmung des Gegenstandsbereiches. Nach einer grundsätzlichen Annäherung an das Thema mit Blick auf den Sucht- und Altersbegriff werden zunächst zwei soziologische Erklärungsperspektiven süchtigen Verhaltens erläutert. Daran anknüpfend stellt der Beitrag einen Bezug her zum aktuellen Altersbilderdiskurs sowie zum Wert des Älterwerdens in unserer Gesellschaft. Es werden sodann aktuelle gesellschaftliche Entwicklungsprozesse beschrieben, die die Grundlage der Rahmen- und Lebensbedingungen für ältere Menschen darstellen. Die gesellschaftliche Betrachtungsebene auf Sucht und komorbide Störungen im Alter in diesem Herausgeberwerk soll zudem durch eine Erläuterung des soziologischen Konzepts der Lebenslage ergänzt werden, wodurch differenziert soziale Ungleichheitsprozesse im Alter erklärt werden können. Eine spezifische Interpretation des Konzepts der Lebenslagen im Zusammenhang mit Luhmanns systemtheoretischer Perspektive nach Engels (2006) soll den Abschluss des Kapitels bilden.

2.1   Problemaufriss und soziologische Erklärungsperspektiven süchtigen Verhaltens

» Sucht ist ein gesellschaftliches Problem von größtem Ausmaß. (Barth 2011, S. 15)

Sucht- bzw. Abhängigkeitserkrankungen beschränken sich keinesfalls nur auf Randgruppen und gelten als weit verbreitete psychologische, soziale, medizinische, ökonomische Probleme westlicher Industriestaaten. Auch wenn die gesundheitlichen, sozialen und volkswirtschaftlichen Schäden von Suchtfolgeerkrankungen als gravierend gelten (Drogenbeauftragte der Bundesregierung, Bundesministerium für Gesundheit 2015), sind Suchtmittel dennoch

auch integrale Bestandteile unseres kulturellen Lebens. In der Auseinandersetzung mit Definitionen süchtigen Verhaltens sind gesellschaftliche Wert- und Normvorstellungen von zentraler Bedeutung. Die Auffassungen darüber, was in auffälliger Weise von der gültigen Norm abweicht bzw. welche Verhaltensweisen in der Öffentlichkeit akzeptiert werden, sind kulturell verschieden. Was als abweichendes Verhalten gilt, wird von der Gesellschaft produziert sowie konstruiert und ist über Zeitepochen wandelbar.

Süchte und Abhängigkeiten sind

» ... sozial definierte Begriffe und damit raum-zeitlich zu relativierende Konstruktionen. (Westmeyer 1999, S. 519; Kunz 2004, S. 126ff; Schmidt-Sehmisch 1997, S. 47ff, zitiert nach Dollinger und Schmidt-Semisch 2007)

❯ Daher handelt es sich immer auch um kultur- und gesellschaftsabhängige Erscheinungen, die im Zusammenhang zum jeweiligen Sinn- und Bezugssystem zu sehen sind.

So wie Suchtphänomene sich über die Zeit verändernde Konstrukte darstellen, kann konstituiert werden, dass auch das Alter betreffende Definitionen keineswegs einheitlich sind und sich über die Zeit verändern können und je nach Anwendungsbereich oder auch je nach Kultur verschiedene Altersdefinitionen gebraucht werden. Folglich sind alle Definitionsversuche sowie auch die häufig betrachteten Altersstufen, Altersgrenzen und sonstige Alterseinteilungen sowie Lebensphasen als idealtypische Konstrukte zu verstehen (Schroeter und Künemund 2010). Nicht zuletzt aufgrund der demografischen Entwicklung zeigt sich, dass Sucht auch keine Altersgrenzen kennt und immer mehr ältere Menschen von Suchtmitteln unterschiedlicher Art abhängig sind, was das Thema in den letzten Jahren verstärkt in das Bewusstsein einer breiteren Öffentlichkeit gerückt hat (▶ Kap. 1).

Wenn es darum geht, Missbrauch und Abhängigkeit zu erklären, dann kann der Beitrag der Soziologie bzw. die Frage nach der Bedeutung gesellschaftlicher Faktoren allenfalls einen relativen Stellenwert im Rahmen einer umfassenden multifaktoriellen Theorie einnehmen (Renn 1986). Unbestritten sind jedoch die relevanten gesellschaftlichen Faktoren hinsichtlich der Suchtentstehung und diese:

» … reichen von Gegebenheiten im sozialen Nahraum, wie den Interaktionen in der Familie, am Arbeitsplatz und in der Freizeit, bis hin zu institutionellen Gegebenheiten, sozialen Normen und Werten. (Renn 1986, S.104)

Mit soziologischen Erklärungsansätzen sind jedoch auch Probleme hinsichtlich der logischen Struktur der Theorie verbunden. Grundsätzlich geht es dabei um die Frage, inwiefern gesellschaftliche Faktoren auf der Makroebene individuelles Suchtverhalten/individuelle Handlungen von Personen erklären können (ein Überblick zu soziologischen Erklärungsproblemen findet sich bei Renn 1986). Hier soll darauf lediglich kurz im Rahmen der vorgestellten Theorien eingegangen werden.

Grundsätzlich gehen soziologische Erklärungsansätze davon aus, dass es entsprechend der gesellschaftlichen Rahmenbedingungen und Einflüsse verschiedene Risikofaktoren für die Begünstigung einer Suchterkrankung gibt (▶ Abschn. 2.3). Hierzu zählen u. a. die Bedingungen der rationalen (post)modernen Leistungsgesellschaft, aber es sind auch viele Faktoren aus dem sozialen Umfeld miteinzubeziehen.

❯❯ Der soziologische Grundgedanke ist, dass der Konsum von Suchtmitteln eine Art Stabilisierungsfunktion des Individuums einnimmt, der als Versuch gewertet wird, das gestörte Gleichgewicht zwischen den individuellen Bedürfnissen und den Anforderungen der Gesellschaft wiederherzustellen.

2.1.1 Die Anomietheorie

Die Anomietheorie geht auf den berühmten Soziologen Emile Durkheim (1893 und weiterentwickelt 1897 im Werk „La suicide") zurück,

der zunächst davon ausgeht, dass anomische Zustände in der Gesellschaft (z. B. gestiegene Selbstmordraten, Kriminalitätsraten) im Zusammenhang mit einer gestörten Ordnung und/oder dem Fehlen von Normen und Regelhaftigkeit aufgrund eines plötzlichen sozialen Wandels bzw. in Zeiten sozialer Umbrüche zu sehen sind. Sie sind der Auslöser für fehlende normative Einbindungen, ein Indiz für verlorengegangene Solidarität. In den Grundsätzen baut die Anomietheorie nach Robert K. Merton (1968) auf diesen Gedanken auf, jedoch sieht diese den wichtigsten Grund für abweichendes Verhalten in einem Missverhältnis zwischen kulturell anerkannten Zielen und Normen (gesellschaftlich vorgegebenen Zielen) auf der einen, sowie den Individuen zur Verfügung stehenden Mitteln auf der anderen Seite. Es besteht im Rahmen dieser Theorie die Annahme, dass wenn die nicht ausreichend sind, höhere Kriminalitätsraten die Folge des Ziel-Mittel-Konflikts sein können.

Für Menschen im höheren Lebensalter ist mittlerweile das Bild des sportlichen, junggebliebenen, politisch engagierten und am Leben aktiv teilnehmenden Senioren kulturell anerkannt bzw. es kann davon ausgegangen werden, dass sich dies insbesondere für Menschen im dritten Lebensalter durchaus zu einer gegenwärtigen gesellschaftlichen Norm entwickelt hat.

Es gibt allerdings Menschen, die (aufgrund ihrer materiellen Lebenslage/oder aufgrund von körperlichen Beschwerden/chronischen Erkrankungen bzw. sich wechselseitig negativ beeinflussenden ungünstigen Lebenslagenkonstellationen; ▶ Abschn. 2.4) nicht mehr in der Lage sind, ein solches Bild zu bedienen. Dies bezeichnet die Soziologie als „anomische/n Zustand/Situation", worauf das Individuum mit verschiedenen Verhaltensmustern reagiert. Das für ältere Menschen relevanteste Verhaltensmuster in diesem Zusammenhang ist der mit Suchtmittelkonsum verbundene soziale Rückzug, der in Widerspruch zu den Werten und Normen der Gesellschaft steht. Dieser Theorie nach sind Abweichungen – in diesem Falle Suchtmittelkonsum der Menschen im höheren Lebensalter – dann insbesondere bei den unteren Sozialschichten wahrscheinlich, da die nötigen Mittel zur Erreichung der Ziele in einem Missverhältnis zueinander stehen. Hinsichtlich dieser Überlegungen kann kritisch vermerkt werden, dass sie nicht imstande ist, den Suchtmittelkonsum Älterer in höheren Sozialschichten zu erklären; in ähnlicher Weise wurde dies auch als problematisch für die Erklärung von Kriminalität in der Mittel- und Oberschicht angesehen (Kaiser 1996).

2.1.2 Labeling Approach

Die Perspektive des Labeling Approach erklärt abweichendes Verhalten als sich verfestigte Reaktion auf die soziale Umwelt und basiert in seinen Grundannahmen auf dem symbolischen Interaktionismus. Dabei wird davon ausgegangen, dass soziale Zuschreibungsprozesse abweichenden Verhaltens sich im täglichen Interaktionsgeschehen vollziehen. Primär entsteht Devianz demnach erst durch die negativen Bewertungen (Label) abweichenden Verhaltens, weshalb das soziale Umfeld für die Erklärung in den Fokus rückt. Als Begründer des Etikettierungsansatzes gilt Frank Tannenbaum in seinem Hauptwerk „Crime and Community" (1938), seitdem haben sich zahlreiche auf dieser Grundannahme fußende Ansätze entwickelt, u. a. das Kontroll-Paradigma, der soziale Interaktionismus sowie der Reaktionsansatz oder Definitionsansatz.

Bei dieser Betrachtungsweise entstehen Suchtstörungen von Menschen im höheren Lebensalter nicht mehr nur durch die Einzelpersonen selbst, sondern entwickeln sich im Zuge eines Etikettierungsprozesses (Labeling) durch die Interpretation menschlichen Verhaltens durch das soziale Umfeld.

Sucht wird als Zuschreibungsprozess zu bestimmten Verhaltensweisen aufgefasst. Der ältere Suchtmittelkonsumierende reagiert in seinem Verhalten auf vorangegangene Interaktionen, in denen es durch die Anwendung von Sanktionen zu diskriminierenden Attributen kommt, was es für die Personen zunehmend schwierig macht, sich anders als wie von ihm erwartet zu verhalten. Aufgrund der Interpretationen durch das soziale Umfeld bekommt

die Person ein/oder mehrere Etikett(e) angeheftet – z. B. „alt, einsam, süchtig, krank" –, und die Folge ist, dass Stigmatisierungs- und Etikettierungsprozesse eine Art Eigendynamik entwickeln, bei der diese Rollen im Rahmen eines Aushandlungsprozesses (abweichende Selbstdefinitionen), die auf dem Etikett versehen sind, angenommen werden. Im Verständnis des Labeling Approach ist Sucht demnach kein spezifisches Persönlichkeitsmerkmal, sondern eine Etikettzuschreibung infolge normativer Bewertungen von Handlungen (Hülsmann 2005). Erst wenn die Gesellschaft diesen auch entsprechend etikettiert hat, wird missbräuchlicher oder abhängiger Suchtmittelkonsum zu abweichendem Verhalten.

Im Sinne des Labeling Approach ist es daher wichtig, auch eigene Haltungen gegenüber suchtkranken älteren Menschen zu überprüfen, insbesondere weil diese einer doppelten Stigmatisierung ausgesetzt sind (Hoff 2015). Stigmatisierungsprozesse gehen oftmals mit erheblichen Schamgefühlen einher; sie können der Auslöser für Kontrollverluste sowie Rückfälle sein. Der Gang zum Therapeuten wird daher häufig vermieden, weshalb therapeutische Interventionen oftmals zu spät oder gar nicht erfolgen. Verstärkt wird die Stigmatisierung von dem weit verbreiteten Vorurteil bzw. der Fehleinschätzung, den älteren Suchtkranken sei ohnehin nicht zu helfen und eine Therapie sei erfolglos bzw. lohne sich nicht (mehr) (sog. Therapeutischer Nihilismus). Im Zusammenhang mit Stigmatisierungsprozessen sind auch individuelle und gesellschaftliche Vorstellungen und Deutungen hinsichtlich des Alters und des Alterns bedeutsam und relevant, die als Altersbilder bezeichnet und im Folgenden im Kontext der Inanspruchnahme psychotherapeutischer Behandlung erläutert werden sollen.

2.2 Kollektive und individuelle Altersbilder

Dadurch, dass es demografisch bedingt immer mehr ältere als jüngere Menschen gibt, müssen sich Gesellschaften mit den Chancen und

Grenzen des langen Lebens auseinandersetzen (BMFSFJ 2014). In diesem Zusammenhang beeinflussen wirkmächtige Altersbilder diese Chancen und Verwirklichungsmöglichkeiten, die von der Gesellschaft und ihren Mitgliedern intensiv mitgeprägt werden. Die Altersbilder haben einen wesentlichen Einfluss auf die sozialen Teilhabechancen älterer Menschen in vielen unterschiedlichen gesellschaftlichen Bereichen. Schroeter et al. (2012, S. 158) beschreibt die Vielfältigkeit der Lebenslagen im Alter treffend, indem er bemerkt:

» Das Bild des vereinsamten und von der Familie im Stich gelassenen und in ein Alten- und Pflegeheim abgeschobenen alten Menschen ist ebenso schief und verklärend wie die Vorstellung vom ständig engagierten, reisefreudigen, kultur- und konsumfreudigen Aktivsenior. Die Wirklichkeit ist viel differenzierter.

Altersbilder spielen in vielen unterschiedlichen Lebensbereichen eine wichtige Rolle, so auch im Bereich der gesundheitsbezogenen Versorgung. Damit haben sie einen wesentlichen Einfluss auf die Lebensqualität älterer Menschen. Als Beispiel sind Altersbilder von Politikern zu nennen, die einen Einfluss ausüben auf das Gesundheitssystem und die -versorgung. Des Weiteren prägen diese Altersbilder auch die älteren Menschen selbst, ihr Gesundheitsverhalten sowie die Inanspruchnahme von Gesundheitsdienstleistungen (BMFSFJ 2014). Wichtig sind selbstverständlich auch die Altersbilder sämtlicher Akteure des Versorgungsgeschehens, und hierbei kommt den Hausärzten und Psychotherapeuten eine wichtige Rolle zu.

Im Blickfeld der Soziologie stehen zumeist gesellschaftliche Altersbilder, wobei hier die konstruktivistische Sichtweise im Mittelpunkt des Diskurses steht (z. B. Amrhein 2008). Gemein ist allen Ansätzen und Spielarten, dass der Konstruktivismus sich damit beschäftigt, wie das entsteht, was wir als Wirklichkeit betrachten. Der relativ neue Ansatz innerhalb der interpretativen/verstehenden Soziologie kann als radikale und moderne

Weiterentwicklung der Ethnomethodologie betrachtet werden. Ursprünge finden sich bereits in der Marx'schen Theorie und bei Berger und Luckmann (1996), die ihn mit der Begrifflichkeit des Sozialkonstruktivismus in ihrem berühmten Werk „Die soziale Konstruktion der Wirklichkeit" weiterentwickelt haben. In Abkehr zu vor allem neoliberalen Theorien gehen diese theoretischen Ansätze davon aus, dass die soziale Welt konstruiert wird. Zentral sind dabei vor allem der Prozess der Entstehung, und hinsichtlich einer das Alter betreffenden Merkmalszuschreibung besteht die Annahme, dass Menschen ihre Vorstellungen von Altersbildern selbst reproduzieren. Individuen bringen sie auf der Grundlage von kommunikativen und sozialen Prozessen hervor. Gesellschaftliche Altern(s)konstruktionen finden nach Amrhein (2008) daher auf unterschiedlichen Ebenen statt: als institutionelle Konstruktionen (z. B. rechtliche Altersgrenzen), als kulturelle Konstruktionen (z. B. Alter[n]sdiskurse/-bilder und kulturelle Leitbilder), als interaktionelle Konstruktion (in sozialen Situationen) sowie als individuelle Konstruktionen (z. B. individuelle Altersbilder).

In der sozialpsychologischen und sozialgerontologischen Forschung werden demgegenüber eher individuelle Altersbilder fokussiert (Schmitt 2012). Dabei werden Altersselbst- und Altersfremdbilder voneinander unterschieden (Staudinger 2012). Die aktuelle Studie Psychotherapie im Alter (PSYTIA) untersucht die individuellen Altersselbst- und -fremdbilder von Hausärzten, Psychotherapeuten und älteren Patienten.

Denn wie Kammerer et al. (2015) in ihrer Einleitung zusammenfassend darstellen, ist die Tatsache verwunderlich, dass ältere Menschen sehr viel seltener als jüngere psychotherapeutische Behandlung in Anspruch nehmen (z. B. bei Kruse und Herzog 2012) – dies trotz einer ähnlich hohen Verbreitung von depressiven Erkrankungen (Weyerer und Bickel 2007). In den Projektanalysen hat sich hinsichtlich der Altersbilder von Psychotherapeuten gezeigt, dass das Thema Alterspsychotherapie zunehmend Aufmerksamkeit erhält. Das zeigt sich

u. a. darin, dass sich in den letzten Jahren entsprechende Weiterbildungsangebote entwickelt haben und dass die Bedeutsamkeit und Sinnhaftigkeit von Psychotherapie kaum mehr in Frage gestellt wird (Kammerer et al. 2015). Trotz der erhöhten Aufmerksamkeit und Thematisierung wird resümiert, dass es in dem Bereich kaum empirische Untersuchungen gibt. Jedoch insbesondere die negativen Altersbilder sollten verstärkt untersucht werden, da diese einen Einfluss ausüben (können) auf die Auswahl des Therapieverfahrens, den erwarteten Erfolg der Therapiemaßnahmen sowie der Wahrnehmung und Bewertung von psychischen Symptomen, die in einem engen Zusammenhang mit Alterssstereotypen zu sehen sind. Es bestehen offensichtlich aufseiten des Behandelnden, aber auch aufseiten des Patienten geteilte Vorstellungen bzw. Eigenschaftszuschreibungen, altersbedingten Veränderungen sowie Altersnormen hinsichtlich des Zustands „alt" (sein), infolgedessen es zu Vernachlässigungen individueller Besonderheiten von Menschen kommt.

Typischerweise wird älteren Menschen u. a. zugeschrieben, dass sie vergesslicher sind, sich mit zunehmendem Alter eher wahrscheinlich zurückziehen und weniger Lebensfreude haben. Diese Alterssstereotypen haben einen wichtigen Einfluss auf den (psychotherapeutischen) Umgang, da die damit verbundenen Eindrucksbildungen sowie auch die Verarbeitung von sozialen Informationen auf den älteren Menschen zurückwirken. Remmers und Walter 2012 (S. 214) weisen darauf hin, „dass der Differenzierungsgrad von Altersbildern mit der Einschätzung von Möglichkeiten einer Psychotherapie im Alter kovariiert" und dass hinsichtlich der Wahrnehmung von psychischen Störungen im Alter diese oftmals in Zusammenhang mit körperlichen Ursachen der Vergangenheit gebracht sowie als wenig veränderbar und psychotherapeutisch behandelbar angesehen werden. Eine schriftliche Befragung von Psychotherapeuten (Peters et al. 2013) hat bei der Untersuchung von Vorlieben hinsichtlich bestimmter Altersgruppen bei der Behandlung gezeigt, dass der Anteil der neutralen Haltungen bei älteren Patienten

gegenüber anderen Altersgruppen am größten war. Nur ein geringer Anteil der Befragten schätzte den Behandlungserfolg als gering ein, wobei indes zu vermuten ist, dass hier sozial erwünschtes Antwortverhalten eine nicht zu vernachlässigende Rolle gespielt haben dürfte. Interessant ist der positive Zusammenhang, dass beim Vorliegen spezifischer alterspsychotherapeutischer Kenntnisse die Anzahl der behandelten älteren Patienten steigt und dass auch das Alter der Psychotherapeuten selbst einen positiven Effekt auf die Behandlungshäufigkeit hat (Peters et al. 2013).

Ebenso wirkmächtig können auch die sog. Altersselbstbilder bewertet werden. Dies betrifft vor allem den Zusammenhang mit dem Gesundheitsverhalten. Eine positive Sicht auf das eigene Älterwerden beeinflusst auch das gesundheitsförderliche Verhalten positiv sowie die Inanspruchnahme von Versorgungsleistungen, so auch die Bereitschaft zur Inanspruchnahme psychotherapeutischer Behandlung (Kammerer et al. 2015).

Neben den subjektiven Altersbildern sind auch gender- und kohortenspezifische Aspekte zu berücksichtigen. So zeigt Radebold (2012, zitiert nach Kammerer 2015) für jüngere Männer, dass aufgrund von sich über Generationen verändernden Rollenbildern und Geschlechtsidentitäten diese viel häufiger als ältere Männer gesundheitsbezogene Hilfe in Anspruch nehmen und über mehr Wissen hinsichtlich des eigenen Körpers verfügen.

Des Weiteren konnte ein Bildungszusammenhang nachgewiesen werden (Peters et al. 2013). Der Anteil an mittel- und höher gebildeten Patienten in der ambulanten psychotherapeutischen Behandlung wird mit zunehmendem Alter größer, wohingegen der Anteil an Menschen mit niedrigerem Bildungshintergrund, die 70 Jahre und älter sind, sehr gering ist (Peters et al. 2013).

Dies hat zu einer verstärkten Diskussion dieser Aspekte im Zusammenhang mit sozialer Ungleichheit geführt, weshalb Kammerer et al. (2015) resümiert, dass zukünftig das Zusammenwirken von Altersbildern mit Aspekten und

Kategorien sozioökonomischer Ungleichheit verstärkt in den Blick genommen werden sollte, wenn es um Untersuchungen von Zugangschancen und Barrieren zu gesundheitlichen Versorgungsstrukturen, so auch zur psychotherapeutische Behandlung, geht.

2.3 Gesellschaftliche Entwicklungen und Rahmenbedingungen

Ein komplexes Verständnis von Sucht und komorbiden Störungen im Alter kommt nicht umhin, diese im Zusammenhang mit aktuellen gesellschaftlichen Entwicklungen zu betrachten, da sie die Rahmen- und Lebensbedingungen der älteren Menschen bilden.

Angesichts der vorliegenden Daten zum demografischen Wandel in Deutschland – wie auch in anderen entwickelten Ländern – führen die gestiegene Lebenserwartung und eine anhaltend niedrige Geburtenrate und geringere durchschnittliche Kinderzahl zu einer zunehmenden Alterung der Bevölkerung (quantitative Dimension). Die starke demografische Alterung bleibt nicht ohne vielfältige gesellschaftliche Auswirkungen, sodass sich Lebenslagen und Einstellungen älterer Menschen in bedeutsamer Weise verändern (qualitative Dimension) (Höpflinger 2014). Die Zunahme älterer Menschen an der Gesamtbevölkerung hat dazu geführt, dass auch dem Thema Substanzmissbrauch und -abhängigkeit mehr Aufmerksamkeit geschenkt wird, da immer mehr ältere Menschen zu Patienten des sozialen und gesundheitlichen Versorgungssystems werden (Zemann 2009). Das heißt, Suchtprobleme im Alter nehmen in erster Linie aufgrund der demografischen Situation zu, stehen aber ebenfalls im Zusammenhang mit einer generell verbesserten suchtmedizinischen Behandlung (MGEPA NRW 2015).

Epidemiologische Daten über Abhängigkeitserkrankungen im Alter finden sich in ▸ Kap. 3 und deuten darauf hin, dass in den unterschiedlichen Bereichen sich auch gesellschaftliche Veränderungsprozesse negativ auswirken, sodass es zu kompensatorischem Suchtmittelkonsum mit der Entwicklung einer Abhängigkeitserkrankung kommen kann.

Im Folgenden sollen daher wesentliche allgemeine gesellschaftliche Entwicklungsprozesse skizziert werden, da sie die Rahmen- und Lebensbedingungen und die gesellschaftliche Lebenswirklichkeit für ältere Menschen bilden. Innerhalb dieser abgesteckten Spielräume werden Gestaltungsmöglichkeiten determiniert, die jedes Individuum entsprechend seiner Erfahrungen, Herkunft und Biografie zur Gestaltung seines Alters nutzt (Stanjek 2012). Dieser Grundgedanke ist der Ausgangspunkt des Lebenslagenkonzepts, das die unterschiedlichen Lebenslagen älterer Menschen und damit unterschiedliche Lebenslagentypen beschreibt und in ▸ Abschn. 2.4 dieses Kapitels ausführlicher erläutert wird.

2.3.1 Strukturwandel des Alters, Individualisierungsprozesse und Pluralisierung von Lebensentwürfen und -formen

Im Zuge des demografischen Wandels, des Altersstrukturwandels sowie einer zunehmenden gesellschaftlichen Individualisierung und Pluralisierung von Lebensentwürfen, -stilen und -formen in den letzten beiden Jahrzehnten, hat sich auch die Definition von Altsein stark verändert. Die früher klassische Zweiteilung von erwerbstätigen Personen versus Altersrentner hat ausgedient, sodass die späteren Lebensphasen weiter ausdifferenziert worden sind (sog. Binnendifferenzierung des Alters).

Unabhängig von der zugrunde gelegten Altersphaseneinteilung steht weitestgehend außer Frage, dass das Alter heute differenzierter betrachtet werden muss und dass es das Alter als klar definierten Lebensabschnitt nicht mehr gibt. Diese Entwicklung ist eine Chance und Herausforderung zugleich:

» Es ist eine Chance, die Begabungen und die vorhandenen Ressourcen des dritten Lebensalters zu nutzen, Neues auszuprobieren und für sich selbst neue Lebensqualität zu gewinnen. Es ist aber auch eine Herausforderung, nach dem Sinn des Lebens zu fragen, wofür es sich zu leben lohnt und sinnstiftende Erfahrungen zu machen. Ob Wellness und Reisen sinnstiftende Wirksamkeit haben, wird vermutlich von jedem unterschiedlich beantwortet. (Kottnik 2010, S. 71)

Die differenzierte Betrachtungsweise des Alters hat auch psychotherapeutische Relevanz. So wie in ► Abschn. 2.2 beschrieben, ist u. a. zahlenmäßig davon auszugehen, dass vor allem die „jungen Alten" den Weg zum Psychotherapeuten aufsuchen. Gründe hierfür liegen in der gewandelten Sozialisation zur Psychotherapie und der etwas leichteren Akzeptanz für jüngere Generationen im Verlauf der Zeit (Maercker 2014). Des Weiteren ist davon auszugehen, dass sich die älteren Patienten (betrachtet als eine Gruppe) in ihren Therapiezielen und Problempräsentationen deutlich voneinander unterscheiden werden. Ein empirischer Vergleich von älteren und jüngeren Psychotherapiepatienten (Stichprobe 16–84 Jahre alt) konnte bereits nachweisen, dass sich die Altersgruppen in einer beträchtlichen Reihe von Zielmotiven unterscheiden (Grosse-Holtforth und Grawe 2000; siehe auch ► Kap. 1). Daher wird angenommen, dass insbesondere für Hochaltrige nicht unbedingt die gleichen Therapieziele relevant sind wie für junge Alte, sodass von differenzierten altersspezifischen Motivstrukturen auszugehen ist.

Veränderungen des Alters betreffen viele unterschiedliche Lebensbereiche und Lebensbedingungen, u. a. Wohnen, Freizeitaktivitäten, Familie und Beruf. Exemplarisch soll hier lediglich ein Überblick über wichtige veränderte Lebensbereiche und -umstände mit Bezug zu gesellschaftlich-strukturellen Veränderungen zur Beschreibung der Alterssituation gegeben werden, die bereits 1993 von dem Sozialwissenschaftler Tews herausgearbeitet wurden. Als

Strukturmerkmale alternder Gesellschaften beschreibt er fünf zentrale Merkmale:
- Langlebigkeit und Hochaltrigkeit,
- Verjüngung des Alters,
- frühe Entberuflichung des Alters,
- Feminisierung,
- Singularisierung im Alter.

2.3.2 Langlebigkeit und Hochaltrigkeit

Früher galten die über 75-Jährigen als die „richtig" Alten. Betrachtet man jedoch die demografischen Trends, so zeigt sich, dass sich die Wahrscheinlichkeit, sehr lange zu leben, enorm erhöht hat. Insbesondere bei den Frauen bildet sich dieser Trend stark ab (weshalb das hohe Alter auch als feminisiert bezeichnet wird), da der Anteil an Frauen, die ihren 80. Geburtstag feiern können, sich von 38 % des Geburtsjahrgangs 1900 auf voraussichtlich 71 % des Geburtsjahrgangs 1940 erhöht hat (Menthonnex 2010, zitiert nach Höpflinger 2014). Eine zunehmende Hochaltrigkeit hat dazu geführt, dass die Mehrzahl der Arbeiten heutzutage erst die über 80-Jährigen, manchmal sogar erst die über 85-Jährigen (z. B. in der Berliner Altersstudie) zu den Hochaltrigen zählt. Jedoch muss hier konstatiert werden, dass diese Definitionen sich aufgrund dynamisch veränderter Lebenserwartungen hier wohl zukünftig weiter nach oben anpassen werden. Das vierte Lebensalter wird oftmals mit Hilfs- und Pflegebedürftigkeit gleichgesetzt, der Blick auf die negativen Seiten überwiegt und der Verlust einer selbstständigen Lebensführung aufgrund von funktionalen Einschränkungen, chronischen Erkrankungen und Demenz gelten als typische Probleme der Hochaltrigkeit.

2.3.3 Verjüngung des Alters

Ein in Rahmen des strukturellen Wandels des Alters beobachtetes gesellschaftliches Phänomen stellt die Verjüngung des Alters dar. Die soziokulturelle Verjüngung ist eine Konsequenz aus der Tatsache, dass immer mehr

Menschen ein sehr hohes Alter erreichen. Zu differenzieren sind positive versus negative Verjüngungseffekte.

Beispiele positiver und negativer Verjüngungseffekte

Als Beispiel für einen positiven Verjüngungseffekt ist die Selbsteinschätzung jüngerer Kohorten anzuführen, die sich jeweils gesünder als ihre Vorgängerkohorten einschätzen. Damit verbunden ist auch die Tatsache, dass ältere Männer und Frauen aktiver sind und auch durch soziale und politische Präsenz sowie bürgerschaftliches Engagement im verstärkten Maß bereit sind, auch gesellschaftlich Verantwortung zu übernehmen (Stichwort: aktives, autonomes und produktives Altern).

Positiv zu bewerten ist in diesem Zusammenhang auch, dass hinsichtlich des Wohlbefindens, der Zufriedenheit und der Selbsteinschätzung das kalendarische Alter immer unbedeutender wird und zudem die jüngeren Älteren nicht mehr den früheren Zuschreibungen des Defizitansatzes folgen.

Ein negativer Verjüngungseffekt ist die Tatsache, dass Personen immer früher als alt bezeichnet/gemacht werden, ohne dass sie sich so fühlen bzw. dem kalendarischen Alter nach alt sind.

Jedoch ist dieser Verjüngungseffekt auch mit gesellschaftlichen Herausforderungen verbunden, denn die Zahl der Hochbetagten wird weiter systematisch anteigen. Damit gehen auch verschiedene soziale Probleme einher (chronische Erkrankungen, Multimorbidität, Hilfe- und Pflegebedürftigkeit, Isolation etc.), die zukünftig die Entwicklung verschiedener angemessener Alterskulturen notwendig macht.

2.3.4 Frühe Entberuflichung des Alters

Die Entberuflichung des Alters bezieht sich auf zwei zentrale Aspekte:

1. Es besteht eine stärkere, empirisch nachzuweisende Tendenz zu einer früher einsetzenden Berufsaufgabe/vorzeitigen Beendigung des Erwerbslebens (in einem früheren Stadium im Lebenslauf im Vergleich zu älteren Kohorten).

2. Hierbei geht es um den Prozess der Beendigung des Erwerbslebens selbst. Im Zusammenhang mit diesem Aspekt werden u. a. individuelle Bedeutungen/ Einstellungen und Motive zur Berufsaufgabe analysiert und welche anlassbezogenen Aspekte dazu geführt haben (z. B. Flexibilisierung von Altersgrenzen etc.). Zudem werden Adaptionsprozesse im Leben nach dem Beruf untersucht.

2.3.5 Feminisierung

Das Altersbild wird überwiegend von den Frauen geprägt, insofern als diese eine längere Lebenserwartung als Männer aufweisen und bis heute die Auswirkungen von Kriegsfolgen und damit verbundenen hohen Mortalitätsraten der Männer noch nicht vollständig kompensiert sind. Folglich besteht nach wie vor ein unausgewogenes Geschlechterverhältnis. Der Frauenanteil bei den 60-Jährigen und Älteren beträgt derzeit über 60 %.

Aufgrund des mit steigendem Alter größer werdenden Anteils an Frauen kann davon ausgegangen werden, dass Frauen in vielen Bereichen auch von den Problemen des Alterns stärker betroffen sein werden.

Jedoch weist Höpflinger (2014) in diesem Zusammenhang auch darauf hin, dass bei empirischen Untersuchungen von Unterschieden zwischen den Geschlechtern stets eine sorgfältige Prüfung der Alterseffekte wichtig ist. Viele angebliche Geschlechterunterschiede z. B. zur psychischen Gesundheit wären verschwindend (gering), wenn Alter und weitere soziodemografische Merkmale kontrolliert würden. Ein Großteil der Geschlechterunterschiede ist demnach eher auf unterschiedliche Lebensstile sowie Gesundheitsverhalten zurückzuführen.

» So tragen beispielsweise früher erlebte soziale und berufliche Benachteiligungen – kombiniert mit schlechter wirtschaftlicher

Absicherung im Alter oder nach einer Verwitwung – in einigen europäischen Ländern zu einem überdurchschnittlichen Armutsrisiko älterer Frauen [bei]. (Stiehr et al. 2006, zitiert nach Höpflinger 2014, S. 5)

2.3.6 Singularisierung im Alter

Ein zunehmender Anteil der älteren Menschen lebt im Alter allein (in Deutschland ca. 40 % der Bevölkerung ab 65 Jahre). Dies betrifft vor allem die Großstädte mit einem sehr hohen Anteil vor allem an alleinlebenden Frauen. Der hohe Anteil alleinlebender Frauen begründet sich dadurch, dass die Lebenserwartung der Männer kürzer ist. Der Verlust des Partners führt dazu, dass die Menschen anschließend häufig allein im Haushalt verbleiben. Ein weiterer zunehmender Trend in diesem Zusammenhang sind aber auch älter werdende Singles (z. B. Geschiedene, Ledige), wobei überdurchschnittlich häufig Männer hierzu zu zählen sind. Insbesondere vor dem Hintergrund dieser Entwicklungen gewinnen verstärkt sozialraumorientierte (professionelle und personenbezogene) Netzwerke, Nachbarschaftshilfen etc. an Bedeutung, da mit dem Alleinleben auch die Wahrscheinlichkeit ansteigt, irgendwann auf Hilfen und Unterstützung von außen angewiesen zu sein.

Ein von Tews damals noch nicht erwähnter Aspekt bezieht sich auf das Thema kulturelle Differenzierung des Alters, das hier nicht unerwähnt bleiben soll. Ein größer werdender Anteil an Menschen mit Migrationshintergrund wird in Deutschland alt, wodurch sich auch die kulturelle Zusammensetzung der älteren Bevölkerung verändert. Daher ergeben sich in diesem Zusammenhang auch neue alten- und sozialpolitische Herausforderungen, z. B. die Notwendigkeit der Entwicklung von Angeboten der kultursensiblen Pflege (Gardlo 2017).

Auch wenn jede Suchterkrankung oder auch psychische Störung eine individuelle Geschichte hat, können bestimmte (post)moderne Entwicklungen und gesellschaftliche Phänomene in Zusammenhang mit der Begünstigung einer

Suchtentstehung gebracht werden. Insbesondere die Schnelllebigkeit unserer heutigen Zeit, die spürbare Beschleunigung von Abläufen, ist mit ihren Folgen zweifellos auch positiv hinsichtlich des höheren materiellen Wohlstands und einer Erweiterung individueller und gesellschaftlicher Optionen zu sehen. Dennoch kommt man nicht umhin, auch die negativen Auswirkungen zu thematisieren.

Als negative Folgen der Beschleunigung sieht Heuwinkel (2004):

- wachsender Zeitdruck und Zeitstress,
- psychische und physische Erkrankungen, Gefühl der Überforderung,
- Verunsicherung angesichts des beschleunigten sozialen Wandels über die individuelle und gesellschaftliche Zukunft.

Dies stellt die Individuen vor hohe Anforderungen der physischen und psychischen Leistungsfähigkeit und setzt Flexibilität und ständige Anpassungen in sämtlichen Lebensbereichen voraus. Alle Lebensphasen, so auch das Alter, sind von Beschleunigungsprozessen betroffen (MGEPA NRW 2015).

Insbesondere weniger resiliente Menschen halten diesen Mehrfachbelastungen nicht stand, sodass chronische Erschöpfungszustände, in vielen Fällen auch eine erhöhte Suchtgefahr, die Folge sein können. Weitere Untersuchungen von Stress und Sucht bzw. den Entwicklungen von Abhängigkeiten in der (post)modernen Leistungsgesellschaft stehen noch aus. Die insgesamt (scheinbar) größeren Wahlmöglichkeiten im Zuge der Pluralisierung und Individualisierung der Gesellschaft bieten für ältere Menschen zwar offensichtlich individuell gestaltbarere Möglichkeiten als früher (dabei bieten sich diese in erster Linie für ältere Menschen mit höheren sozioökonomischen Ressourcen, ▶ Abschn. 2.4), jedoch hat diese Entwicklung auch dazu beigetragen, dass die traditionellen sozialen Netzwerke (insbesondere zur Versorgung und Unterstützung) brüchiger geworden bzw. teilweise gänzlich verloren gegangen sind. Die Folge ist, dass zukünftig stärker differenziert werden wird zwischen Menschen mit und ohne (familiären) Netzwerken. Da wo Netzwerke gänzlich nicht vorhanden sind, kann von keinem oder nur sehr geringem Unterstützungspotenzial ausgegangen werden. Gerade bei älteren Menschen kann dies durch den Verlust des Partners, von Freunden und wichtigen Bezugspersonen bedingt sein und infolgedessen Insolation und Einsamkeit als ein wichtiger begünstigender Faktor zur Entwicklung einer Suchterkrankung beitragen. Wie es letztendlich dazu kommt, dass ältere Menschen Substanzkonsumprobleme entwickeln (oder fortsetzen), lässt sich nicht pauschalisieren, sondern muss jeweils immer im Zusammenhang mit der individuellen Lebenssituation sowie aktuellen Konflikten der Person gesehen werden. Sucht im Alter wird daher in den folgenden Ausführungen in den Erklärungszusammenhang mit spezifischen Risiken von Lebenslagen älterer Menschen gebracht, deren zentrale Dimensionen die individuellen Handlungsspielräume bilden.

2.4 (Ungleiche) Lebenslagen für suchtmittelabhängige und psychisch Beeinträchtigte im Alter

Außer Frage steht zunächst die Tatsache, dass von Sucht und Komorbidität betroffene ältere Menschen eine Kumulation von Risikofaktoren aufweisen, die sich hinsichtlich zentraler Lebenslagendimensionen bzw. auf die Wechselwirkung dieser Dimensionen negativ auswirken können. Es bestehen nicht nur altersbedingte Exklusionskriterien, sodass davon ausgegangen werden kann, dass Ältere mit gesundheitsbezogenen Einschränkungen insgesamt einem höheren Risiko ausgesetzt sind, gesellschaftlich exkludiert zu sein, im Vergleich zu älteren Menschen ohne Beeinträchtigungen (BMAS 2013). Zusätzliche Benachteiligungen bzw. eine Verdichtung der Probleme können sich weiterhin durch Selbst- und Fremdstigmatisierungen ergeben, dadurch dass insbesondere Sucht- und psychische Erkrankungen nach wie vor viel stärkere gesellschaftliche Ablehnung als andere Erkrankungen erfahren. Der letzte Teilhabebericht der Bundesregierung (2013) liefert

einen umfassenden Überblick über das Zusammenspiel sozialer, persönlicher und materieller Handlungsmöglichkeiten, die die Lebenslage(n) im Alter im Wesentlichen prägen. Empirisch gibt es also keine Schwierigkeiten, jedoch gibt es Defizite, was die theoretischen Untermauerungen anbelangt, es stellt sich die Frage, wie die Lebenslage(n) von älteren Menschen mit sucht- und komorbiden Störungen präzise beschrieben werden können und wie es dazu kommt, dass diese im Vergleich mit anderen Personengruppen besonders schlechte Teilhabechancen aufweisen. Dazu soll in einem ersten Schritt das Konzept der Lebenslage erläutert werden, im Anschluss daran werden anhand der Verknüpfung dieses Konzepts mit der soziologischen Systemtheorie nach Niklas Luhmann (Engels 2006) die besondere Lebenslagenkonstellation bzw. deren Wechselbeziehungen beschrieben.

2.4.1 Das Konzept der Lebenslage

Weisser (1978) beschreibt Lebenslage als einen individuellen Spielraum bzw. Handlungsrahmen, wobei ein Großteil von den äußeren Umständen und somit von nicht beeinflussbaren strukturellen Merkmalen zur bedarfsgerechten Gestaltung der Lebenssituation abhängt. Die gegebenen gesellschaftlichen Ressourcen und Bedingungen determinieren den individuellen Handlungsspielraum, und damit liegt der Fokus des Konzepts auf den objektiven Handlungsmöglichkeiten (Verteilung von Chancen und Möglichkeiten). Wie diese individuellen Spielräume jedoch konkret genutzt werden, differenziert Weisser in seinem Lebenslagenkonzept nicht. Unklar bleibt auch, wie diese materiellen und immateriellen Spielräume gestaltet sein müssen, damit bestimmte Lebenslagenbedingungen eine freie Bedürfnisbefriedigung ermöglichen sowie sozialen Mindeststandards genügen.

Hier hat Ingeborg Nahnsen (1923–1996) angeknüpft und den Versuch unternommen, den Lebenslagenbegriff zu operationalisieren, indem sie fünf grundlegende Einzelspielräume für menschliches Handeln voneinander unterscheidet. Auf diese Begriffsweiterentwicklung wird im Rahmen der soziologischen Armutsforschung Bezug genommen, sie bildet auch die Grundlage für die empirische Untersuchung sozialer Ungleichheiten sowie auch für die heutige Armuts- und Reichtumsberichterstattung der Bundesrepublik Deutschland. Für das Ausgangsproblem relevant ist hier: Allen Lebenslagenansätzen ist gemein, dass die Mehrdimensionalität unterschiedlicher wechselwirkender Lebensbereiche ebenso berücksichtigt wird wie auch verschiedene soziale und kulturelle Einbindungen des Menschen.

Wie sich der Lebenslagenansatz weiterentwickelt hat, insbesondere im Kontext soziologischer Sozialstrukturanalyse, ist bei Backes (1997) ausführlich beschrieben. Eine detaillierte Beschreibung der Operationalisierungsschwierigkeiten bzw. der immer wieder kritisierten fehlenden systematischen Ableitung der Lebenslagendimensionen des Ansatzes findet sich bei Engels (2006). Am häufigsten wird jedoch in der Literatur zu folgenden zentralen Lebenslagendimensionen Bezug genommen: Einkommen, Arbeit, Bildung, Wohnen und Gesundheit (u. a. bei Hanesch et al. 1994).

2.4.2 (Re-)Interpretation des Lebenslagenansatzes

Die für diesen Beitrag passendste (Re-)Interpretation des Lebenslagenansatzes stammt von Engels (2006), dessen Bezug zu Luhmanns Theorie der Systeme bzw. auch die Verknüpfung der Begrifflichkeit von Exklusion und Inklusion am gelungensten die Wechselbeziehungen zwischen Lebenslagefaktoren älterer Menschen mit Sucht- und komorbiden Störungen beschreiben und erklären können.

Die Luhmann'sche Systemtheorie (1998) erhebt den Anspruch, Gesellschaft universell anhand eines komplexen theoretischen Modells erklären zu können, als bekannte soziologische Makrotheorie erhält darin die Kommunikation als gesellschaftskonstituierender Prozess einen wichtigen Stellenwert. Ein weiterer Schlüsselbegriff der Theorie ist die Autopoiesis

(Prozess der Selbsterschaffung und -erhaltung eines Systems), die ursprünglich in der Biologie als Organisationsmerkmal von Lebewesen beschrieben wurde. Mit Unterscheidung der drei Ebenen lebende, psychische und soziale Systeme, mit denen der Mensch untrennbar verbunden ist, verzichtet die systemtheoretische Betrachtung auf den theoretischen Begriff „Mensch", der nicht präzisiert genug erscheint (Hafen 2015).

Mit der Autopoiesis-Annahme wird die operative Geschlossenheit innerhalb des Systems postuliert, und damit grenzt sich die Systemtheorie grundsätzlich von der strukturfunktionalistischen Systemtheorie Talcott Parsons ab, da darin die gesellschaftlichen Systeme in einem intensiven Austausch miteinander stehen. In einer modernen Gesellschaft gibt es viele unterschiedliche Systeme, sie sind hochkomplex und jedes System verfolgt eigene Ziele bzw. eine eigene Kommunikationsart. Luhmann beschreibt dies als Selbstreferenz eines jeden Systems:

> » Im Mittelpunkt stehen also interne systemerhaltende Prozesse, während von der Außenwelt nur der Teil wahrgenommen wird, der der Erhaltung des Systems dient oder diese gefährdet. Anderes interessiert das System nicht. Nur das Eigeninteresse veranlasst ein System, seine Umwelt zu beobachten. (Schuldt 2017)

Trotz eigenständiger Teilsysteme sind diese z. T. strukturell aufeinander bezogen (strukturelle Kopplung). Engels verknüpft nun den Grundgedanken des Lebenslagenkonzepts, das davon ausgeht, dass in einer funktional differenzierten Gesellschaft Personen in unterschiedlichen sozialen Bezügen eingebunden sind. Die Mehrdimensionalität des Lebenslagenansatzes wird nun im Zusammenhang der hochkomplexen funktionalen Differenzierung der Gesellschaft in Teilsysteme begründet, auch wenn Luhmann grundsätzlich ein etwas anderes Verständnis von Exklusion hat, indem er dabei von der „Nicht-Zugehörigkeit zu anderen Teilsystemen" ausgeht (Luhmann 1995). Zentral ist folgender Verknüpfungsgedanke:

>> Die Relevanz einzelner Lebenslage-Dimensionen erscheint dann variabel je nach dem, in welche Teilsysteme bestimmte Personen(gruppen) involviert sind. Die Begrifflichkeit von Exklusion/Inklusion erlaubt in diesem Zusammenhang, Zugangsvoraussetzungen zu einzelnen Teilsystemen zu identifizieren. (Engels 2006, S. 1)

Hierbei spricht er sich gegen einen dichotomen Exklusionsbegriff aus und beschreibt demgegenüber, dass je nach betrachteter Personengruppe die Einbindung in gesellschaftliche Teilsysteme stärker oder schwächer ausfallen kann. Als Beispiel führt er die Chancen auf dem Arbeitsmarkt und entsprechend die Höhe des Einkommens an, die abgestuft im Zusammenhang mit dem erreichten Bildungsabschluss zu sehen sind (strukturelle Kopplung). Es ergeben sich demnach keine einzelnen Zugänge – im Sinne von zugehörig (Inklusion) und nichtzugehörig (Exklusion) –, sondern Inklusionsgrade in unterschiedlichen Teilsysteme, die sich dann tatsächlich auch empirisch untersuchen lassen, je nachdem, welche Dimensionen beispielsweise für ein bestimmtes Kollektiv als relevant erachtet werden.

Für die (aktuellen) Lebenslagen älterer, von Sucht und Komorbidität betroffener Menschen kann davon ausgegangen werden, dass die Erwerbsbeteiligung bzw. auch die schulische/berufliche Qualifikation nicht (mehr) von zentraler Bedeutung sind. Nichtsdestotrotz wird die Lebenslage und auch Teilhabe im Alter entscheidend durch die biografischen Bezüge und dabei insbesondere durch die Ausgangslage hinsichtlich materieller, sozialer und persönlicher Ressourcen mitbestimmt (Tesch-Römer und Wurm 2009, zitiert nach BMAS 2013). Bei Menschen, die zu einem frühen Zeitpunkt in ihrem Lebenslauf Beeinträchtigungen erfahren haben, besteht u. a. das Problem, dass sich die geringeren Teilhabechancen im Alter verstärken können (BMAS 2013). Damit kann davon ausgegangen werden, dass u. U. sogenannte

„late-onset"-Suchterkrankte möglicherweise durch die späte Problemmanifestation eine bessere Lebenslagenkonstellation aufweisen als diejenigen mit langer psychiatrischer und suchttherapeutischer Anamnese („early-onset") (▶ Kap. 3). Ähnlich sieht es mit weiteren psychischen und physischen Beeinträchtigungen aus. Sie können die (Spät-)Folge aus früheren Lebensbedingungen sein und sich negativ auf die aktuelle Lebenslage auswirken.

Als weitere Kausalkette im Sinne von Zugangsvoraussetzung für ältere Menschen spielen die sozialen Netzwerke eine entscheidende Rolle. Hierbei beeinflusst die Einbindung in früheren Lebensphasen im Wesentlichen auch die sozialen Kontakte im Alter in Hinblick darauf, ob die Menschen mehr oder weniger sozial eingebunden sind. Die Abnahme der sozialen Kontakte im Alter bzw. der Netzwerkgröße ist relevant, was vielfältige Formen der sozialen Unterstützung anbelangt. Bourdieu hat dies auch als soziales Kapital bezeichnet und schließt dabei neben sozialen Kontakten auch soziale Unterstützung sowie auch verfügbare Mittel und Zugänge, über die ein Individuum verfügt, ein. Eng verknüpft mit den sozialen Kontakten ist die Gestaltung und Strukturierung der Freizeit, da dies deutlich einfacher gelingt, wenn Personen in ein soziales Netzwerk mit wechselseitigen Verpflichtungen eingebunden sind. Gelingt dies nicht, können die negativen Gefühle wie Einsamkeit, Langeweile oder auch Angst wiederum der Auslöser für sozialen Rückzug sowie kompensatorischen Suchtmittelkonsum sein. Gerade in den zuletzt genannten Bereichen kommt Psychotherapeuten durch die Möglichkeit einer Einflussnahme im Beratungsprozess eine wichtige Rolle zu.

Suchtmittelkonsum im Alter kann auch damit einhergehen, körperliche Beschwerden lindern zu wollen. Eine Pflegebedürftigkeit ist in der Gesellschaft des langen Lebens daher als besonders vulnerable Lebenslage sehen, da sie hinsichtlich der existenziellen Dimensionen des Lebens einen wesentlichen einschränkenden Einfluss ausübt auf die Selbstbestimmung und die gesellschaftliche Teilhabe (Dibelius und Aichele 2007). Als unmittelbar an diese

Lebenslage anknüpfend kann die Wohnsituation betrachtet werden, die bei zunehmender Pflegebedürftigkeit in Alten- und Pflegewohnheimen den Menschen eine umfassende Betreuung bieten kann. Demgegenüber steht der Wunsch vieler älterer Menschen, eigenständig und selbstbestimmt in den eigenen vier Wänden zu leben, der auch wiederum damit zusammenhängt, ob Personen in einer Partnerschaft leben bzw. ob diese familiär eingebunden sind.

Exemplarisch sollen die vorgestellten Lebenslagen bzw. strukturellen Kopplungen/Wechselbeziehungen der Lebenslagenfaktoren verdeutlichen, dass sich die Handlungsmöglichkeiten und Spielräume von Individuen stark voneinander unterscheiden können. Multiple Problemlebenslagen können sich gegenseitig verstärken, weshalb hier ein Plädoyer für eine differenzierte Betrachtung dieser Lebenslagen, insbesondere für von Sucht betroffene/psychisch beeinträchtigte ältere Menschen ausgesprochen werden soll. Ein umfassendes Verständnis generiert sich aus Parametern der sozioökonomischen Lage ([früheres] Einkommen, Vermögen), der kulturellen Lage ([früheren] Bildungsabschlüssen und Karriere), der sozial-ökologischen Lage (Wohnraum, Wohnumfeld, soziale Netzwerke) und der gesundheitlichen Lage (physische und psychische Gesundheit) im Zusammenhang mit dem hier nicht weiter ausgeführten subjektiven Umgang mit den Lebenslagen (kognitive Deutungs- und Verarbeitungsmuster, Handlungsmuster, Geschlecht, Sozialisation, biografische Erfahrungen, Schutz-/Risikofaktoren) (Lenninger 2014).

Der Vorteil des systemtheoretischen Bezugs ergibt sich daraus, dass hier in Abhängigkeit von subjektiven Lebensvollzügen ein Set an relevanten Lebenslagendimensionen vorgeschlagen wurde (variable Relevanzstrukturen), wohingegen die üblichen Lebenslagenkonzepte relevante Dimensionen vorschreiben. Für ältere Menschen mit Sucht- und komorbiden Störungen wurde eine (allerdings noch empirisch zu überprüfende) relevante Kausalkette geknüpft, anhand derer sich die mögliche Exklusion suchtmittelabhängiger älterer Menschen präziser beschreiben lässt.

2.5   Fazit

Sucht und psychische Störungen im Alter sind unbestritten auch gesellschaftliche Probleme. Dies wird nicht nur durch die historischen und kulturellen Unterschiede gegenüber dem Konsum und den Konsumenten deutlich, sondern ist möglicherweise auch im Zusammenhang mit den tiefgreifenden gesellschaftlichen Veränderungen (Strukturen der Konsumgesellschaft, Individualisierung und Pluralisierung, Schnelllebigkeit) und in der Folge mit kompensatorischem Suchtmittelkonsum zu sehen. Die Auswirkungen betreffen alle Lebensphasen, so auch das Alter (MGEPA NRW 2015). Auch wenn Sucht immer eine Geschichte hat (so auch das Motto der öffentlichen Landeskampagne der nordrhein-westfälischen Strategie zur Suchtvorbeugung), lassen sich altersbezogene Konsummuster und geschlechtsspezifische Aspekte mit Konsequenzen für Diagnostik und Therapie identifizieren. Dabei ist relevant, ob die Konsum- bzw. Störungsmuster in früheren oder in späteren Lebensphasen aufgetreten sind („early" oder „late-onset"), ebenso die Art des konsumierten Suchtmittels sowie der Grad der substanzbezogenen Störung (riskanter, schädlicher bis zum abhängigen Konsum) (DEVAP 2008).

Im Zuge des demografischen Wandels, des Altersstrukturwandels sowie einer zunehmenden gesellschaftlichen Individualisierung und Pluralisierung von Lebensentwürfen, -stilen und -formen kam es zu einer Binnendifferenzierung des Alters. „Junge Alte" haben demnach andere Motivstrukturen für die Inanspruchnahme einer psychotherapeutischen Behandlung als „Hochbetagte" und sind im Vergleich zueinander bei den Behandlungen auch deutlich überrepräsentiert. Die Heterogenität in der Gruppe der älteren Menschen führt auch dazu, dass die Prävalenzzahlen unterschiedlicher Störungsbilder beträchtlich variieren können, und macht je nach Altersbereich die Anwendung unterschiedlicher Messverfahren und Kriterien zur Diagnosestellung notwendig (Zank et al. 2010).

Jedoch ist hierbei auch zu berücksichtigen, dass sucht- und störungsbezogene Begrifflichkeiten soziale Konstruktionen darstellen, die sich im zeitlichen Verlauf verändern können, eine Berücksichtigung des gesamten sozialen Bezugssystems erscheint daher notwendig. Auch wirkmächtige Altersbilder sind soziale Konstruktionen und üben nicht nur einen wichtigen Einfluss auf das Selbstbild des älteren Menschen aus, sondern

» … stellen im psychotherapeutischen Geschehen wahrscheinlich einen eigenständigen, bedeutsamen und potenziell problematischen Einflussfaktor dar – etwa in Bezug auf die Wahrnehmung, Erfassung und Bewertung psychischer Symptome, die Therapieerfolgserwartung, die Gestaltung der therapeutischen Beziehung und des Arbeitsbündnisses oder die Auswahl, Anwendung und Effektivität therapeutischer Methoden. (Kessler 2013, S. 243)

Die zwischen Individuen sich stark unterscheidenden Handlungsmöglichkeiten und Spielräume älterer Menschen machen eine differenzierte Betrachtung und vertiefte Auseinandersetzung mit den Lebenslagen notwendig. Diese können sich gegenseitig (negativ und positiv) verstärken. Mit Hilfe der systemtheoretischen Perspektive lassen sich die Wechselwirkungen (strukturelle Kopplungen) der einzelnen Lebenslagenfaktoren besser beschreiben und es wird aufgezeigt, welche Lebenslagen für ältere Menschen mit sucht- und komorbiden Störungen relevant sein können. Die Wechselbeziehungen zwischen der Lebenslage einer Person und ihren psychischen Ressourcen machen eine Betrachtung des Gesamtbildes des Individuums notwendig.

Literatur

Amrhein, L. (2008). *Drehbücher des Alter(n)s. Die soziale Konstruktion von Modellen und Formen der Lebensführung und -stilisierung älterer Menschen*. Wiesbaden: VS Verlag.

Backes, G. M. (1997). Lebenslage als soziologisches Konzept zur Sozialstrukturanalyse. *Zeitschrift für Sozialreform, 43*(9), 704–727.

Bundesministerium für Arbeit und Soziales (BMAS), Referat Information, Publikation, Redaktion (2013). *Teilhabebericht der Bundesregierung über die Lebenslagen von Menschen mit Beeinträchtigungen. Teilhabe – Beeinträchtigung – Behinderung*. Stand: August 2013. https://www.google.de/url?sa=t&rct=j&q=&esrc=s&source=web&cd=2&cad=rja&uact=8&ved=0ahUKEwjTh9yCisXSAhUjDZoKHd_wCagQFgggMAE&url=https%3A%2F%2Fwww.bmas.de%2FSharedDocs%2FDownloads%2FDE%2FPDF-Publikationen%2Fa125–13-teilhabebericht.pdf%3F__blob%3DpublicationFile&usg=AFQjCNFT2N80srmXnkpUQlgKTkdkNZx3rg&sig2=9HHx7l9BDBBtwnpF1HB0nA. Zugegriffen: 09.03.2018.

Bundesministerium für Familie, Senioren, Frauen und Jugend (BMFSFJ) (2014). *6. Altenbericht. Altersbilder in der Gesellschaft. Erkenntnisse und Empfehlungen des Sechsten Altenberichts*. www.google.de/url?sa=t&rct=j&q=&esrc=s&source=web&cd=1&cad=rja&uact=8&ved=0ahUKEwj-xt_CkazSAhVjb5oKHVTtBhwQFggaMAA&url=https%3A%2F%2Fwww.bmfsfj.de%2Fblob%2F93190 %2F37cc62a3c0c978034dcdc430432c655a%2F6– -altenbericht-eine-neue-kultur-des-alterns-data.pdf&usg=AFQjCNEnspk3MsJopgsUeJ8_vJiHkVftRg&sig2=9LUaz9tBF_wMcfHScvMa6Q&bvm=bv.148073327,d.bGg. Zugegriffen: 09.03.2018.

Berger, P. L., & Luckmann, T. (1996). *Die gesellschaftliche Konstruktion der Wirklichkeit. Eine Theorie der Wissenssoziologie*. Frankfurt am Main: Fischer.

Das Ministerium für Gesundheit, Emanzipation, Pflege und Alter des Landes Nordrhein-Westfalen (MGEPA NRW) (2015). *Aktionsplan gegen Sucht NRW*. http://www.arwed-nrw.de/arwed/content/e142/e890/e969/2015–04NRW-AktionsplangegenSucht.pdf. Zugegriffen: 09.03.2018.

Deutscher Evangelischer Verband für Altenarbeit und Pflege e.V. (DEVAP) (2008). *Teilhabe älterer suchtkranker Menschen. Eine Handlungsorientierung*. www.google.de/url?sa=t&rct=j&q=&esrc=s&source=web&cd=2&cad=rja&uact=8&ved=0ahUKEwj-2fzv4cfSAhUCBiwKHVj0DLcQFgggMAE&url=http%3A%2F%2Fwww.sucht.org%2Ffileadmin%2Fuser_upload%2FService%2FThemen%2FSucht_und_Alter%2Fteilhabe_sucht_web.pdf&usg=AFQjCNE1OaniZ4wxQCR-ngYxLHhSmg8xlg&sig2=b3Ee57pZ9z2m5Mh6HkvLXg&bvm=bv.149093890,d.bGg. Zugegriffen: 09.03.2018.

Dibelius, O., & Aichele, V. (2007). *Hintergrundinformation zur Fachtagung Pflegebedürftigkeit und Diskriminierungsschutz: Ältere Frauen und Männer in vulnerablen Lebenslagen*. www.google.de/url?sa=t&rct=j&q=&esrc=s&source=web&cd=2&cad=rja&uact=8&ved=0ahUKEwigyeCgm8XSAhWFfywKHYtxADoQFgggMAE&url=http%3A%2F%2Fwww.institut-fuer-menschenrechte.de%2Ffileadmin%2Fuser_upload%2FPDF-Dateien%2FErgebni-

spapiere_Zusammenfassungen_Hintergrundpapiere%2Fhintergrundinformationen_zur_fachtagung_pflegebeduerftigkeit_u_diskriminierungsschutz.pdf&usg=AFQjCNGn3RfK-g9XkfUgGdbzzn8jTK7_Ww&sig2=RZepYwA8uh8qPKM5jloJ0w&bvm=bv.148747831,d.bGg. Zugegriffen: 09.03.2018.

Dollinger, B., & Schmidt-Semisch, H. (2007). *Reflexive Suchtforschung: Perspektiven der sozialwissenschaftlichen Thematisierung von Drogenkonsum*. In: B. Dollinger, & H. Schmidt-Semisch (Hrsg.), Sozialwissenschaftliche Suchtforschung (S. 7–33). Wiesbaden: VS Verlag für Sozialwissenschaften.

Drogenbeauftragte der Bundesregierung, Bundesministerium für Gesundheit (2015). *Drogen- und Suchtbericht. Mai 2015*. www.bundesgesundheitsministerium.de/fileadmin/Dateien/5_Publikationen/Drogen_und_Sucht/Broschueren/2015_Drogenbericht_web_010715.pdf. Zugegriffen: 09.03.2018.

Durkheim, E. (1893). *De la division du travail social: Étude sur l'organisation des sociétés supérieures*. Paris: Alcan. (Übersetzung: *Über die Teilung der sozialen Arbeit*. Deutsch von Ludwig Schmidts. Frankfurt am Main: Suhrkamp, 1977).

Durkheim, E. (1897). *La suicide*. Paris: Alcan. (Übersetzung: *Der Selbstmord*. Neuwied, Darmstadt: Luchterhand, 1973).

Engels, D. (2006). Lebenslagen und soziale Exklusion. Thesen zur Reformulierung des Lebenslagenkonzepts für die Sozialberichterstattung. *Sozialer Fortschritt, 5*, 109–117.

Gardlo, S. (2017). *Das Alter(n) und die Frauen. Homepage des Aktionsprogramms „älter, bunter, weiblicher – WIR GESTALTEN ZUKUNFT!" des Niedersächsischen Ministeriums für Soziales, Gesundheit und Gleichstellung*. http://www.aelter-bunter-weiblicher.de/index.cfm?uuid=686F3495C2975CC8A3F2F495B45ECB13&and_uuid=D9D00495C2975CC8AA953ADC5B80996C. Zugegriffen: 09.03.2018.

Grosse-Holtforth, M., & Grawe, K. (2000). Fragebogen zur Analyse Motivationaler Schemata (FAMOS). *Zeitschrift für Klinische Psychologie und Psychotherapie, 29*, 170–179.

Hafen, M. (2015). Exklusion – systemtheoretisch. Ein Konzept an der Schnittstelle von Individuum und Gesellschaft. *SozialAktuell, 3*, 14–16.

Hanesch W., Adamy W., Martens R., Rentzsch D., Schneider U., Schubert U. et al. (1994). *Armut in Deutschland. Der Armutsbericht des DGB und des Paritätischen Wohlfahrtsverbandes*. Reinbek: Rowohlt.

Heuwinkel, L. (2004). Zeitprobleme in der Beschleunigungs-Gesellschaft. In: Bundeszentrale für politische Bildung (Hrsg.), *Zeitverwendung: Männer, Frauen, Kinder. Aus Politik und Zeitgeschichte* (B 31–32/2004). http://www.bpb.de/apuz/28186/zeitprobleme-in-der-beschleunigungs-gesellschaft?p=all. Zugegriffen: 09.03.2018.

Hoff, T. (2015). *Sucht im Alter - Fakten, Herausforderungen, Perspektiven*. Vortrag auf der Fachtagung „Genuss und Lebensqualität im Alter – Abhängigkeiten

wahrnehmen und neue Wege aus der Sucht fördern", Dortmund, 28. 01.2015. www.katho-nrw.de/fileadmin/primaryMnt/KatHO/DISuP/Downloads/Vortrag_Dortmund_SiA_0115_Onlinepub.pdf. Zugegriffen: 09.03.2018.

Höpflinger, F. (2014). *Langlebigkeit und Hochaltrigkeit. Gesellschaftliche und individuelle Dimensionen*. www.hoepflinger.com/fhtop/ViertesLebensalter.pdf. Zugegriffen: 09.03.2018.

Hülsmann, J. (2005). *„Im Anfang ist die Beziehung". Der pädagogische Anspruch suchtpräventiver Arbeit in der Schule*. Münster: Waxmann Verlag GmbH.

Kaiser, G. (1996). *Kriminologie* (3., völlig neubearbeitete und erweiterte Auflage). Heidelberg: C. F. Müller Verlag, Hüthig GmbH.

Kammerer, K., Falk, K., Heusinger, J. (2015). Die Bedeutung von Altersbildern für den Zugang älterer Menschen zu Psychotherapie. Stand der Forschung und Leerstellen. *Journal für Psychologie, 23* (1), 131–150.

Kessler, EM. (2013). Altersbilder im psychotherapeutischen Geschehen. *Psychotherapie im Alter, 10*, 243–258.

Kottnik, R. (2010). Zwischen Wellness/Reisen und Pflegeheim/Demenz – Altenhilfestrukturen im Wandel. Brennpunkt Gemeinde. *Zeitschrift der Arbeitsgemeinschaft Missionarische Dienste 2*, 71–74.

Kruse, J., & Herzog, W. (2012). *Zwischenbericht zum Gutachten „Zur ambulanten psychosomatischen/psychotherapeutischen Versorgung in der kassenärztlichen Versorgung in Deutschland — Formen der Versorgung und ihre Effizienz"* im Auftrag der KBV.

Kunz, K.-L. (2004). *Kriminologie. Eine Grundlegung* (4. Aufl.). Bern, Stuttgart, Wien: Haupt.

Lenninger, P. F. (2014). *Bedarfslagen im Wandel – theoretische und strukturelle Bedingungen der Wohnungslosenhilfe für jung und alt*. Vortragsfolien der Tagung stationärer, teilstationärer und ambulanter Hilfen nach §§ 67 ff. und §§ 53 ff. SGB XII. www.bildungswerk-irsee.de/stat/content/pdf/2014/417/4884_Bedarfslagen_im_Wandel_theoretische_und_strukturelle_Bedingungen_der_Wohnungslosenhilfe_Vortrag_Prof_Dr_%20Peter_Lenninger.pdf. Zugegriffen: 09.03.2018.

Luhmann, N. (1995). Inklusion und Exklusion. In N. Luhmann (Hrsg.), *Die Soziologie und der Mensch, Soziologische Aufklärung 6*. Opladen: Westdeutscher Verlag.

Luhmann, N. (1998). *Die Gesellschaft der Gesellschaft*. Frankfurt am Main: Suhrkamp

Maercker, A. (2014). Psychologie des höheren Lebensalters. In A. Maercker (Hrsg.), *Alterspsychotherapie und klinische Gerontopsychologie* (S. 3–41). 2. Auflage. Berlin, Heidelberg: Springer.

Menthonnex, J. (2010). *La mortalité par génération en Suisse*. Lausanne: SCRIS (Rapport technique).

Peters, M., Jeschke, K., & Peters, L. (2013). Ältere Patienten in der psychotherapeutischen Praxis. Ergebnisse einer Befragung von Psychotherapeuten. *Psychotherapie, Psychosomatik, medizinische Psychologie, 63*(11), 439–444.

Radebold, H. (2012). Keine Rücksicht auf den eigenen Körper. *Dtsch Arztebl 109*(33–34), A 1692–1694.

Remmers, H., & Walter, U. (2012). Der Einfluss von Altersbildern auf Behandlung und Pflege. In A. Kruse, T. Rentsch, & H. P. Zimmermann (Hrsg.), *Gutes Leben im hohen Alter. Das Altern in seinen Entwicklungsmöglichkeiten und Entwicklungsgrenzen verstehen* (S. 205–230). Heidelberg: AKA Verlag.

Renn, H. (1986). Beiträge aus Epidemiologie und Soziologie zu einer Theorie von Mißbrauch und Abhängigkeit. In: W. Feuerlein (Hrsg.), *Theorie der Sucht* (S. 103–120). Berlin Heidelberg New York: Springer.

Richter, R. (2016). *Soziologische Paradigmen. Eine Einführung in klassische und moderne Konzepte* (2. Aufl.). Stuttgart: utb-Verlag.

Schmidt-Semisch, H. (1997). Geschichte, Wirrwarr und inflationäre Verwendung des Suchtbegriffes. In H. Bossong, J. Gölz, & H. Stöver (Hrsg.), *Leitfaden Drogentherapie* (S. 34–55). Frankfurt am Main: Campus.

Schmitt, E. (2012). Altersbilder, Altern und Verletzlichkeit. In A. Kruse, T. Rentsch, & H. P. Zimmermann (Hrsg.), *Gutes Leben im hohen Alter. Das Altern in seinen Entwicklungsmöglichkeiten und Entwicklungsgrenzen verstehen* (S. 3–32). Heidelberg: Akademische Verlagsgesellschaft.

Schroeter, K. R. (2012). Altersbilder als Körperbilder: Doing Age by Bodyfication. In F. Berner, J. Rossow, & K. P. Schwitzer (Hrsg.), *Individuelle und kulturelle Altersbilder. Expertisen zum sechsten Altenbericht der Bundesregierung*, Band 1 (S. 153–229). Wiesbaden: VS Verlag für Sozialwissenschaften.

Schroeter, K. R., & Künemund, H. (2010). „Alter" als Soziale Konstruktion – eine soziologische Einführung. In K. Ane & U. Karl (Hrsg.), *Handbuch Soziale Arbeit und Alter* (S. 393–401). Wiesbaden: VS Verlag für Sozialwissenschaften.

Schuldt, C. (2017). *Die Systemtheorie Luhmanns*. http://www.bertramkoehler.de/Sys0.htm Zugegriffen: 09.03.2018.

Stanjek, P. (2012). *Heterogenität des Alters*. www.forum-seniorenarbeit.de, Herausgeber: ZWAR Zentralstelle NRW. http://www.zwar.org/uploads/media/Heterogenitaet_des_Alters.pdf. Zugegriffen: 09.03.2018.

Staudinger, UM. (2012). Fremd- und Selbstbild im Alter. In P. Kielmansegg, & H. Häfner (Hrsg.), *Alter und Altern* (S. 197–200). Berlin Heidelberg: Springer.

Stieglitz, R. D., Freyberger, H. J., & Schneider, W. (2002). *Kompendium. Psychiatrie, Psychotherapie, Psychosomatische Medizin*. Basel: Karger.

Stiehr, K., & Spindler, M. (2006). Lebensbedingungen von Frauen 50plus in Europa. Ergebnisse einer Sekundäranalyse in zwölf westeuropäischen Ländern. *Zeitschrift für Gerontologie und Geriatrie, 39*(1), 5–12.

Tannenbaum, F. (1938). *Crime and the Community*. Boston: Ginn.

Tesch-Römer, C., & Wurm, S. (2009). Wer sind die Alten? Theoretische Positionen zum Alter und zum Altern. In K. Böhm, et al. (Hrsg.), *Gesundheit und Krankheit im Alter*. Berlin: Beiträge zur Gesundheitsberichterstattung des Bundes.

Tews, H. P. (1993). Neue und alte Aspekte des Strukturwandels des Alters. In G. Naegele, & H. P. Tews (Hrsg.), *Lebenslagen im Strukturwandel des Alters* (S. 15–42). Opladen: Westdeutscher Verlag.

Weisser, G. (1978). *Beiträge zur Gesellschaftspolitik*. Hrsg. von S. S. Katterle, W. Mudra, & L. F. Neumann. Göttingen: Verlag Otto Schwartz & Co.

Westmeyer, H. (1999). Konstruktivismus und Psychologie. *Zeitschrift für Erziehungswissenschaft, 2*, 507–525.

Weyerer, S., & Bickel, H. (2007). *Epidemiologie psychischer Erkrankungen im höheren Lebensalter*. Stuttgart: Kohlhammer.

Zank, S., Peters, M., & Wilz, G. (2010). *Klinische Psychologie und Psychotherapie des Alters*. (Grundriss der Gerontologie, Band 19). Stuttgart: Kohlhammer.

Zeman, P. (2009). Sucht im Alter. In: Deutsches Zentrum für Altersfragen Berlin (DZA) (Hrsg.), *Informationsdienst Altersfragen, 3*, 10–14.

Riskanter und abhängiger Konsum von Alkohol bei Älteren: Grundlagen und Aufgaben in ambulanter Psychotherapie und Beratung

Tanja Hoff

© Springer-Verlag GmbH Deutschland, ein Teil von Springer Nature 2018
T. Hoff (Hrsg.), *Psychotherapie mit Älteren bei Sucht und komorbiden Störungen*, Psychotherapie: Praxis,
https://doi.org/10.1007/978-3-662-53196-9_3

Alkoholabhängigkeitssyndrome nehmen zwar zahlenmäßig im Alter ab; gleichzeitig sind riskante und schädliche Konsummuster bei den heutigen über 65-Jährigen häufig und daher relevant für alle Versorgungssysteme einschließlich Beratungs- und ambulanten Psychotherapieangeboten. Auffälliger Alkoholkonsum unter Älteren muss als häufige Komorbidität psychischer Erkrankungen bzw. als Selbstmedikation zur dysfunktionalen Bewältigung besonders beachtet werden. Behandlungsangebote sind zukünftig sowohl aus gesundheitsökonomischer als auch aus patientenbezogener ethischer Sicht dringend noch flächendeckender zu etablieren. Adäquate suchtspezifische Hilfen werden noch zu wenig in Anspruch genommen, sei es aufgrund altersunsensibler Barrieren des Versorgungssystems oder aufgrund spezifischer (Abwehr-)Motivationen älterer Patienten. Gleichzeitig gelten alterspsychotherapeutische, insbesondere KVT-Behandlungen, auch bei alkoholbezogenen Störungen als wirksam – wenn sie denn stattfinden.

3.1   Ausgangslage

Der viel zitierte, diskutierte und beforschte demografische Wandel in Deutschland macht auch vor dem Konsum von Alkohol und anderen Substanzen unter Älteren nicht halt. Bei steigender Lebenserwartung mit einer oft aktiven, relativ gesunden Lebensphase nach dem Pensionierungsalter bis zumindest unter 80 Jahren weisen ältere Generationen aktuell und perspektivisch zunehmend auch Probleme mit riskanten und abhängigen Konsummustern auf. Einerseits konsumiert zwar die Mehrheit älterer Menschen im Altern zunehmend weniger bis keinen Alkohol, andererseits wird dennoch ein zahlenmäßiger Anstieg Älterer mit alkoholbezogenen Störungen konstatiert und prognostiziert (u. a. Schäufele 2009). Eine auch weiterhin erwartete Zunahme Älterer mit Alkoholproblemen resultiert aus verschiedenen Einflüssen (u. a. Lieb et al. 2008; Ettrich und Fischer-Cyrulies 2005, Weyerer und Schäufele 2014):

- Aufgrund des demografischen Wandels und des zahlenmäßigen Anstiegs Älterer

unter der Gesamtbevölkerung werden absolut gesehen zunehmend mehr Ältere auch von substanzbezogenen Störungen betroffen sein.
- Die zukünftig älteren Generationen, das heißt die Nachkriegsgenerationen, sind in ihrer Biografie mit anderen Konsummustern als frühere Generationen aufgewachsen und in ihrem mittleren Erwachsenenalter geprägt worden. Konsum von Alkohol und Tabak gehörte und gehört für viele dieser Generationen zu einem genussorientierten Lebensstil dazu, gleichzeitig besteht häufig Unwissen darüber, was die Grenzen eines risikoarmen Alkoholkonsums sind. Unter den heutigen Älteren findet sich entsprechend ein höherer durchschnittlicher Alkoholkonsum als in vorherigen Generationen.
- Zwar sinkt der Alkoholkonsum mit steigendem Lebensalter gegenüber jüngeren Altersgruppen; riskante und abhängige Trinkmuster bestehen jedoch länger fort als risikoarme. Das heißt, Personen, die im mittleren Erwachsenenalter einen erhöhten Alkoholkonsum aufweisen, werden dies mit großer Wahrscheinlichkeit auch im höheren Erwachsenenalter beibehalten.
- Durch körperliche Veränderung im Altern, eine eintretende Multimorbidität und eine damit oft einhergehende Multipharmazie verändert sich auch die Verträglichkeit von Substanzen: Übliche Grenzwerte für einen risikoarmen bzw. riskanten Alkoholkonsum müssen entsprechend für Ältere herabgesetzt werden. Dies bedingt gleichzeitig, dass ein aus dem mittleren Erwachsenenalter fortgeführter, zuvor ggf. noch risikoarmer Konsum dann die Grenzen des riskanten oder schädlichen Konsums übersteigen kann und Ältere in einen riskanten Konsum „hineinrutschen".
- Außer den langjährig suchterkrankten Patienten und der im Alter ansteigenden Medikamentenproblematik ist auch an die Selbstmedikation durch Alkohol bei psychisch erkrankten Älteren, z. B. bei

depressiven oder Angsterkrankungen, zu denken. Gerade diesen Aspekt gilt es in Beratung und Psychotherapie stärker zu berücksichtigen.

Entsprechend wird mit einem relativen und absoluten Anstieg alkoholbezogener Probleme und Störungen unter Älteren gerechnet.

> ❯ **Zwar steigt in höheren Altersgruppen der Anteil von Personen, die weniger Alkohol konsumieren. Viele konsumieren aber weiter wie im mittleren Erwachsenenalter. Ein fortgesetzter Konsum ist besonders kritisch durch körperliche Veränderungen, Multimorbidität und -pharmazie im Alter.**

Suchtprobleme im Alter umfassen dabei eine Vielzahl unterschiedlichster Problemlagen und Zielgruppen (Hoff und Klein 2010), wie die Beispiele in der folgenden Übersicht zeigen.

Relevante Suchtproblemmuster unter Älteren

- Riskante Konsummuster von Alkohol, die bereits im mittleren Erwachsenenalter entwickelt wurden und die in späteren Lebensphasen fortgesetzt werden – trotz sinkender Toleranzen für schädlichen Konsum, trotz körperlicher Veränderungen mit damit einhergehenden verminderten Abbauprozessen des Alkohols und trotz Interaktionen mit verschriebenen Medikamenten
- Selbstmedikationen durch Alkohol bei Belastungen und depressiven, ängstlichen oder angespannten Verstimmungen
- Alkoholabhängigkeitssyndrom unter Älteren mit einem „early" oder „late onset"
- Älter werdende Abhängigkeitserkrankte mit chronischem Konsum mehrerer Substanzen und damit einhergehenden multiplen Sekundärerkrankungen:

chronisch mehrfach beeinträchtigte Abhängigkeitserkrankte (CMA)
- Die zum Teil iatrogen erzeugte Abhängigkeit von Medikamenten, und dies insbesondere unter Frauen
- Personen mit einer Abhängigkeitserkrankung durch illegale Drogen, die z. B. durch die Möglichkeiten der Substitutionsbehandlung heute eine höhere und längere Überlebenschance haben, gleichzeitig aber in der Regel in Hinblick auf Beratung, Psychotherapie und Angeboten in der Altenpflege außerhalb der traditionellen Suchttherapie unterversorgt sind

---

Das Themenfeld Sucht im Alter wurde u. a. seit dem Schwerpunktjahr 2006 „Unabhängig im Alter" der Deutschen Hauptstelle für Suchtfragen e. V. (DHS) verstärkt in Praxis und Forschung aufgegriffen. Förderpolitisch unterstützt findet sich eine Reihe von Studien, die vor allem auf eine Verbesserung der Unterversorgung der Zielgruppe Älterer mit Substanzkonsumproblemen (sowohl legale als auch illegale Substanzen) hinwirken (z. B. www. sanopsa. de, www. altersucht-pflege. de, www.bwstiftung.de/Förderlinie „Sucht im Alter").

Im Folgenden werden die Grundlagen des Alkoholkonsums unter Älteren (Häufigkeit, Konsummuster, Risiken und Folgen) dargestellt, daran anschließend wird anwendungsorientiert auf die diagnostische und therapeutische Praxis eingegangen.

3.2 Alkoholbezogene Störungen unter Älteren: Einteilung und Häufigkeit

In ◼ Tab. 3.1 sind die Begrifflichkeiten und zugehörigen Grenzwerte verschiedener Kategorien des Alkoholkonsums und damit verbundene Krankheitsdiagnosen nach ICD-10 dargestellt.

◘ **Tab. 3.1** Konsumkategorien und Differenzialdiagnosen bei Alkohol, bezogen auf das mittlere Erwachsenenalter bei gesunden Personen (Dilling et al. 2014; Mann und Hoch 2016)

Kategorie	Grenzwerte/Erläuterung
Risikoarmer Konsum	Grenzwerte: Männer bis zu 24 g Reinalkohol/Tag; Frauen bis zu 12 g Reinalkohol/Tag
Riskanter Alkoholkonsum	Grenzwerte: Männer ab 24 g Reinalkohol/Tag; Frauen ab 12 g Reinalkohol/Tag
Rauschtrinken („binge drinking")	Risikoreiche Konsumform, definiert als Konsum großer Alkoholmengen innerhalb kurzer Zeit Grenzwerte: für Männer 5 oder mehr Standarddrinks bei einer Gelegenheit; für Frauen 4 oder mehr Standarddrinks bei einer Gelegenheit
Akute Intoxikation (ICD-10: F10.0) / akuter Rausch	Vorübergehender Zustand nach Aufnahme von Alkohol mit Störungen von Bewusstsein, kognitiven Funktionen, Wahrnehmung, Affekt, Verhalten und anderen psychophysiologischen Funktionen Als Diagnose nur zu stellen, wenn zum Zeitpunkt der Intoxikation keine längerdauernden Probleme mit psychotropen Substanzen vorhanden sind
Schädlicher Alkoholgebrauch (ICD-10: F10.1)	Nachweisliche Schädigungen der psychischen oder physischen Gesundheit durch Alkoholkonsum; Konsumverhalten ist häufig verbunden mit Kritik und negativen Folgen im sozialen Umfeld Als Diagnose nur zu stellen, wenn kein Abhängigkeitssyndrom vorliegt
Alkoholabhängigkeitssyndrom (ICD-10: F10.2)	Mindestens 3 der folgenden Kriterien sind während des letzten Jahres gemeinsam erfüllt: 1. Starker Wunsch oder eine Art Zwang, Alkohol zu konsumieren 2. Verminderte Kontrollfähigkeit bezüglich des Beginns der Beendigung und der Menge des Konsums 3. Körperliches Entzugssyndrom bei Beendigung oder Reduktion des Konsums, nachgewiesen durch alkoholspezifische Entzugssymptome oder durch Aufnahme von Alkohol oder nahe verwandten Substanzen, um Alkoholentzugssymptome zu vermindern oder zu vermeiden 4. Toleranzentwicklung gegenüber den Wirkungen der Substanz 5. Fortschreitende Vernachlässigung anderer Vergnügen und Interessen zugunsten der Alkoholeinnahme, erhöhter Zeitaufwand zur Beschaffung und zum Konsum sowie zur Erholung von den Folgen des Alkohols 6. Anhaltender Alkoholkonsum trotz Nachweises eindeutiger schädlicher Folgen (z. B. Leberschädigungen, depressive Verstimmungen). Hier ist zu überprüfen, dass der Konsument sich über Art und Ausmaß der schädlichen Folgen des Alkoholkonsums tatsächlich bewusst war bzw. dass zumindest davon auszugehen ist
Alkoholentzugssyndrom (ICD-10: F10.3)	Symptomkomplex von unterschiedlicher Zusammensetzung und wechselndem Schweregrad, bei absolutem oder relativem Entzug von Alkohol, der wiederholt, zumeist längerfristig und hochdosiert konsumiert wurde: v. a. mit Zittern, Unruhe, Schwitzen, Schlafstörungen und Kreislaufproblemen, aber auch mit psychopathologischen Symptomen wie Angst und Depressionen verbunden Mögliche Komplikationen durch Krampfanfälle oder Delir mit und ohne Krampfanfälle (vgl. auch ► Kap. 7)

⬛ **Tab. 3.1** (Fortsetzung)	
Kategorie	**Grenzwerte/Erläuterung**
Alkoholkonsumstörung	Nach DSM-5: bei Auftreten von 2 oder mehr klinischen Merkmalen innerhalb eines 12-Monats-Zeitraums; Kategorien der Schwere der Störung:
	1. Mild: Vorliegen von zwei bis drei Kriterien
	2. Moderat: Vorliegen von vier bis fünf Kriterien
	3. Schwer: mehr als sechs Kriterien

> ⊙ Der Begriff „risikoarm" weist darauf
> hin, dass es letztlich keinen risikolosen
> Alkoholkonsum gibt. Risiken und
> Schädigungen sind intra- und
> interindividuell unterschiedlich und
> durch verschiedene Risikofaktoren
> beeinflusst.

In der themenspezifischen Literatur wird zudem häufig die Einteilung von Droller (1964) angeführt, die sich am Beginn des problematischen Trinkverhaltens orientiert. Hier ergibt sich eine Typologie der alkoholbezogenen Störungen unter Älteren nach

— einem „early-onset" mit Beginn des problematischen Alkoholkonsums i. d. R. vor dem 60. Lebensjahr und
— einem „late-onset" mit Beginn des problematischen Alkoholkonsums i. d. R. nach dem 60. Lebensjahr.

Die Abgrenzung beider Gruppen bleibt jedoch unscharf, wie auch Rumpf und Weyerer (2005) feststellen. Der Anteil der „early-onset"-Abhängigkeitserkrankten wird auf zwei Drittel, derjenigen mit einem „late-onset" auf ein Drittel geschätzt (Allen 1996; Lieb et al. 2008). Therapeutisch interessant ist diese Typologie insofern, weil dem späteren Störungsbeginn eine bessere Beeinflussbarkeit durch therapeutische Interventionen, eine höhere Behandlungsadhärenz sowie eine bessere Prognose zugeschrieben wird (Welte und Mirand 1995; Brennan und Moos 1996; Liberto und Oslin 1995). Allerdings weisen Geyer et al. (2016) im Unterkapitel zu älteren Patienten in der S3-Leitlinie „Screening,

Diagnose und Behandlung alkoholbezogener Störungen" darauf hin, dass bisher keine hinreichende empirische Grundlage vorliegt, um Empfehlungen zu differenziellen Therapiemethoden oder Settings für diese beiden Typen abzuleiten.

Ein früherer oder späterer Krankheitsbeginn steht aber mit unterschiedlichen Schutz-, Risiko- und Belastungskonstellationen im Zusammenhang. Patienten mit einem späteren Beginn von alkoholbezogenen Störungen konsumieren – bei natürlich dennoch bestehenden alkoholbezogenen Störungen – weniger, haben weniger und leichtere alkoholbezogene Probleme und seltener Binge-Konsummuster als „early-onset"-Patienten (zusammenfassend Wadd und Rao 2018). Allerdings besteht dann auch die Gefahr, bei diesen spätbeginnenden Patienten die Suchtproblematik zu übersehen oder zu unterschätzen. Sie verfügen häufig über eine höhere soziale und psychische Stabilität, mehr Lebenszufriedenheit, eine geringere somatische und psychiatrische Komorbidität inklusive weniger kognitive Beeinträchtigungen sowie insgesamt über mehr psychosoziale Ressourcen als Patienten mit einer jahre-, zum Teil jahrzehntelangen Suchtentwicklung. Daraus erklärt sich ggf. auch die bessere Therapieprognose. Mögliche Risikofaktoren eines „late-onset" werden vor allem in auslösenden Belastungen gesehen, wie z. B. altersspezifischen Alltagsstressoren (z. B. invaliditätsbedingte Einschränkungen, altersassoziierte Schmerzerkrankungen, verstärkte soziale Isolation, Verlust von körperlichen Leistungsmöglichkeiten und strukturierender Funktion des Arbeitsalltages oder selbstständiger Lebensführung) oder kritischen Lebensereignissen (z. B. Verlust des Partners oder enger Bezugspersonen) (z. B. Welte und Mirand 1995; Voßmann und Geyer 2006). In der „Stress-Hypothese des späten Beginns" schreiben Caracci und Miller (1991) vor allem kritischen Lebensereignissen eine auslösende Bedeutung für alkoholbezogene Störungen mit einem „late-onset" zu.

Hinsichtlich der Einschätzung, wie häufig Alkohol- und auch andere Substanzprobleme unter Älteren vorkommen, sind mehrere methodologische Probleme bei den folgenden Ausführungen zu bedenken:

— In regelmäßig wiederholten Surveys zum Alkohol-, Tabak-, Medikamenten- und Drogenkonsum (z. B. Epidemiologischer Suchtsurvey in Deutschland) werden ältere Personen jenseits des 65. Lebensjahres nicht standardmäßig miterfasst, sodass Angaben zu Häufigkeiten und Entwicklungstrends zum Thema Sucht im Alter auf einer ungenauen Datenlage basieren.

— Immer wieder werden in Studien die in ◘ Tab. 3.1 benannten Grenzwerte des riskanten Alkoholkonsums für das mittlere Erwachsenenalter als Kriterium für Alkoholprobleme auf Ältere übertragen. Diese Grenzwerte müssen jedoch im Alter herabgesetzt werden, da altersbedingte Veränderungen des Stoffwechsels auch die Eliminierung von Giftstoffen reduzieren und somit eine höhere Schädigung sowie eine abnehmende Alkoholtoleranz bei Älteren auftreten (Zeman 2009). Die Verwendung von Konsumgrenzwerten für gesunde Personen im mittleren Erwachsenenalter führt auch zu einer Unterschätzung der tatsächlichen Prävalenzzahlen riskanten Alkoholkonsums unter älteren Zielgruppen (Lieb et al. 2008).

— Hinzu kommt das häufig anzutreffende methodologische Problem, dass die Definition z. B. eines risikoarmen oder schädlichen Alkoholkonsums, aber auch der Altersbegriff mit den entsprechend zu erfassenden Altersgruppen in verschiedenen Studien unterschiedlich operationalisiert und damit eine Vergleichbarkeit der Daten erschwert wird.

— Nicht zuletzt ist Alkoholabhängigkeit ein Risikofaktor für ein erhöhtes bzw. früheres Mortalitätsrisiko (z. B. in einem 14-jährigen Beobachtungszeitraum bei 18- bis 64-Jährigen unter Frauen 4,6-fach und Männern 1,9-fach im Vergleich zur geschlechts- und altersanalogen Gesamtbevölkerung) (John et al. 2013).

Die Prävalenzraten der Alkoholabhängigkeit sinken bei beiden Geschlechtern über die Altersgruppen ab. Die 12-Monats-Prävalenz einer Diagnose Alkoholabhängigkeit liegt in der deutschen Bevölkerung insgesamt bei 3,0 % (Männer 4,4 und Frauen 1,6 %) mit einem deutlichen altersassoziierten Abfall (18–34 Jahre: 4,8 %, 35–49 Jahre: 2,6 %, 50–64 Jahre: 3,4 % und 65–79 Jahre: 0,8 %) (Jacobi et al. 2015).

Dennoch ist von einer deutlichen Gefährdung auch älterer Menschen auszugehen, da der riskante Alkoholkonsum in höheren Altersgruppen relativ stark vertreten ist. Während frühere Studien zusammenfassend meist von einem abnehmenden, nichtsdestotrotz bedeutsamen Anteil riskanter Konsummuster im höheren Lebensalter ausgingen (Schäufele 2009; Weyerer und Schäufele 2014), zeigen aktuelle repräsentative Ergebnisse aus Deutschland eine deutliche Gefährdung insbesondere der „jungen Alten". In der „Studie zur Gesundheit Erwachsener (DEGS1)" (Lange et al. 2016) wurde der Alkoholkonsum in den letzten vier Wochen anhand der Konsummenge reinen Alkohols ermittelt und mehr als 20 g/Tag bei Männern sowie mehr als 10 g/Tag bei Frauen als Grenzwerte für einen riskanten Konsum verwendet. Dieser Grenzwert liegt unter dem, der in vielen anderen Studien verwendet wird (z. B. bei Frauen mehr als 12–20 g/Tag und bei Männern mehr 24–30 g/Tag reiner Alkohol; Weyerer und Schäufele 2014); für ältere Personen müssen aber aufgrund der körperlichen Bedingungen letztlich auch geringere Grenzwerte für einen riskanten Alkoholkonsum verwendet werden. Nach den so ermittelten Zahlen der DEGS1-Studie steigt bei Männern der riskante

Alkoholkonsum altersassoziiert an und ist unter den 60- bis 69-Jährigen mit fast 25 % am höchsten; in der Altersgruppe der 70- bis 79-jährigen Männer ist die Wahrscheinlichkeit des riskanten Alkoholkonsums drei Mal so hoch wie in der jüngsten Altersgruppe der 18- bis 29-Jährigen (Vergleichswert über alle Altersgruppen 18–79 Jahre: 18,5 %). Bei Frauen sind die 50- bis 59-Jährigen mit ca. 17 % die davon am stärksten betroffene Altersgruppe (ab dem 60. Lebensjahr dann absinkend; Vergleichswert über alle Altersgruppen 18–79 Jahre: 13,1 %). Dies spiegelt sich aber nicht zwangsläufig in alkoholassoziiertem Risikoverhalten wider – zumindest nicht im Verkehrsverhalten: Die Zahl von Verkehrsunfällen unter Alkoholeinfluss sinkt ab dem 55. Lebensjahr deutlich (Saß et al. 2016). Dass mit einem riskanten Alkoholkonsum gerade im Alter aber erhebliche gesundheitliche Risiken verbunden sind, wird in ▶ Abschn. 3.3 erläutert.

Je nach Erfassungskriterium zeigen sich die Trends aber widersprüchlich: Vogt (2016) wertet die vorliegenden Daten aus AUDIT-C-Erfassungen dahingehend aus, dass in der Altersgruppe 45–64 Jahre 29–40 % der Männer und 21–25 % der Frauen riskant Alkohol konsumieren. In der Altersgruppe 65–79 Jahren sinken diese Quoten zwar etwas ab; dennoch weisen etwa ein Drittel der Männer (31–34 %) und knapp ein Fünftel der Frauen (17–18 %) über 65 Jahren einen riskanten Alkoholkonsum auf. Die „Männerlastigkeit" bei alkoholbezogenen Störungen, die sich in allen Altersgruppen findet, zeigt sich auch beim Rauschtrinken: 23–30 % der Männer in der Altersgruppe 45–64 Jahre und 19–27 % in der Altersgruppe 65–79 Jahre betrinken sich mindestens einmal im Monat (Frauen mit 45 Jahren und älter: 7–10 %). Die geschlechtsspezifischen Unterschiede im Alkoholkonsum Älterer entsprechen also den Trends im jüngeren und mittleren Erwachsenenalter. Dies zeigt sich auch bei der alkoholbedingten Mortalität, die ab dem 35. Lebensjahr ansteigt und unter 55- bis 64-Jährigen mit 65,4 Männern und 20,2 Frauen pro 100.000 Einwohner am höchsten ist, letztlich auch auf Basis einer dauerhaften alkoholbezogenen Störung im frühen oder mittleren Erwachsenenalter und

damit einhergehenden kumulierten Gesundheits- und Sterblichkeitsrisiken (Rommel et al. 2016). Ein höherer sozioökonomischer Status ist nur ein Risikofaktor des riskanten Alkoholkonsums für Frauen (Lange et al. 2016).

3.3   Versorgungsrealität

Die Versorgungsrealität bei Älteren mit einer alkoholbezogenen Störung ist geprägt durch geringe Vermittlungsquoten und Inanspruchnahmen sucht- oder psychotherapeutischer Hilfen.

Der Hausarzt stellt für viele Ältere den zentralen Zugangsweg zu medizinischen, aber auch psychosozialen und -therapeutischen Hilfen dar. Seine Schlüsselfunktion in der Detektion und Behandlungsvermittlung bei psychischen Erkrankungen inklusive Suchtstörungen auch bei älteren Patienten kann daher nicht oft genug betont und eingefordert werden. 84,1 % der Frauen und 82,0 % der Männer im Alter von 60 bis 69 Jahren besuchen mindestens einmal jährlich einen Hausarzt, mit einem weiteren altersassoziierten Anstieg bis ins hohe Alter. Neurologen/Psychiater werden in dieser Altersgruppe hingegen nur von 10,0 % und Psychotherapeuten von 3,1 % innerhalb eines Jahres aufgesucht (Rattay et al. 2013). Die suchtspezifische Diagnostik, aber auch die Beratungskompetenz und der professionelle Umgang mit Suchtstörungen aufseiten der Hausärzte, aber auch in Allgemeinkrankenhäusern, werden allerdings häufig als defizitär bewertet – und dies nicht nur für die Zielgruppe älterer Patienten. Altersübergreifend formulierte der Drogen- und Suchtrat 2008 (S. 9) an die Drogenbeauftragte der Bundesregierung:

» Dringlich empfohlen wird eine Offensive für ärztliche Versorgungsbereiche, in denen erfahrungsgemäß ein hoher Anteil von Patienten mit alkoholassoziierten Erkrankungen behandelt wird (u. a. allgemeinärztliche Praxen, Unfall- oder internistische Stationen). Hier sollten die notwendigen fachlichen und ökonomischen Voraussetzungen dafür geschaffen werden, dass Patientinnen und Patienten mit Alkoholproblemen identifiziert werden und in Bezug auf ihr Alkoholproblem frühzeitig eine Beratung oder Behandlung erhalten. […] Die Beratungskompetenz in der Ärzteschaft und in anderen Berufen des Gesundheitswesens sollte durch geeignete Arbeitshilfen gefördert werden. Es wird empfohlen, Ressourcen bereit zu stellen, um die Implementierung der Diagnose- und Interventionsprogramme im medizinischen Bereich weitestgehend sicherzustellen.

In einer Befragung von älteren Patienten in einer Suchtfachklinik mit spezifischem Seniorenangebot gab aber immerhin ein Drittel die dringende Empfehlung des Hausarztes als persönlichen Anlass zur stationären Suchttherapie an, weiterer Anlass war neben gesundheitlichen Gründen bei ca. der Hälfte der Patienten der soziale Druck durch Kinder und Enkelkinder (Voßmann und Geyer 2006).

Insgesamt bleiben ältere Menschen mit einer alkoholbezogenen Störung aber eine auch in der Suchthilfe unzureichend versorgte und erreichte Zielgruppe. Liegt der Anteil der 55- bis 59-Jährigen in der ambulanten Behandlung noch bei 13,5 %, sinkt er mit den 60- bis 64-Jährigen auf 6,9 % und den über 65-Jährigen auf 4,6 % (Mittelwert über alle Altersgruppen: 45,5 Jahre); einen ähnlichen Verlauf nehmen die Daten bei stationären Behandlungen Älterer mit einer Alkoholabhängigkeit (14,3 %, 6,4 %, 3,0 %; Mittelwert: 46,3 Jahre) (Thaller et al. 2017). Die Zahlen haben sich gegenüber vorherigen Jahren nur unwesentlich erhöht (z. B. Steppan et al. 2011). Auch international finden sich geringere Behandlungsquoten bei Älteren, insbesondere bei missbräuchlichem Konsum; negative Einflussfaktoren der Inanspruchnahme einer Behandlung waren dabei weibliches Geschlecht, Verheiratetsein und höherer Bildungsgrad/höheres Einkommen bzw. vorhandene Arbeitstätigkeit (z. B. Ghoi et al. 2014).

Bereits 1998 kritisierten Bühringer et al., dass viele Suchthilfeeinrichtungen ein Patientenalter ab 60 Jahren als Kontraindikation für eine Behandlung betrachteten; davon sind heute vor allem spezialisierte Angebote, insbesondere stationäre, auszunehmen (z. B. Geyer 2008; Schwager 2011; Lieb 2015). Inwiefern eine systematische Benachteiligung Älterer bei der Beantragung und Bewilligung von Sucht- und/oder Psychotherapien vorliegt, bleibt offen. Hinsichtlich des zweigeteilten Versorgungssystems bei Suchterkrankungen versus anderen psychischen Erkrankungen (Zuständigkeiten der Deutschen Rentenversicherung versus Krankenkassen) besteht in der Suchthilfe bei einer Primärdiagnose des Alkoholabhängigkeitssyndroms eine erhöhte Schwierigkeit in der Bewilligung/Finanzierung einer Suchttherapie: Bevölkerungsgruppen im Rentenalter werden strukturell vernachlässigt durch die primäre Kostenverantwortlichkeit der Rentenversicherungsträger für die Postakutbehandlung der Alkoholabhängigkeit mit dem Ziel der Wiederherstellung der Erwerbsfähigkeit (Lieb et al. 2008). Längere Antragsverfahren, ggf. auch durch Zuständigkeitsklärungen zwischen Rentenversicherungen und Krankenkassen, wirken sich negativ auf die Behandlungsmotivation und -inanspruchnahme aus.

Über die Behandlung von Sucht- und komorbiden Störungen älterer Patienten in der psychotherapeutischen Behandlung liegen keine verlässlichen Zahlen vor. Bei psychotherapeutischen Behandlungen – sowohl ambulant als auch stationär – sind die Krankheitsschwere und die Abstinenzmöglichkeit des Patienten wesentliche Kriterien dafür, ob eine Suchterkrankung im Rahmen der kassenfinanzierten Psychotherapie behandelt werden kann. Zu bedenken ist auch die Hochschwelligkeit der Zugänge der Suchthilfe für ältere Menschen bei spätem Krankheitsbeginn („late-onset"), die bis zu diesem Zeitpunkt mit größter Wahrscheinlichkeit noch keinen Kontakt zum Suchthilfesystem hatten. Handelt es sich um eine Sekundärerkrankung bei bestehender primärer Depression oder Angsterkrankung, sollte eine Psychotherapie gerade hier möglich sein, insbesondere wenn es sich um riskante oder schädliche Konsummuster handelt. Seit 2011 ist der Beginn einer ambulanten Psychotherapie bei Patienten mit einer Alkohol-, Drogen- oder Medikamentenabhängigkeit auch bei noch nicht erreichter Suchtmittelfreiheit oder Abstinenz möglich. Demnach

» … ist eine Anwendung der Psychotherapie bei Abhängigkeit von psychotropen Substanzen dann zulässig, wenn die Suchtmittelfreiheit beziehungsweise Abstinenz parallel zur ambulanten Psychotherapie bis zum Ende von maximal 10 Behandlungsstunden erreicht werden kann. Das Erreichen der Suchtmittelfreiheit beziehungsweise der Abstinenz nach Ablauf dieser Behandlungsstunden ist in einer nicht von der Therapeutin oder von dem Therapeuten selbst ausgestellten ärztlichen Bescheinigung festzustellen. Diese Feststellung hat anhand geeigneter Nachweise zu erfolgen. Sie ist von der Therapeutin oder von dem Therapeuten als Teil der Behandlungsdokumentation vorzuhalten und auf Verlangen der Krankenkasse vorzulegen. Kommt es unter der ambulanten psychotherapeutischen Behandlung zu einem Rückfall in den Substanzgebrauch, ist die ambulante Psychotherapie nur fortzusetzen, wenn unverzüglich geeignete Behandlungsmaßnahmen zur Wiederherstellung der Suchtmittelfreiheit bzw. Abstinenz ergriffen werden. […]Jede weitere Leistungspflicht zur Fortführung der ambulanten Therapie (entfällt), wenn die Gründe für die Annahme der voraussichtlichen Erreichbarkeit der Abstinenz beziehungsweise Suchtmittelfreiheit entfallen, die Abstinenz beziehungsweise Suchtmittelfreiheit tatsächlich nicht bis zum Ende von 10 Behandlungsstunden erreicht wird oder die geforderte Dokumentation […] nicht vorgelegt werden kann. (Gemeinsamer Bundesausschuss 2011)

Eine Behandlung gerade komorbider Störungen im Rahmen der Psychotherapie ist also in der Versorgung älterer Menschen kassenrechtlich möglich und wahrscheinlich für viele Patienten aufgrund des anderen Versorgungssettings attraktiver und zugänglicher als die traditionelle Suchthilfe. Gleichzeitig sind die Potenziale einer vernetzten Behandlung zu überprüfen, z. B. durch Inanspruchnahme von Beratungs-/Therapiegruppenangeboten und Selbsthilfegruppen innerhalb der Suchthilfe, auch wenn diese vielerorts für ältere Patienten noch nicht hinreichend und dauerhaft etabliert sind. Für den besonderen Bereich der Behandlung von Suchtstörungen bei pflegebedürftigen Patienten bzw. im Rahmen der Altenpflege wird auf Hoff et al. (2017) verwiesen.

Neben den Problemen der Versorgungsrealität darf nicht übersehen werden, dass ein nicht unwesentlicher Teil der Patienten mit einer Alkoholabhängigkeit auch ohne Behandlung eine Krankheitsremission erreicht: In einer Literaturauswertung von Rumpf et al. (2009) traten zwischen 2/3 und 3/4 der Remissionen ohne Behandlungsinanspruchnahme auf. Positive Einflussfaktoren einer unbehandelten Remission waren mehr soziale Unterstützung, stabile Partnerschaften, stabile Berufstätigkeiten und eine höhere berufliche Zufriedenheit. Neben familiären, gesundheitlichen und finanziellen Problemen berichteten unbehandelt remittierte Personen von kognitiven Bilanzierungsprozessen zwischen negativen und positiven Konsumaspekten, die der Remission vorausgingen. Abhängigkeitsschwere, alkoholbezogene Belastungen und soziale Unterstützungen stehen dabei im engen Wechselspiel (Bischof et al. 2003): Die geringste Remissionsstabilität fand sich bei Patienten, die zwar wenig negative Konsequenzen ihres Alkoholkonsums erlebten, gleichzeitig aber ein hohes Ausmaß an Abhängigkeitsschwere aufwiesen; zudem erlebten sie wenig soziale Unterstützung, aber auch wenig sozialen Druck. Komorbiditäten mit anderen psychischen Erkrankungen haben zunächst keinen Einfluss auf die Häufigkeit von Remissionen ohne formelle Hilfen; unklar ist hier aber, ob sich der Ausprägungsgrad wie auch spezifische Konstellationen komorbider Erkrankungen auf die Wahrscheinlichkeit und Stabilität von Remissionen ohne Behandlung auswirken

(Bischof et al. 2005). Interessanterweise werden die Möglichkeiten der Remission ohne formelle Hilfen in der Allgemeinbevölkerung – und wahrscheinlich auch von Beratern und Psychotherapeuten außerhalb der Suchthilfe – unterschätzt (u. a. Rumpf et al. 2009). Bei älteren Patienten muss allerdings auch immer wieder an die gesundheitlichen Risiken eines fortgesetzten riskanten oder schädlichen Alkoholkonsums hinsichtlich der Komplikationen bei einer körperlichen Multimorbidität und Multipharmazie gedacht werden.

> Zwar gelingt einem nicht unwesentlichen Teil von Erwachsenen mit alkoholbezogenen Störungen eine Remission ohne formelle Hilfe. Zu älteren Menschen und deren Alkoholproblemen liegen dazu jedoch keine hinreichenden Zahlen vor.

3.4 Risiken und Folgen eines schädlichen oder abhängigen Alkoholkonsums im höheren Alter

Alkoholbedingte Risiken und Schädigungen steigen mit der Menge des konsumierten Alkohols; dies gilt für jüngere wie für ältere Menschen. Bei Älteren folgt jedoch eine besondere Betroffenheit und Gefährdung durch einen regelmäßigen und/oder zu hohen Alkoholkonsum aus den altersassoziierten körperlichen Veränderungen.

> Altersbedingte körperliche Veränderungen, die zu einer Senkung der Alkoholtoleranz bei Älteren führen, sind: Reduktion der hepatischen Metabolisierungsprozesse und -geschwindigkeit, Verminderung des Körperwasseranteils, Abnahme des Muskelgewebeanteils und Zunahme des Fettgewebeanteils.

Die wesentlichen Risiken und Folgen eines übermäßigen, missbräuchlichen Alkoholkonsums bei älteren Menschen sind in der folgenden Übersicht aufgelistet.

Risiken und Folgen eines übermäßigen missbräuchlichen Alkoholkonsums bei älteren Menschen (Mod. nach Hoff et al. 2017)

- Wechselwirkungen mit anderen Arzneimitteln. Die Wahrscheinlichkeit, mehrere Medikamente einzunehmen, steigt mit dem Alter rapide an (Schwabe und Paffrath 2011; siehe auch Kap. 4); bei Polymedikation können sich Konstellationen ergeben, bei denen Wirkungen und Nebenwirkungen der beteiligten Wirkstoffe verstärkt werden (BMBF 2016).
- Erhöhtes Sturz- und Verletzungsrisiko bei hohem Alkoholkonsum (Mukamal et al. 2003; Stenbacka et al. 2002).
- Erhöhtes Risiko komorbider psychischer Erkrankungen. So haben z. B. ältere depressive Patienten ein drei- bis vierfach höheres Risiko für Alkoholmissbrauch mit einer Prävalenz von 15–30 % gegenüber Nichtdepressiven (Green et al. 2003; Waern 2003), wobei ein enger Zusammenhang zwischen Alkoholmissbrauch/-abhängigkeit und Depression auch bereits in früheren Altersgruppen besteht.
- Beeinträchtigungen basaler Alltagsaktivitäten und kognitiver Funktionen (Moore et al. 2003; Rosenbloom et al. 2005) sowie alkoholbedingter neuropsychiatrischer Komplikationen (insbesondere Delir, amnestisches Syndrom) (Wetterling et al. 2002). Neuropsychologische Defizite (außer Wernicke-Korsakoff-Syndrom und Alkoholfolgekomplikationen wie z. B. Hirninfarkte; vgl. zusammenfassend Wolter 2006) sind unter länger anhaltenden Abstinenzbedingungen auch rückbildungsfähig. Leichte kognitive Beeinträchtigungen bergen generell ein ca. 2,4- bis 2,7-fach erhöhtes Risiko einer demenziellen Erkrankung (Luck et al. 2008; Weyerer u. Schäufele 2006).

— Erhöhtes Risiko demenzieller Erkrankungen (vgl. ausführlich Wolter 2006; siehe auch ► Kap. 7); dabei wurde längere Zeit ein U- bzw. J- förmig verlaufender Zusammenhang zwischen konsumierter Alkoholmenge und Demenzrisiko angenommen, das heißt ein leicht erhöhtes Risiko demenzieller Erkrankungen bei Alkoholabstinenz, ein signifikant abfallendes Risiko bei geringem, maßvollem Konsum sowie ein deutlich ansteigendes Risiko bei erhöhtem, missbräuchlichem bis abhängigem Alkoholkonsum (Bickel 2006; Solfrizzi et al. 2007; Wolter 2006; Beynon et al. 2014). Die Studienlage zum Zusammenhang von Alkoholkonsum und Demenzrisiko ist allerdings noch widersprüchlich. Die Ergebnisse eines relativ aktuellen Reviews (Illomaki et al. 2015) bestätigen die Annahme, dass geringer/maßvoller Konsum das Risiko des Alzheimer-Typs verringert. Da jedoch in den betrachteten Studien zumeist unterschiedliche Definitionen, u. a. von Alkoholkonsum, gemäßigtem vs. exzessivem Konsum, zugrunde liegen und in den Studiendesigns keine Differenzierung (unter anderem lebenslang abstinent lebende Personen vs. ehemalige Alkoholabhängige sowie die Berücksichtigung von Trinkmustern) vorgenommen wurden, ist zum jetzigen Standpunkt keine zufriedenstellende empirische Evidenz vorhanden. In letzter Zeit wird jedoch diskutiert, dass das erhöhte Demenzrisiko unter abstinenten Personen auch ggf. an einer höheren Morbidität dieser Gruppe, z. B. auch durch einen Anteil ehemals Alkoholabhängiger, liegen kann. Darauf verweisen auch Ergebnisse einer schwedischen Längsschnittstudie, dass nämlich abstinente Kontrollgruppen ggf. eine schlechtere Gesundheit aufweisen und sich hieraus schlechtere kognitive Leistungen ergeben. Kontrolliert man die Menge des konsumierten Alkoholkonsums im mittleren Erwachsenenalter, zeigen sich im späteren Verlauf auch bei geringeren Konsummengen kognitive Einbußen (Hassing 2018).

3.5 Diagnostik

In der Diagnostik ist zu beachten, dass vielfach keine alterssensiblen Diagnoseverfahren (z. B. mit alterskorrigierten Alkoholkonsumgrenzwerten) vorliegen oder dass sie seltener eingesetzt werden, sodass Suchtstörungen inklusive riskanter Konsummuster in den Prävalenzraten, aber auch in der Praxis häufig unterschätzt werden. Zudem muss gerade bei der Diagnostik von Suchtstörungen im Alter auch daran gedacht werden, dass kognitive und motorische Altersprozesse den diagnostischen Prozess beeinflussen können. Bei zu hohen kognitiven Anforderungen (z. B. Konzentrationsdauer), aber auch anderen vorliegenden psychischen Erkrankungen wie Depressionen erfassen Diagnostikinstrumente Alkoholspektrumstörungen ggf. nicht hinreichend sensitiv.

Mögliche Hinweise auf einen Alkoholmissbrauch oder -abhängigkeit im Alter (aus Wolter 2011, S. 90)
— Sozialer Rückzug
— Verlust von Antrieb und Interesse
— Depressivität
— Schlafstörungen
— Nachlassen der geistigen Leistungskraft
— Vernachlässigen der (Körper-)Hygiene
— Gangunsicherheit/Stürze
— Verletzungen/Blutergüsse
— Inanspruchnahme von Notfallambulanzen
— Notarzt/Notaufnahme
— Magen-Darm-Probleme/Durchfall
— Inkontinenz
— Mangelernährung/Gewichtsverlust
— Bluthochdruck
— Hyperurikämie
— Instabiler Diabetes mellitus

Die Heterogenität und Unspezifität der benannten Symptome in Alterungsprozessen und bei Multimorbidität machen deutlich, dass grundsätzlich eine genauere suchtspezifische Diagnostik notwendig ist. Der Einsatz von Screeningverfahren kann Anfangsverdachtsmomente unterstützen. Dies bedarf dann aber einer weitergehenden Anamnese sowohl hinsichtlich der ICD-10-Diagnosekriterien einer Suchtstörung (z. B. anhand halb- oder vollstrukturierter Interviews) als auch einer vertieften kognitiven und körperlichen Diagnostik, soweit diese nicht schon vorliegt (▶ s. auch Abschn. 1.4).

In den S3-Leitlinien zu alkoholbezogenen Störungen wird insbesondere der AUDIT bzw. der AUDIT-C (verfügbar unter: www.audit-screen.org) als valides und reliables Screening auch bei Älteren empfohlen (Wurst et al. 2016). Der AUDIT soll dabei altersübergreifend nicht nur bei Verdacht auf alkoholbezogene Störungen, sondern aufgrund der hohen Komorbiditäten generell auch bei anderen psychischen Störungen eingesetzt werden (Preuß et al. 2016). Die altersbezogene Sensitivität kann erhöht werden, wenn die Cut-Off-Werte für den AUDIT auf 5 statt 8 Punkte und für den AUDIT-C auf 4 statt 5 Punkte reduziert werden (Aalto et al. 2011).

In ◧ Tab. 3.2 sind weitere Screeningverfahren für den Alkohol- und Medikamentenkonsum bei Älteren aufgeführt. Diese sind zwar nicht alle ausführlich für den deutschsprachigen Raum testdiagnostisch evaluiert, haben sich jedoch mittlerweile in der Praxis ebenfalls etabliert. Der AUDIT wird eher als Screening für riskanten Alkoholkonsum bei Älteren, der CAGE und SMAST-G eher für Alkoholabhängigkeit empfohlen (Wolter 2011). Ein Einsatz mehrerer Screeningverfahren kann sinnvoll sein, da jeweils differierende Konsumaspekte abgefragt und somit unterschiedliche Konsummuster bzw. Patientengruppen erfasst werden können.

Spezifische Screening-Fragebögen mit Selbstaussagen der Patienten zeigen sich interessanterweise überlegen gegenüber Routine-Biomarkern der Labordiagnostik (GGT, MCV, CDT). Für die Einleitung und Einschätzung einer ausführlichen altersunspezifischen Labordiagnostik des akuten wie chronischen Alkoholkonsums wird auf die diesbezüglichen generellen Empfehlungen der S3-Leitlinien verwiesen (Wurst et al. 2016).

◧ **Tab. 3.2** Screeningverfahren für Alkohol- oder Medikamentenmissbrauch für den Einsatz bei älteren Patienten

Screnningverfahren	Autoren	Altersspezifisch zu beachten	Deutschsprachige Vorlage
Kurzfragebogen CAGE auf Alkoholmissbrauch oder -abhängigkeit	Ewing und Rouse 1970; Ewing 1984	Nach Rumpf (2006) sollte bei älteren Menschen ein Cut-off-Wert von 1 statt 2 Punkten angewandt werden	www.alter-sucht-pflege.de/Handlungsempfehlungen/Download/CAGE.pdf
Kurzfragebogen SMAST-G (Short Michigan Alcoholism Screening Test-Geriatric)	Blow et al. 1992	Altersangepasste Version des SMAST	www.alter-sucht-pflege.de/Handlungsempfehlungen/Download/SMAST-G.pdf
Kurzfragebogen zur Medikamenteneinnahme – welche Rolle spielen Medikamente in Ihrem Leben?	Watzl et al. 1991		www.alter-sucht-pflege.de/Handlungsempfehlungen/Download/KFM.pdf
Lippstädter Benzo-Check (LBC)	Holzbacher, o. J.		www.lwl-kurzlink.de/benzo-check

Bei einer Alkoholabhängigkeit sollte neben standardisierten Erhebungsinstrumenten (z. B. MALT, SESA, TAI), die aber nicht speziell für ältere Patienten entwickelt wurden, ein ausführliches Assessment der Suchtprobleme, -entstehung und -bedingungen erfolgen (z. B. Wadd und Rao 2018):

- konsumierte und präferierte Substanzen (z. B. Alkohol, Nikotin, Cannabis, Medikamente, verschrieben oder illegal beschafft),
- Konsumbiografie (Beginn des Konsums, Beginn von Suchtproblemen, früherer Konsum, heutiger Konsum: Zeit, Frequenz, Menge usw.),
- höchster Konsum im Lebensverlauf: Alter, Dauer, Menge, Konsummuster (z. B. täglich, wöchentlich, Binge-Konsummuster, Beschaffungswege),
- Finanzierung des früheren und aktuellen Konsums, finanzielle Belastungsfolgen,
- bisherige Behandlungen, Abstinenz-, Rückfallphasen (soweit Therapie erfolgt ist), Bezug zu Lebensereignissen,
- psychische Gesundheit in der Vergangenheit,
- psychische und Suchterkrankungen in der Familie,
- somatische Anamnese (insbesondere Folgeerkrankungen und Komplikationen durch den Substanzkonsum; Schmerzanamnese, Stürze, Unfälle),
- psychische, soziale, sexuelle und berufliche Entwicklung,
- biografische Auffälligkeiten bzgl. Kriminalität (z. B. Trunkenheit am Steuer, Gesetzesübertretungen, Vor- und Haftstrafen),
- aktuelle Alltagsaktivitäten/Aktivitäten des täglichen Lebens (ADL), Unterstützung oder Pflege durch Angehörige, Ehrenamtler oder Dienstleister,
- Erfahrungen der sozialen Isolation oder Exklusion, soziale Unterstützung und Einbindung in Familie und Freunde (inkl. familiäre Konflikte, Übernahme der Pflege von Angehörigen),
- wahrgenommener sozialer Druck, psychosoziale Abhängigkeit von anderen.

Sowohl in Screenings als auch tiefergehenden Explorationen muss beachtet werden, dass unter älteren Patienten zum Teil eine ausgeprägtere Verschweigungs- und Verleugnungstendenz bezüglich psychischer Belastungen inklusive Suchtstörungen besteht als unter jüngeren Patienten. In den Selbstangaben fällt auf, dass geringere Mengen von Alkohol oder Nikotin angegeben werden, als sie tatsächlich konsumiert wurden; zudem werden Hilfsangebote seltener in Anspruch genommen als von jüngeren Patienten (zusammenfassend z. B. Rumpf 2006; Forstmeier und Maercker 2008; Wadd und Rao 2018). Versorgungssysteme, die derzeit noch unzureichend auf Ältere mit Bedarfen an sucht- und psychotherapeutischen Leistungen eingestellt sind, treffen hier auf eine Klientel, die sich einerseits mit vielen individuellen Abwehrmechanismen (▶ Kap. 1), andererseits mit ungenügenden Kenntnissen über tatsächlich vorhandene und effektive Therapieangebote eher zurückzieht als aktiv Hilfe sucht.

Werden Angehörige in die Fremdanamnese einbezogen, müssen bei der Einschätzung des tatsächlichen Konsums folgende Verzerrungseffekte in Betracht gezogen werden (z. B. Weyerer et al. 2006):

- Ein Substanzmissbrauch wird unter anderem durch getrennte Wohnungen nicht korrekt beobachtet (z. B. heimliches Trinken eines Elternteils).
- Ein Substanzmissbrauch wird „geschönt" in der Fremdanamnese angegeben, z. B. aus Respekt und aus dem Wunsch heraus, einen Ehepartner oder ein Elternteil nicht zu diskreditieren und zu beschämen.
- Ein Substanzmissbrauch fällt durch altersassoziierte Veränderungen der Umweltvariablen und eine damit einhergehende geringere soziale Kontrolle weniger auf, z. B. durch den Wegfall des Arbeitsplatzes, die geringere Nutzung des Straßenverkehrs, eine „empty-nest"-Situation in der Familie usw.

Wolter (2015) empfiehlt entsprechend ein konsequentes und wiederholtes Fragen nach dem

Gebrauch von Substanzmitteln sowohl beim Patienten selbst als auch in der Fremdanamnese, soweit verfügbar.

3.6 Psycho- und suchttherapeutische Interventionen

Anhand der systematischen Aufarbeitung der auch altersspezifischen Literatur liegt mit der S3-Leitlinie „Screening, Diagnose und Behandlung alkoholbezogener Störungen" (Geyer et al. 2016) ein relativ aktueller fundierter Überblick über den empirischen Kenntnisstand der psycho- und suchttherapeutisch zu empfehlenden Interventionen für Ältere vor. In ◘ Tab. 3.3 werden die dortigen Schlüsselempfehlungen aufgeführt.

Die Empfehlungsgrade, die weitgehend auf einem klinischen Konsensuspunkt der Leitlinien-Expertenkommission sowie niedrigen Ebenen der erreichten Evidenz beruhen, machen deutlich, dass noch ein erheblicher Forschungsbedarf zur Beratung und Therapie Älterer mit alkoholbezogenen Störungen besteht. Gleichzeitig finden sich genügend Belege dafür, dass eine Behandlung alkoholbezogener Störungen im Alter wirksam und sinnvoll ist. z. B. sogar mit höheren Abstinenzquoten, höheren subjektiven Zufriedenheitswerten und höheren Haltequoten in Gruppensettings bei älteren Patienten als bei Jüngeren (z. B. American Psychiatric Association 2006 ; Geyer und Penzek 2007; Lieb et al. 2008; Oslin et al. 2002).

> ❯❯ Findet eine suchtspezifische und/oder psychotherapeutische Behandlung einer Alkoholabhängigkeit bei Älteren statt, wird deren Wirksamkeit positiv, zum Teil sogar positiver als bei jüngeren Patientengruppen bewertet.

Die bisher unzureichende Untersuchung altersspezifisch entwickelter Behandlungen bei alkoholbezogenen Störungen führt letztlich dazu, dass im Wesentlichen die für Jüngere geltenden Therapieverfahren auch bei Älteren eingesetzt werden (u. a. Wolters 2011; Vogt 2016).

Hierzu gehören je nach Krankheitsschweregrad Kurzinterventionen, körperliche Entgiftungen, qualifizierte Entzugsbehandlungen und in der therapeutischen Entwöhnungsbehandlung motivationale, (kognitiv-)verhaltenstherapeutische Interventionskomponenten, Angehörigenarbeit und Paartherapie (Empfehlungsgrad A) sowie Kontingenzmanagement, psychodynamische Kurzzeittherapien und angeleitete Patientengruppen (Empfehlungsgrad B) (Mann et al. 20016).

Für die Behandlung des Alkoholentzugs und des Alkoholentzugsdelirs weist Wolter (2011) darauf hin, dass das kalendarische Alter kein Risikofaktor für die Intensität des Alkoholentzugssyndroms ist – wohl aber der Schweregrad der Suchterkrankung und bestehende Komorbiditäten; dabei ist in besonderer Weise an alkoholassoziierte wie auch davon unabhängig bestehende körperliche Erkrankungen zu denken.

3.6.1 Allgemeine Therapieziele bei alkoholbezogenen Störungen

In Abhängigkeit des Schweregrades der alkoholbezogenen Störungen und der daraus resultierenden Folgeerkrankungen, aber auch dem Ausmaß von Veränderungsmotivation und -möglichkeiten der Patienten gilt es, zwischen möglichst vollständiger Abstinenz und einem anhaltend stabilen, kontrollierten Konsum – und zwar unterhalb der Grenzen des riskanten Konsummengen und -frequenzen – als Behandlungsziel abzuwägen.

> ❯❯ Bei postakuten Interventionsformen ist Abstinenz bei Alkoholabhängigkeitssyndrom (ICD10: F10.2) primäres Therapieziel. Ist die Erreichung von Abstinenz z. Z. nicht möglich oder liegt schädlicher bzw. riskanter Konsum vor, soll eine Reduktion des Konsums (Menge, Zeit, Frequenz) im Sinne einer Schadensminderung angestrebt werden. (Empfehlungsgrad A). (Mann et al. 2016, S. 164)

◘ **Tab. 3.3** Schlüsselempfehlungen für die Behandlung älterer Menschen in der S3-Leitlinie „Screening, Diagnose und Behandlung alkoholbezogener Störungen". (Mod. nach Geyer et al. 2016)

Kategorie	Art der Intervention	Empfehlung	Empfehlungsgrad	Level of evidence
Psychotherapie	Generelle Behandlungsempfehlung	Bei jüngeren Erwachsenen empirisch begründete Behandlungen (psychotherapeutisch, psychosozial und pharmakotherapeutisch) sollen auch älteren Personen mit alkoholbezogenen Störungen angeboten werden	KKP	Nicht anwendbar
	Kurzinterventionen	Kurzinterventionen gelten insgesamt als wirksam, insbesondere bei riskantem Konsum; sie sollen daher auch älteren Personen mit Alkoholproblemen angeboten werden	KKP	Nicht anwendbar
	Berücksichtigung somatischer und psychischer Komorbidität	Die somatische und psychische Komorbidität soll in der Planung und Durchführung von Interventionen berücksichtigt werden	KKP	Nicht anwendbar
	Altersspezifische Anpassung der Behandlung	In der Behandlung älterer Personen mit alkoholbezogenen Störungen können altersspezifische Anpassungen vorgenommen werden	O	5
	Ältere pflegebedürftige Personen	Älteren Personen mit alkoholbezogenen Störungen, die auf Pflege (im Sinne von Sozialgesetzbuch XI – Soziale Pflegeversicherung) angewiesen sind, sollten störungsspezifische Interventionen angeboten werden	KKP	Nicht anwendbar
Psychosoziale Therapie	Trainingsverfahren zur Verbesserung der Bewältigung der Aktivitäten des täglichen Lebens (ADL)	In der Behandlung älterer Personen können Trainingsverfahren zur Verbesserung der Bewältigung der ATL eingesetzt werden	KKP	Nicht anwendbar

☐ Tab. 3.3 (Fortsetzung)

Kategorie	Art der Intervention	Empfehlung	Empfehlungsgrad	Level of evidence
Medikamentöse Therapie	Entzugsmedikation	Eine Pharmakotherapie eines Alkoholentzugssyndroms soll unter Berücksichtigung von Entzugsschwere und -komplikationen erfolgen; die pharmakotherapeutischen S3-Empfehlungen sind im Detail unter Schäfer et al. 2016a nachzulesen. Bei Älteren, aber auch allgemein bei schlechtem Allgemeinzustand, eingeschränkter Lungen- oder Nierenfunktion sind daran angepasste Medikationen zu beachten	Siehe zu den einzelnen Empfehlungsgraden verschiedener Medikamente: Schäfer et al. (2016a)	Siehe Schäfer et al. (2016a)
	Medikamente zur Entwöhnung und Trinkmengenreduktion	Im Rahmen der Postakutbehandlung, die mit Hinweis auf die überdurchschnittlich günstige Prognose bei älteren Personen mit Alkoholabhängigkeitssyndrom empfohlen wird, gelten die dortigen medikamentösen Empfehlungen unter Beachtung der Pharmakodynamik und -kinetik im Alter	Siehe zu den einzelnen Empfehlungsgraden verschiedener Medikamente: Missel et al. (2016)	Siehe Missel et al. (2016)
Differenzielle Indikation	Setting der Entgiftungsbehandlung	Älteren mit alkoholbezogenen Störungen kann niederschwellig eine stationäre Entzugsbehandlung angeboten werden	O	5
	Primärärztliche Behandlung	Älteren Personen mit alkoholbezogenen Störungen sollen in der primärmedizinischen Versorgung auf Veränderung ihres Alkoholkonsums und Inanspruchnahme therapeutischer Hilfe zielende Interventionen angeboten werden	A	1b

Erläuterung zum Empfehlungsgrad: A starke Soll-Empfehlung, B „Sollte"-Empfehlung; O „Kann"-Empfehlung/offene Empfehlung, KKP klinischer Konsenspunkt auf Basis zwar nicht vorhandener experimenteller Studien bei gleichzeitig aber üblicher Praxis und Übereinkunft innerhalb der Konsensusgruppe über das Verfahren.

Die Kontroverse zwischen Abstinenz und kontrolliertem/moderatem Konsum als Behandlungsziele hat sich mittlerweile von dem früheren Kampf um das richtige Paradigma dahin bewegt, für spezifische Patientengruppen das Für und Wider einer Abstinenzorientierung abzuwägen (z. B. Falcato et al. 2010; Uchtenhagen 2010; Klingemann et al. 2010; Körkel 2015; Mann 2018). Bei Alkoholabhängigkeitssyndromen gilt die Abstinenz immer noch als Ziel der Wahl, und dies auch in den finanzierten ambulanten und stationären Behandlungen der Suchthilfe. In ambulanten Settings der Psychotherapie und Beratung stellt sich aber mitunter die Frage, ob eine vollständige Abstinenz als Behandlungsziel zur dauerhaften Schadensminderung und -vermeidung kurz- und mittelfristig möglich ist und von Patienten motiviert verfolgt wird, oder ob ein kontrollierter Konsum auch angesichts von bestehenden Rückfallzahlen ein zunächst oder dauerhaft hilfreicheres Behandlungsziel bzw. -konzept sein kann. Uchtenhagen (2010, S. 16) zieht altersgruppenunspezifisch folgendes Fazit für die Praxis:

» Bei der individuellen Abklärung und Therapieplanung ist darauf zu achten, ob es persönliche, anamnestische oder Umfeldfaktoren gibt, die das Ziel eines moderaten Umgangs mit Suchtmitteln nahe legen. […] Abstinenz als (zeitlich begrenztes) Moratorium verträgt sich mit dem weiterführenden Ziel eines moderaten Konsums. Dieser ist nicht als ,Rückfall' zu verstehen. Nachhaltig moderater Konsum setzt in der Regel subjektiv befriedigende Lebensumstände voraus.

Das übergeordnete Ziel der Schadensminderung geht auch bei älteren Suchtkranken mit einer Hierarchie der Behandlungsziele bei Suchtstörungen einher (Körkel und Kruse 1997; Wolter 2011):

1. Sicherung des Überlebens,
2. Sicherung des möglichst guten Überlebens,
3. Reduzierung von Konsum(-exzessen), Verlängerung drogenfreier Zeiten,
4. Einsicht in die Grunderkrankung, Bearbeitung von Rückfällen,
5. Abstinenz,
6. autonome Lebensgestaltung in Zufriedenheit.

Aus suchtmedizinischer und gerontopsychiatrischer Sicht weist Wolter (2011, S. 183) aber darauf hin, dass diese Zielhierarchie letztlich nicht zu einem „unangemessenen Minimalismus in der Therapeutischen Zielsetzung" führen darf, sondern es aufgrund der individuellen Krankheitssituation immer um eine individualisierte, differenzielle Therapieindikation gehen muss. Diese kann zwar dem Prinzip der minimalen Interventionen und einem „steppedcare"-Modell (so viel Hilfe wie nötig, so wenig wie möglich) (Rumpf et al. 2003) folgen, muss aber bei einem fortgesetzten Alkoholkonsum angesichts der Gefahren körperlicher Komplikationen bei älteren Menschen sorgsam überdacht werden.

3.6.2 Altersspezifische Therapieziele und -bereiche bei älteren Suchterkrankten

Über die Notwendigkeit einer nicht nur störungs-, sondern explizit altersangepassten Behandlung alkoholbezogener Störungen bei Älteren liegen also unzureichend empirische Erkenntnisse vor. Analog zum „alters- und störungsspezifischen therapeutischen Rahmenmodell" (ASR) von Maercker (2002; ▶ Abschn. 1.4) sollten dennoch neben störungsspezifischen Aspekten auch Altersbesonderheiten in die Behandlung miteinbezogen werden, sowohl inhaltlich als auch methodisch. Die American Psychiatric Association (2010) weist darauf hin, dass altersspezifische Interventionsmodifikationen, wie in ▶ Kap. 1 dargestellt, die Behandlungseffektivität bei Älteren erhöhen können. Dem schließt sich die deutsche S3-Expertenkommission mit einer diesbezüglichen „Kann-Empfehlung" an (◘ Tab. 3.3).

Übergeordnet sollte auf die Bearbeitung und Bewältigung altersbezogener Veränderungen der sozialen Beziehungen (z. B. Vereinsamung, Verluste, Generationenkonflikte etc.), der

Körperlichkeit und der Alltagsgestaltung eingegangen werden, wie sie sich auch aus den Alternstheorien und -praxisgrundlagen in ▶ Kap. 1 ergeben.

**Altersspezifische Beratungs- und Inter-
ventionsziele bei älteren Suchterkrankten. (Aus Voßmann und Geyer 2006)**

— Seelische Probleme und Symptome:
  – Trauerarbeit und Integration von
    Verlusten naher Angehöriger
  – Verarbeitung außergewöhnlicher
    stark belastender Lebensereignisse
  – Wiedergewinnung von Lebensfreude
  – Bearbeitung depressiver Kognitionen,
    Stimmungsverbesserung
  – Angstbewältigung
  – Entspannungsfähigkeit
— Körperliche Probleme und Symptome:
  – Akzeptanz körperlicher
    Einschränkungen
  – Gesundheitsbewusstes Verhalten
  – Schmerzbewältigung
— Veränderungen auf der Ebene zwischen-
  menschlichen Verhaltens:
  – Verbesserung der Kontaktfähigkeit
  – Angst und Unsicherheit anderen
    Menschen gegenüber überwinden
  – Verbesserung der Kritikfähigkeit
  – Verbesserung der Beziehung zum
    Partner, den Kindern/Enkelkindern
— Veränderungen in alltäglichen
  Lebensbereichen:
  – Entwicklung neuer Interessen und
    Freizeitaktivitäten
  – Erarbeitung einer sinnvollen
    Tagesstruktur
  – Verbesserung der Genussfähigkeit
  – Verbesserung der körperlichen Fitness
    als Voraussetzung für die Bewältigung
    der Alltagsaktivitäten
  – Motivationsförderung, Sport und
    andere körperliche Aktivitäten zu
    betreiben
  – Mehr mit Partner oder Freunden
    unternehmen

Den therapeutischen Prozess in der Behandlung
älterer Suchtkranker unterteilt Wolters (2011) in
die folgenden, sich zum Teil überschneidenden
Schritte: 1) Vertrauen aufbauen, 2) Motivieren,
3) Ziele festlegen, 4) Stabilisierung des Verhaltens bzw. Konsummusters, 5) Richtungswech-
sel und 6) weitere Konsumverringerung. Es wird
deutlich, dass diese Vorgehensweise sich nicht
von der für jüngere Altersgruppen unterscheidet – wohl aber die o. g. Inhalte der altersspezifischen Interventionsziele.

3.6.3 Überblick zu Interventionen bei alkoholbezogenen Störungen und komorbiden psychischen Erkrankungen

Bei komorbiden psychischen Störungen wie
Depressionen oder Angststörungen in Kombination mit alkoholbezogenen Störungen sind die
Prognosen ungünstiger als bei einzelnen Erkrankungen. Daher wird altersunabhängig eine
intensivere Behandlung empfohlen, die möglichst integriert und gleichzeitig für die jeweils
vorliegenden ein oder mehreren Störungsbilder
angeboten werden sollte (Preuß et al. 2016). Dies
gilt auch für die stationäre Behandlung. Ist eine
integrierte Behandlung nicht möglich, sollte ein
gut vernetztes Arbeiten zwischen Behandlern
der Sucht- und Psychotherapie koordiniert und
gesichert werden. Bei Erreichen einer Abstinenz
in der Behandlung von komorbiden alkoholbezogenen Störungen sind Symptomveränderungen beider Störungen zu beachten: Einerseits
können Symptome der anderen psychischen Störungen abklingen, da sie ggf. Folge eines exzes-
siven Konsums waren; andererseits können sie
sich verstärken oder aber neu auftreten, da sie
zuvor durch die Suchtsymptome verdeckt waren
(z. B. bei Selbstbehandlung einer Depression
oder Angststörung durch exzessives Trinken).

Kurzinterventionen zeigen bei riskantem
Alkoholkonsum generell eine hohe Wirksamkeit in primärmedizinischen Settings wie z. B.
Hausarztpraxen (Kaner et al. 2007, 2018). Dabei
führt eine längere Dauer der Kurzintervention

nur zu einer unwesentlich stärkeren Reduktion des Alkoholkonsums. Die Wirksamkeit von Kurzinterventionen gilt zwar für alkoholbezogene Störungen als gesichert, nicht jedoch für komorbide Störungen, z. B. einer komorbiden Depression – hier bedarf es häufig intensiverer Hilfen (Grothues et al. 2008).

Die Behandlung der komorbiden psychischen Störungen sollte sich – neben der Kombinationstherapie für alkoholbezogene Störungen –nach den jeweiligen diagnoserelevanten Leitlinien z. B. für Depression, Angststörungen etc. richten; dies betrifft auch den Einsatz entsprechender pharmakologischer Therapien je nach Ausprägungsgrad z. B. einer mittelschweren bis schweren Depression. Für die weitere Vertiefung wird auf ▸ Kap. 5 bis 7 verwiesen.

Behandlungsrelevant können zudem Altersspezifika in den Belastungs- und Traumafolgestörungen sein, da Patienten nicht selten Alkohol und Medikamente hier auch als entlastende, beruhigende Selbstmedikationen einsetzen. Hierzu gehören zum einen die chronifizierten oder anhaltenden Trauerstörungen, die bei Älteren aufgrund höherer Verlustwahrscheinlichkeiten auch wahrscheinlicher auftreten. Zum anderen müssen auch aufgrund möglicher biografischer Traumatisierungen lebensspannenbezogene Typologien der posttraumatischen Belastungsstörungen (PTBS) sorgfältig in eine Diagnostik- und Interventionsplanung einbezogen werden (◻ Tab. 3.4 und ▸ Kap. 6). Höltge et al. (2017) beziffern die generelle Komorbidität auf 50–100 % der PTBS-Betroffenen.

Insbesondere bei der verzögerten und chronischen posttraumatischen Belastungsstörung ist bei heutigen Älteren und Hochaltrigen an historisch bedingte, kriegsassoziierte Traumatisierungen („Ausbombung", Hunger, Vertreibung, Verfolgung, Verschleppung, Vergewaltigung, Gefangenschaft, Anblick verstümmelter Toter, Miterleben von Hinrichtungen usw.) zu denken. Flucht und Vertreibung von Älteren, die vor oder während des Zweiten Weltkriegs geboren wurden, standen beispielsweise in einer Studie von Beutel et al. (2007) in engem Zusammenhang mit späteren signifikanten

Reduktionen der körperlichen Lebensqualität, der Gesundheit und der Alltagsbewältigung im Alter zwischen 59 und 93 Jahren; zudem litten sie häufiger unter Angstattacken. Unter vaterlos aufgewachsenen Älteren fanden sich hochsignifikante Beeinträchtigungen bei depressiven und sozialphobischen Symptomen, Misstrauen und vegetativen Beschwerden (Franz et al. 2007).

Neben der störungsspezifischen Diagnostik der PTBS sollte entsprechend altersspezifisch eine Einordnung in die in ◻ Tab. 3.4 benannten Typen erfolgen. Zur weiteren Einschätzung dienen auch die Erfassung von

— aktueller subjektiver Schwere und Bedeutung des Ereignisses,
— zeitlichem Abstand zwischen traumatisierendem Ereignis und Symptombeginn,
— Dauer und Verlauf der PTBS-Symptome,
— Auswirkungen auf das aktuelle Leben, aber auch auf frühere Entwicklungen (z. B. im Sinne einer kumulativen Risikoentwicklung),
— Konfundierungen früherer Traumatisierungen mit aktuellen Traumatisierungen (z. B. Höltge et al. 2017).

Für die Behandlung posttraumatischer Belastungsstörungen im Alter empfehlen Höltge et al. (2017) und Maercker (2015) folgende Prinzipien und Ansätze:

— Aufbau einer besonders tragfähigen, vertrauensvollen Patient-Therapeut-Beziehung gerade für die PTBS-Therapie,
— aktive, informierende, richtungsweisende Therapeutenhaltung,
— frühe Psychoedukation,
— Einbezug des sozialen Netzwerkes,
— Stabilisierung der allgemeinen Gesundheit,
— Behandlung komorbider Störungen als förderlich für die Traumatherapie,
— Aufbau/Stärkung von Ressourcen und Entspannungsverfahren,
— expositionsorientierte/traumakonfrontierende Verfahren zur Auseinandersetzung mit den traumatischen Erfahrungen (nur bei guter therapeutischer Ausbildung und spezialisierter Weiterbildung!):

◻ **Tab. 3.4** Typen der posttraumatischen Belastungsstörung im Alter (u. a. Maercker 2015; Höltge et al. 2017)

Art der posttraumatischen Belastungsstörung	Aktuell	Verzögert auftretend	Chronisch
Zeitpunkt des traumatischen Erlebnisses	Im höheren Lebensalter, zeitlich nah	In der Vergangenheit, z. T. vor Jahrzehnten	Abgeschlossenes traumatisches Erlebnis, insbesondere kriegs- und fluchtbedingte Traumata in der jetzigen Generation Älterer
Besonderheiten im traumatischen Erlebnis	V. a. kriminelle Gewalterfahrungen (nicht zwangsläufig häufiger im Alter, aber ggf. belastender); unerwarteter Verlust einer zentralen Bezugsperson	–	–
Risikofaktor	Fehlende soziale Unterstützung	Multidimensional, ggf. durch mehr (Frei)Zeit, weniger Rollenverpflichtungen und damit mehr Raum für reaktualisierende Introspektion	Multidimensional
Besonderheiten in der Symptomatik	–	Tritt wieder in höherem Lebensalter auf; Ausfall psychischer Stressbewältigung und erhöhtes Stresserleben bei aversiven Erfahrungen im Alter	Dauerhafte PTBS-Symptome

Lebensrückblicksinterventionen, expositionsfokussierende „Prolonged Exposure", kognitionsfokussierte Bearbeitung, Eye Movement Desensitization and Reprocessing (EMDR).

Die Lebensrückblicksinterventionen dienen generell der Unterstützung einer Kohärenz der eigenen Person, indem positive wie negative Erfahrungen in einer eigenen, persönlichen Geschichte bewusst gemacht, erinnert und zu einem Gesamtblick verknüpft werden. Dabei gilt es, therapeutisch auf eine positive oder zumindest neutrale Bilanzierung der eigenen Lebensgeschichte zu fokussieren, auch zur Stabilisierung und Verbesserung von Emotionen, Kognitionen und Motivation.

Prozessschritte der Lebensrückblicksinterventionen (z. B. Forstmeier und Maercker 2008; Maercker 2015)

- Einführungsgespräch und diagnostisches Interview
- Besprechen körperlicher und psychischer Probleme und Lebenssituation
- Besprechen des Vorgehens und der Ziele
- Erarbeitung der Phase Kindheit bis Schulzeit
- Erarbeitung der Phase Kindheit bis Schulende
- Erarbeitung der Phase Jugend

- Erarbeitung der Phase Erwachse-
  nenalter: Soziales/Privates (z. B.
  Partnerschaft, Familie)
- Erarbeitung der Phase Erwachse-
  nenalter: Berufsleben
- Erarbeitung der Phase: Rentenalter
- Integration und Bewertung aller Phasen
- Ggf. weitere Sitzungen für spezifische
  Probleme, z. B. kognitive Methoden,
  Kommunikationsfertigkeiten

Bei einer traumaexponierenden Lebensrück-
blicksintervention wird die Lebenssituation
und -phase, in der ein Trauma passiert, und die
diesbezügliche Traumaschilderung in die The-
rapiesitzung vor der Phase eingeordnet, in der
das Ereignis geschehen ist.

Dabei sollte sorgfältig abgewogen werden,
ob eine Expositionsbehandlung der Traumafol-
gestörung tatsächlich zu einer Gesamtverbesse-
rung führt oder eher stabilisierend, aber nicht
aufdeckend gearbeitet werden sollte. In den S3-
Leitlinien zur Behandlung alkoholbezogener
Störungen (Schäfer et al. 2016b) wird zudem
altersunspezifisch konstatiert, dass Patienten
mit alkoholbezogenen Störungen erst trau-
maexponierende Interventionen angeboten
werden sollen, wenn nur noch wenig oder gar
kein Alkohol mehr konsumiert wird. Generell
werden die integrierte, stabilisierende psychotherapeutische Behandlung beider Störungen
gemeinsam (siehe z. B. „Sicherheit finden“: www.
trauma-und-sucht.de) sowie ein kognitiv-verhal-
tenstherapeutisches Vorgehen zur Reduktion
der PTBS-Symptome empfohlen. Die S3-Leitli-
nie zur Behandlung alkoholbezogener Störungen weist darauf hin, dass für andere Psycho-
therapieverfahren aufgrund der unzureichenden
Datenlage derzeit keine Empfehlungen ausgesprochen werden können (Preuß et al. 2016).

❯ Bei komorbiden alkoholbezogenen und
depressiven Störungen wie auch bei
posttraumatischen Belastungsstörungen
sollte altersunabhängig kognitive
Verhaltenstherapie zur Behandlung
beider Symptombilder eingesetzt werden.

3.7   Ausblick

Alkoholbezogene Störungen werden durch den
demografischen Wandel, aber vor allem durch
die veränderte Sozialisation jüngerer Generationen im Umgang mit Suchtmitteln zukünftig
mit höchster Wahrscheinlichkeit eine immer
größere Bedeutung in der gesundheitlichen
Versorgung Älterer bekommen. Bemühungen
um eine noch flächendeckendere, frühere Prävention für speziell ältere Bevölkerungsgruppen werden erforderlich bleiben. Dabei müssen
Vernetzungen in der Versorgung und Präven-
tions- bzw. Interventionsketten besser in der
Praxis etabliert und beibehalten werden. Den
unterschiedlichen Gesundheitsdienstleistern
muss auch bekannt sein, dass psychotherapeutische Behandlungen auch von alkoholbezogenen Störungen im Alter wirksam sind – wenn
sie denn zustande kommen. Es bedarf der weiteren Öffnung von Beratung und ambulanter Psychotherapie gerade auch für Ältere mit riskanten
Alkoholkonsummustern, die häufig in die dys-
funktionale Bewältigung somatischer, sozialer
und psychischer Probleme eingebunden sind.

Literatur

Aalto, M., Alho, H., Halme, J. T., & Seppä, K. (2011). The
    Alcohol Use Disorders Identification Test (AUDIT)
    and its derivatives in screening for heavy drinking
    among the elderly. *International Journal of Geriatric
    Psychiatry, 26*(9), 881–885.
Allen, J. (1996). Alcoholism in the elderly. Council on
    Scientific Affairs, American Medical Association.
    JAMA, 275, 791–801.
American Psychiatric Association (Hrsg) (2010). *Treat-
    ment of Patients with Substance Use Disorders*. 2nd
    ed. APA: https://www.psychiatry.org/psychiatrists/
    practice/clinical-practice-guidelines. Zugegriffen:
    09.03.2018
Beutel, M. E., Decker, O., & Brähler, E. (2007). Welche
    Auswirkungen haben Flucht und Vertreibung auf
    Lebensqualität und Befindlichkeit? *Zeitschrift für
    Psychosomatische Medizin und Psychotherapie,
    53*, 203–215.
Beynon, C. M., MacVeigh, J., & Roe, B. (2007). Problematic
    drug use, ageing and older people: trends in age of
    drug users in northwest England. *Aging & Society,
    27*, 799–819.
Bickel, H. (2006). Rauchen und Alkoholkonsum als Risi-
    kofaktoren einer Demenz im Alter. *Sucht, 52*, 48–59.

Bischof, G., Rumpf, H. -J ., Meyer, C., Hapke, U., & John, U. (2003). Influence of psychiatric comorbidity in alcohol-dependent subjects in a representative population survey on treatment utilization and natural recovery. *Addiction*, *100*(3), 405–13.

Bischof, G., Rumpf, H. -J ., Meyer, C., Hapke, U., & John, U. (2005). Types of natural recovery from alcohol dependence: A cluster analytic approach. *Addiction*, *98*(12), 1737–46.

Blow, F. C., Brower, K. J., Schulenberg, J. E., et al. (1992). The Michigan Alcoholism Screening Test-Geriatric Version (MAST-G): a new elderly specific screening instrument. *Alcohol Clin Exp Res*, *16*, 372.

BMBF (Hrsg) (2011) *Medikamente im Alter: Welche Wirkstoffe sind ungeeignet?* https://www.bmbf. de/pub/Medikamente_im_Alter.pdf. Zugegriffen: 09.03.2018.

Brennan, P. L., & Moos, R. H. (1996). Late-life drinking behavior: The influence of personal characteristics, life context, and treatment. *Alcohol Health Research World*, *20*, 197–204.

Bühringer, G. et al. (1998). Versorgungssituation für ältere Suchtkranke in Deutschland. In U. Havemann-Reinecke, et al. (Hrsg.), *Alkohol und Medikamente, Missbrauch und Abhängigkeit im Alter* (S. 170–187). Freiburg: Lambertus.

Caracci, G., & Miller, N. (1991). Epidemiology and diagnosis of alcoholism in the elderly. *Int J Geriatr Psychiatry*, *6*, 511–515.

Dilling, H., Mombour, W., & Schmidt, M. H. (2014). *Internationale Klassifikation psychischer Störungen, ICD-10 Kapitel V (F): Klinisch-diagnostische Leitlinien* (9. Aufl.). Bern: Huber.

Drogen- und Suchtrat (Hrsg) (2008). *Empfehlungen an die Drogenbeauftragte der Bundesregierung für ein Nationales Aktionsprogramm zur Alkoholprävention, 09. Juni 2008, erarbeitet von der Facharbeitsgruppe „Suchtprävention" im Auftrag des Drogen- und Suchtrates, aktualisiert durch Beschluss der Bund-Länder-Steuerungsgruppe vom 21. April 2008, aktualisiert durch Beschluss des Drogen- und Suchtrates vom 09. Juni 200*8. www.bmg.bund.de. Zugegriffen: 09.03.2018.

Droller, H. (1964). Some aspects of alcoholism in the elderly. *Lancet*, *2*, 137–139.

Ettrich, K. U., & Fischer-Cyrulies, A. (2005) Substanzmissbrauch im mittleren und höheren Erwachsenenalter – Alltagsdrogen Alkohol und Nikotin: Gebrauch und Missbrauch. *Zeitschrift für Gerontologie und Geriatrie*, *38* (1), 47–59.

Ewing, J. A. (1984). Detecting alcoholism. The CAGE questionnaire. *JAMA*, *252*, 1905–1907.

Ewing, J. A., & Rouse, B. A. (1970). *Identifying the hidden alcoholic*. 29th International Congress on Alcohol and Drug Dependence. Sydney.

Falcato, L., Strohler, R., & Schaub, M. (2010). Moderater Substanz-Gebrauch: Konzeptioneller Rahmen für ein neues Paradigma? *Suchttherapie*, *11*, 9–13.

Franz, M., Hardt, J., & Brähler, E. (2007). Vaterlos – Langzeitfolgen des Aufwachsens ohne Vater im Zweiten Weltkrieg. *Zeitschrift für Psychosomatische Medizin und Psychotherapie*, *53*, 216–277.

Forstmeier, S., & Maercker, A. (2008). *Probleme des Alterns*. Fortschritte der Psychotherapie, Band 33. Göttingen: Hogrefe.

Gemeinsamer Bundesausschuss (Hrsg.) (2011). *Bekanntmachung eines Beschlusses des Gemeinsamen Bundesausschusses über eine Änderung der Psychotherapie-Richtlinie: Präzisierung der Indikation „Abhängigkeit von Alkohol, Drogen oder Medikamenten"*. Bundesministerium für Gesundheit: BAnz. Nr. 100 (S. 2424) vom 07. 07. 2011. www. g-ba. de/informationen/beschluesse/1310/. Zugegriffen: 09.03.2018.

Geyer, D. (2008). Altersspezifische Aspekte in der stationären Rehabilitation Suchtkranker. *Sucht Aktuell, 2*, 31–35.

Geyer, D., & Penzek, C. (2007). Wirkfaktoren in der stationären Rehabilitation älterer Alkoholabhängiger. In: Fachverband Sucht e. V. (Hrsg.), *Wirksame Therapie. Wissenschaftlich fundierte Suchtbehandlung* (S. 305–316). Geesthacht: Neuland.

Geyer, D., Wolter, D., Scherbaum, N., Lieb, B., Vogt, I., & Hoch, E. (2016). Ältere Menschen. In K. Mann, E. Hoch, & A. Batra (Hrsg.), *S3-Leitlinie Screening, Diagnose und Behandlung alkoholbezogener Störungen* (S. 155–163). Berlin: Springer.

Green, C. A., Polen, M. R., & Brody, K. K. (2003). Depression, functional status, treatment for psychiatric problems, and the health-related practices of elderly HMO members. *American Journal of Health Behavior*, *17* (4), 269–275.

Grothues, J. M., Bischof, G., Reinhardt, S., Meyer, C., John, U., & Rumpf, H. J. (2008). Effectiveness of brief alcohol interventions for general practice patients with problematic drinking behavior and comorbid anxiety or depressive disorders. *Drug Alcohol Depend 94* (1–3), 214–220.

Hassing, L. B. (2018). Light alcohol consumptive does not protect cognitive functions: A longitudinal prospective study. *Frontiers in Aging Neuroscience*, *10*, 81. https://doi.org/10.3389/fngagi.2018.00081

Höltge, J., Maercker, A., & Thoma, M. V. (2017). PTBS im Alter. Erkennen und Behandeln. *Psychotherapie im Alter*, *14* (4), 399–414.

Holzbacher, R. (o. J.). *Lippstädter Benzo-Ceck (LBC)*. www. lwl-kurzlink. de/benzo-check. Zugegriffen: 09.03.2018

Hoff, T., & Klein, M. (2010). Riskanter und abhängiger Alkoholkonsum bei älteren Menschen – Prävalenz, Versorgungsstruktur und Behandlungsansätze. Ein Überblick zum Stand der Forschung. *Verhaltenstherapie und Psychosoziale Praxis*, *3*, 661–675.

Hoff, T., Isfort M., Kuhn, U., & Kuhn, S. (2017). Sucht im Alter – Grundlagen. In T. Hoff, U. Kuhn, S. Kuhn, & M. Isfort (Hrsg.), *Sucht im Alter – Maßnahmen und Konzepte für die Pflege* (S. 1–13). Berlin: Springer.

Illomaki, J., Jokanovic, N., Tan Edwin, C. K., & Lonnroos, E. (2015). Alcohol Consumption, Dementia and Cognitive Decline: An Overview of Systematic Reviews. *Current clinical pharmacology, 10* (3), 204–212.

Jacobi, F., Höfler, M., Siegert, J., Mack, S., Gerschler, A. (2015). Twelve-months prevalence of mental disorders in the German Health Interview and Examination Survey for Adults – Mental Health Module (DEGS1-MH): a methodological addendum and correction. *Int J Methods Psychiatr Res, 24* (4), 305–313.

John, U., Rumpf, H.-J., Bischof, G., Hapke, U., Hanke, M., & Meyer, C. (2013). Excess mortality of alcohol-dependent individuals after 14 years and mortality predictors based on treatment participation and severity of alcohol dependence. *Alcoholism: Clinical and Experimental Research, 37* (1), 156–163.

Kaner, E. F. S, Beyer, F., Dickinson, H. O., et al. (2007). Effectiveness of brief alcohol interventions in primary care populations. *Cochrane Database of Systematic Reviews, 18;* 2, CD004148.

Kaner, E. F., Beyer, F. R., Muirhead, C., Campbell., F., Pienaar, E. D. et al. (2018). Effectiveness of brief alcohol interventions in primary care populations. *Cochrane Database of Systematic Reviews, 24;* 2, CD004148.

Klingemann, H., Dampz, M., & Perret, H. (2010). Kontrolliertes Trinken in der Schweiz zwischen Anspruch und Wirklichkeit. *Suchttherapie, 11,* 18–23.

Körkel, J. (2015). Kontrolliertes Trinken bei Alkoholkonsumstörungen: Eine systematische Übersicht. *Sucht, 61,* 147–174.

Körkel, J., & Kruse, G. (1997). Mit dem Rückfall leben. Abstinenz als Allheilmittel? Bonn: Psychiatrie-Verlag.

Lange, C., Manz, K., Rommel, et al. (2016). Alkoholkonsum von Erwachsenen in Deutschland. Riskante Trinkmengen, Folgen und Maßnahmen. *Journal of Health Monitoring 1* (1), 2–21.

Liberto, J. G., & Oslin, D. W. (1995). Early versus late onset of alcoholism in the elderly. *International Journal of the Addictions, 30,* 1799–1818.

Lieb, B. (2015). Alterspezifische QUalifizierte Akutbehandlung (Station AQUA) – Entwicklung, Inanspruchnahme und Behandlungsprozesse einer Spezialstation für die qualifizierte Akutbehandlung älterer Suchtkranker. *Suchttherapie, 16* (S 01), 03.

Lieb, B., Rosien, M., Bonnet, U., & Scherbaum, N. (2008). Alkoholbezogene Störungen im Alter – Aktueller Stand zu Diagnostik und Therapie. *Fortschr Neurol Psychiat, 76,* 75–85.

Luck, T., Busse, A., Hensel, A., Angermeyer, M. C., & Riedel-Heller, S. G. (2008) Mild cognitive impairment and development of dementia. *Psychiatr Prax, 35,* 331–336.

Maercker, A. (2002). Alterspsychotherapie und klinische Gerontopsychologie. Berlin: Springer.

Mann, K. (2018). *Interview „Das Abstinenzdogma war zu stark".* www.zeit.de/2018/13/alkoholiker-suchtforschung-karl-mann-kontrolliertes-trinken. Zugegriffen: 14. 04.2018.

Mann, K., & Hoch, E. (2016). Einleitung. In K. Mann, E. Hoch, & A. Batra (Hrsg.), *S3-Leitlinie Screening, Diagnose und Behandlung alkoholbezogener Störungen* (S. 1–6). Berlin: Springer.

Mann, K., Hoch, E., Arens, J., Beutel, M., Bilke-Hentsch, O., et al. (2016). Behandlung von schädlichem und abhängigem Alkoholgebrauch In K. Mann, E. Hoch & A. Batra (Hrsg.), *S3-Leitlinie Screening, Diagnose und Behandlung alkoholbezogener Störungen* (S. 27–180). Berlin: Springer.

Maercker, A. (2015). Belastungs- und Traumafolgestörungen. In A. Maercker (Hrsg.), *Alterspsychotherapie und klinische Gerontopsychologie* (S. 181–206). Berlin: Springer.

Missel, P. Koch, A., Arens, J., et al. (2016). Entwöhnungsbehandlung und andere Formen der Postakutbehandlung. In K. Mann, E. Hoch & A. Batra (Hrsg.), *S3-Leitlinie Screening, Diagnose und Behandlung alkoholbezogener Störungen* (S. 163–189). Berlin: Springer.

Moore, A. A., Endo, J. O., & Carter, M. K. (2003). Is there a relationship between excessive drinking and functional impairment in older persons? *Journal of American Geriatric Society, 51,* 44–49.

Mukamal, K. J., Kuller, L. H., & Fitzpatrick, A. L. (2003). Prospective study of alcohol consumption and risk of dementia in older adults. *Journal of the American Medical Association, 289,* 11, 1405–1413.

Oslin, D. W., Pettinati, H, & Volpicelli, J. R. (2002). Alcoholism treatment adherence: older age predicts better adherence and drinking outcomes. *Am J Geriatr Psychiatry, 10* (6), 740–747.

Preuß, U. W., Beutel, M., Gouzoulis-Mayfrank, E., Havemann-Reinecke, U., Weber, T., Weil, G., Schäfer, I., Singer, M., Mann, K., & Hoch, E. (2016). Komorbide psychische Störungen. In K. Mann, E. Hoch, & A. Batra (Hrsg.), *S3-Leitlinie Screening, Diagnose und Behandlung alkoholbezogener Störungen* (S. 77–128). Berlin: Springer.

Rattay, P., Butschalowsky, H., Rommel, A., et al. (2013). Inanspruchnahme der ambulanten und stationären medizinischen Versorgung in Deutschland. Ergebnisse der Studie zur Gesundheit Erwachsener in Deutschland (DEGS1). *Bundesgesundheitsblatt -– Gesundheitsforschung – Gesundheitsschutz, 5/6,* 832–844.

Rommel, A., Saß, A. -C., Rabenberg, M. (2016). Alkoholbedingte Mortalität bei Erwachsenen. *Journal of Health Monitoring 1* (1), 37–42.

Rosenbloom, M. J., O'Reilly, A., Sassoon, S. A., Sullivan, E. V., & Pfefferbaum, A. (2005). Persistent cognitive deficits in community-treated alcoholic men and women volunteering for research: limited contribution from psychiatric comorbidity. *J Stud Alcohol, 66* (2), 254–265.

Rumpf, H.-J. (2006). Diagnostik von alkoholbezogenen Störungen im Alter. *Zeitschrift für Gerontopsychologie und -psychiatrie, 19,* 201–206.

Rumpf, H.-J., & Weyerer, S. (2005). Sucht im Alter. *Sucht Aktuell, 2*, 28–33.

Rumpf, H.-J., Bischof, G., Grothues, J., Reinhard, S., et al., (2003). Early intervention for alcohol-related disorders in general practice: A stepped-care approach. *Suchtmedizin in Forschung und Praxis, 5* (1), 37–40.

Rumpf, H.-J., Bischof, G., Hapke, U., Meyer, C., & John, U. (2009). Remission ohne formelle Hilfe bei Alkoholabhängigkeit: Der Stand der Forschung. *Sucht, 55* (2), 75–85.

Saß, A.-C., Rabenberg, M., & Rommel, A. (2016). Verkehrsunfälle unter Alkoholeinfluss. *Journal of Health Monitoring, 1* (1), 29–36.

Schäfer, I., Preuß, U. W., Beutel, M., Gouzoulis-Mayfrank, E., Havemann-Reinecke, et al. (2016b). Posttraumatische Belastungsstörung (PTBS). In K. Mann, E. Hoch, & A. Batra (Hrsg.), *S3-Leitlinie Screening, Diagnose und Behandlung alkoholbezogener Störungen* (S. 109–113). Berlin: Springer.

Schäfer, M., Wodarz, N., Bonnet, U., Herrmann, D. et al. (2016a). Arzneimittel zur Entzugsbehandlung. In K. Mann, E. Hoch & A. Batra (Hrsg.), *S3-Leitlinie Screening, Diagnose und Behandlung alkoholbezogener Störungen* (S. 50–68). Berlin: Springer.

Schäufele, M. (2009). Epidemiologie riskanten Alkoholkonsums im höheren Lebensalter: eine Übersicht. *Suchttherapie, 10*, 4–11.

Solfrizzi, V., D'Introno, A., Colacicco, A. M., Capurso, C., DelParigi, A., Baldassarre, G., Scapicchio, P., Scafato, E., Amodio, M., Capurso, A., & Panza, F. (2007). Alcohol consumption, mild cognitive impairment, and progression to dementia. *Neurology, 68*, 1790–1799.

Stenbacka, M., Jansson, B., Leifman, A., & Romelsjo, A. (2002). Association between use of sedatives or hypnotics, alcohol consumption, or other risk factors and a single injurious fall or multiple injurious falls: a longitudinal general population study. *Alcohol, 28*, 9–16.

Steppan, M., Pfeiffer-Gerschel, T., Künzel, J. (2011). *Jahresbericht 2010 der Deutschen Suchthilfestatistik (DSHS)*. www.suchthilfestatistik.de/publikationen/jahresberichte/. Zugegriffen: 09.03.2018.

Schwabe, U., & Paffrath, D. (2011). *Arzneiverordnungs-Report*. Berlin: Springer.

Schwager, J.-C. (2011). Arbeit mit einer 50+-Gruppe in einer Suchtklinik. „Ja – das möcht' ich noch erleben. *Psychotherapie im Alter, 8* (2), 237–245.

Thaller, R., Specht, S., Künzel, B., & Braun, B. (2017). *Suchthilfe in Deutschland 2016. Jahresbericht der Deutschen Suchthilfestatistik (DSHS)*. http://www.suchthilfestatistik.de/fileadmin/user_upload_dshs/Publikationen/Jahresberichte/DSHS_Jahresbericht_2016. pdf. Zugegriffen: 09.03.2018.

Uchtenhagen, A. (2010). Moderater Gebrauch – ein realistisches Lernziel in der Suchttherapie? *Suchttherapie, 11*, 14–17.

Vogt, I. (2016). Ältere und alte Männer und Frauen mit Alkohol- und anderen Substanzkonsumproblemen. Übersicht über Behandlungsansätze. *Verhaltenstherapie & psychosoziale Praxis, 48* (2), 337–351.

Voßmann, U., & Geyer, D. (2006). Abhängigkeitserkrankungen im Alter, Therapeutische Erfahrungen mit älteren Patienten. *Zeitschrift für Gerontopsychologie und -psychiatrie, 19*, 221–227.

Wadd, S., & Rao, T. (2018). Substance Misuse in older adults. In P. Davis, R. Patton, & S. Jackson, (Hrsg.), *Addiction Psychology & Treatment*. British Psychological Society: Wiley Blackwell.

Waern, M (2003). Alcohol dependence and misuse in elderly suicides. *Alcohol and Alcoholism, 38* (3), 249–254.

Watzl, H., Rist, F., Höcker,W., & Miehle, K. (1991). Entwicklung eines Fragebogens zur Erfassung von Medikamentenmißbrauch bei Suchtpatienten. In M. Heide & H. Lieb (Hrsg.), *Sucht und Psychosomatik. Beiträge des 3. Heidelberger Kongresses* (S. 123–139). Bonn: Nagel.

Welte, J. W., & Mirand, A. L. (1995). Drinking, problem drinking and life stressors in the elderly general population. *Journal of Studies on Alcohol and Drugs, 56*, 67–73.

Wetterling, T., Backhaus, J., & Junghanns, K. (2002). Sucht im Alter – ein unterschätztes Problem in der klinischen Versorgung älterer Menschen? *Der Nervenarzt, 9*, 861–866.

Weyerer, S., & Schäufele, M. (2006). Demenzielle Erkrankungen: Risikofaktoren und Möglichkeiten der Prävention. *Prävention – Zeitschrift für Gesundheitsförderung, 4*, 102–105.

Weyerer, S., & Schäufele, M. (2014) Alkoholprobleme im höheren Alter: Epidemiologie und Möglichkeiten der Intervention. *Informationsdienst Altersfragen, 41* (05), 3–9.

Wolter, D. (2006) Alkohol-assoziierte kognitive Beeinträchtigungen. Ein Kontinuum von subklinischer Leistungsminderung bis zur schweren Demenz? *Zeitschrift für Gerontopsychologie und -psychiatrie, 19* (4), 207–220.

Wolter, D. K. (2011). Sucht im Alter – Altern und Sucht. Grundlagen, Klinik, Verlauf und Therapie. Stuttgart: Kohlhammer.

Wolter, D. K. (2015) Sucht. In A. Maercker (Hrsg.), *Alterspsychotherapie und klinische Gerontopsychologie* (S. 257–286). Berlin: Springer.

Wurst, F. M., Thon, N. Preuß, U. W., Neumann, T., Spies, C., Rumpf, H. -J., Mann, K., & Hoch, E. (2016). Screening und Diagnostik von Intoxikation, schädlichem und abhängigem Alkoholgebrauch. In K. Mann, E. Hoch & A. Batra (Hrsg.), *S3-Leitlinie Screening, Diagnose und Behandlung alkoholbezogener Störungen* (S. 7–26). Berlin: Springer.

Zeman, P. (2009). Sucht im Alter. *Informationsdienst Altersfragen, 36*/03: 10–14.

Medikamentenabhängigkeit im Alter

Gerd Glaeske

© Springer-Verlag GmbH Deutschland, ein Teil von Springer Nature 2018
T. Hoff (Hrsg.), *Psychotherapie mit Älteren bei Sucht und komorbiden Störungen*, Psychotherapie: Praxis,
https://doi.org/10.1007/978-3-662-53196-9_4

Ältere Menschen sind besonders gefährdet, eine Arzneimittelabhängigkeit zu entwickeln. Sie erhalten aufgrund der mit dem Alter zunehmenden Krankheiten generell mehr Medikamente als jüngere Menschen. Unter diesen Medikamenten sind auch immer wieder süchtig machende Schlaf- oder Beruhigungsmittel. Besonders älteren Frauen werden häufig solche Benzodiazepine und Benzodiazepin-Agonisten verordnet. Diese sind aufgrund ihres Suchtpotenzials nicht als Dauermedikation indiziert, die diesbezüglichen Daten zeigen aber, dass sie oft über Jahre verschrieben werden. Viele dieser Mittel werden im Alter – wie andere Arzneimittel auch – langsamer verstoffwechselt, sodass eine schlecht angepasste Dosis schnell zu unerwünschten Wirkungen mit demenzähnlichen Symptomen führen kann. Da es nicht ungewöhnlich ist, dass ältere Menschen gleichzeitig von mehreren Ärzten behandelt werden, ist Transparenz bei diesen Verschreibungen nicht gegeben. Erschwerend kommt hinzu, dass solche abhängigkeitsinduzierenden Arzneimittel auch für Versicherte der gesetzlichen Krankenkassen oft auf Privatrezepten verordnet werden, die nicht in die auswertbaren Daten der jeweiligen Krankenkassen eingehen. Die Größenordnung von Missbrauch und Abhängigkeit ist unter diesen Bedingungen, die von Ärzten offensichtlich genutzt werden, um ihre problematischen Verordnungscharakteristika zu verschleiern, nur noch bedingt abzuschätzen – die Daten der gesetzlichen Krankenkassen sind auf alle Fälle lückenhaft. Dementsprechend hoch muss die Dunkelziffer dieser verordneten Abhängigkeit angesetzt werden.

4.1   Einleitung

Arzneimittelabhängigkeit ist eine stille Sucht. Sie macht nicht laut und riecht nicht wie die Alkoholabhängigkeit. Sie ist eher unauffällig, oft wird sie noch nicht einmal von den Abhängigen selber erkannt, geschweige denn von anderen Menschen bemerkt. Sie ist zudem eine billige Sucht, die zumeist durch Verordnungen

von Schlaf-, Beruhigungs- oder Schmerzmitteln zustande kommt – die Jahreskosten für die Aufrechterhaltung einer Beruhigungs- und Schlafmittelabhängigkeit liegen unter 100 Euro. Es kommt in den meisten Fällen auch nicht zu Dosis- oder Mengensteigerungen wie bei vielen anderen Süchten, alles bleibt unauffällig, „die eine Tablette", mit der begonnen wurde, ist auch nach 10 Jahren noch die typische Dosierung. Möglicherweise sind diese Charakteristika der Grund dafür, dass die Arzneimittelabhängigkeit noch immer als wenig problematisch angesehen wird: Ärzte verordnen solche Schlaf- und Beruhigungsmittel mit der „Nebenwirkung" Abhängigkeitsentwicklung bei Alltagsbeschwerden und persönlichen Problemen, bei depressiven Verstimmungen und Zukunftsängsten, bei Schlafstörungen und Entwertungsgefühlen – allesamt Symptome, über die vor allem ältere Menschen und besonders ältere Frauen häufig klagen. Eine solche Medikamentenabhängigkeit kann bereits nach wenigen Wochen der regelmäßigen Einnahme entstehen.

Der Entzug ist dagegen langwierig und schwierig. Er kann ambulant oder stationär erfolgen, und es ist sorgfältig abzuwägen, ob die Belastungen eines Entzugs akzeptabel sind, vor allem, wenn Patienten hochaltrig sind.

Dass diese Mittel trotz der Gefahr einer Abhängigkeitsentwicklung noch immer häufig verordnet werden, liegt auch daran, dass sie wirken: Die Menschen fühlen sich entlastet, sie sehen ihr Leben durch eine „rosarote Brille", sie werden ruhiger, sie schlafen besser – die Probleme kommen nicht mehr so nah an sie heran, sie sind eingepackt „in Pharmawatte". Die Ärzte fühlen sich daher in ihrer Behandlung bestätigt – warum sollten sie Arzneimittel absetzen, die den klagenden Menschen guttun? Schließlich sind die Schlaf- und Beruhigungsmittel aus der „Benzodiazepin-Familie", die Adumbrans und Tavors, die Lexotanils und Tranxiliums, die Dalmadorms und Remestans **körperlich** gut verträglich – Abhängigkeit und Verwirrtheit, die Reduzierung der kognitiven Fähigkeiten und der Konzentrationsfähigkeit werden bei älteren Menschen offenbar nicht als ausreichender Grund angesehen, diese „Seelentröster" nicht mehr zu verordnen. Abhängigkeit scheint als weniger problematische Nebenwirkung zu gelten als z. B. Allergie, Magenverstimmung oder Kribbeln in den Fingern.

❯ **Es bestehen erhebliche Risiken bei älteren Menschen nach der Einnahme von Schlaf- und Beruhigungsmitteln, u. a. Stürze mit Knochenbrüchen, damit verbundener Immobilität und Pflegebedürftigkeit.**

Ältere Menschen stürzen nach der Einnahme, schwer heilende Knochenbrüche und Pflegedürftigkeit sind oft die Folge, und neuere Diskussionen weisen sogar darauf hin, dass die fortgesetzte Einnahme von solchen Benzodiazepinen die Entwicklung eines Alzheimer-Demenz fördern könnte (Hoffmann und Glaeske 2006; Billioti de Gage et al. 2014). Dazu kommen Entzugsprobleme, wenn die Mittel nicht mehr regelmäßig eingenommen werden. Dann können Unruhe, Schlafprobleme, Herz-Kreislauf-Beschwerden, Schwitzen oder auch Psychosen auftreten. Eine bestehende Arzneimittelabhängigkeit ist daher für die meisten davon betroffenen Menschen damit verbunden, dass sie die jeweiligen Beruhigungs- und Schlafmittel dauerhaft einnehmen müssen, um nicht an quälenden Entzugssymptomen zu leiden. Diese Konsequenzen sind vielen Ärzten leider noch immer zu wenig bewusst, wenn sie mit der Verordnung solcher Mittel beginnen und sie ohne Unterbrechung über mehr als zwei oder drei Monate weiterführen.

4.2   Die Medizin als Begleiterin im Alter

Die Entwicklung einer Arzneimittelabhängigkeit ist eine besondere der vielen möglichen unerwünschten Wirkungen durch Arzneimittel, die im höheren Alter auftreten können. Auf sie muss von den behandelnden Ärztinnen und Ärzten verstärkt geachtet werden. Das Alter ist grundsätzlich eine der wichtigsten Determinanten

für die Inanspruchnahme des Gesundheitssystems (Winter et al. 2006). Nach Auswertungen von Daten der ca. 9 Millionen Versicherten der BARMER GEK suchten in jeder Altersgruppe im Jahr 2011 mindestens 82 % der versicherten Männer und 94 % der Frauen einmal oder häufiger einen niedergelassenen Arzt auf (Glaeske und Schicktanz 2012). Frauen haben in der Vergangenheit stärker als Männer vom Zugewinn an Lebensjahren profitiert. Während die durchschnittliche Lebenserwartung der Männer bei ihrer Geburt zwischen 1900 und 2010 in Deutschland von 44,8 auf 77,5 Jahre zunahm, stieg sie für Frauen von 48,3 auf 82,6 Jahre. In den höheren Altersklassen übersteigt die Zahl der Frauen die der Männer (Statistisches Bundesamt 2012). Nun sollte man allerdings aus dem häufigen Kontakt älterer Menschen mit dem medizinischen Versorgungssystem nicht den Schluss ziehen, dass die erhöhte Lebenserwartung vor allem auf die medizinische Entwicklung zurückzuführen sei. Weit mehr als die Medizin tragen veränderte Lebens-, Arbeits- und Ernährungsgewohnheiten zu diesem Zugewinn an Lebensjahren bei.

Allerdings sind diese zusätzlichen Jahre oft nicht frei von Krankheiten. Hier hat die Medizin mit ihren Behandlungsmöglichkeiten sicherlich eine wichtige Aufgabe. Auch der Arzneimittelverbrauch hängt von Alter und Geschlecht ab (Glaeske und Schicktanz 2014, ◧ Abb. 4.1). So bekamen im Schnitt mindestens 72 % aller männlichen und 82 % aller weiblichen Versicherten der BARMER GEK im Jahre 2013 ein oder mehrere Arzneimittel, bei den über 60-jährigen Versicherten waren es aber mindestens 90 % der Männer und 92 % der Frauen.

❯ **Arzneimitteltherapien werden mit zunehmendem Alter häufiger.**

Besonders auffällig sind auch hier die Verordnungsmengen (◧ Abb. 4.1), die in der gesamten GKV ab dem Erwachsenenalter (Altersgruppe 20 bis 24 Jahre) von 69 Tagesdosen (Defined Daily Doses, DDD) auf bis zu 1.575 DDD bei 80 bis 84-Jährigen ansteigen (Schwabe und Paffrath 2012).

Tagesdosis (DDD)

Als Tagesdosis (Defined Daily Dose, DDD) bezeichnet man die zur Aufrechterhaltung einer medikamentösen Therapie für die Hauptindikation bei Erwachsenen theoretisch festgelegte erforderliche durchschnittliche Menge eines einzelnen Arzneimittels.

Erwachsene im Alter von über 65 Jahren machen zwar nur etwa ein Viertel (22 %) aller gesetzlich Versicherten aus, sie bekommen aber 56 % des Verordnungsvolumens nach Mengen, berechnet in einzelnen Dosierungen. Diese Mengen verursachen 44 % der gesamten Arzneimittelausgaben in der GKV. Im Durchschnitt wird jeder Versicherte über 65 Jahren mit 3,7 DDD behandelt (Coca und Schröder 2012).

> **Ein typisches Arzneimittel für ältere Patienten kostet weniger als eines für jüngere Altersgruppen.**

Dies hat mit der Behandlung vieler im Alter auftretender chronischer Erkrankungen (z. B. Hypertonie, Herzinsuffizienz oder Diabetes) durch kostengünstige Generika zu tun und erklärt den Unterschied zwischen den Verordnungs- und Umsatzanteilen. In ◘ Abb. 4.1 wird diese Verteilungssituation von Mengen (DDD) und Kosten (Euro/DDD) für die Versicherten der BARMER GEK gezeigt.

Grundsätzlich waren die verordneten Mengen der Arzneimittel bei Frauen lange Zeit höher als bei Männern. Dies hat sich seit dem Jahr 2004 überraschenderweise geändert. Die Verteilung von 2013 zeigt vielmehr, dass Männer im höheren Alter pro Kopf mehr Tagesdosierungen verordnet bekommen als Frauen. Noch vor zehn Jahren fiel diese Relation deutlich zulasten der Frauen aus: Sie bekamen mit 441 Tagesdosierungen im Durchschnitt eine um 50 % höhere Menge an Arzneimitteldosierungen als Männer mit 295 Tagesdosierungen. Die heute zu beobachtenden Veränderungen kommen dadurch zustande, dass – mit wenigen Ausnahmen – seit

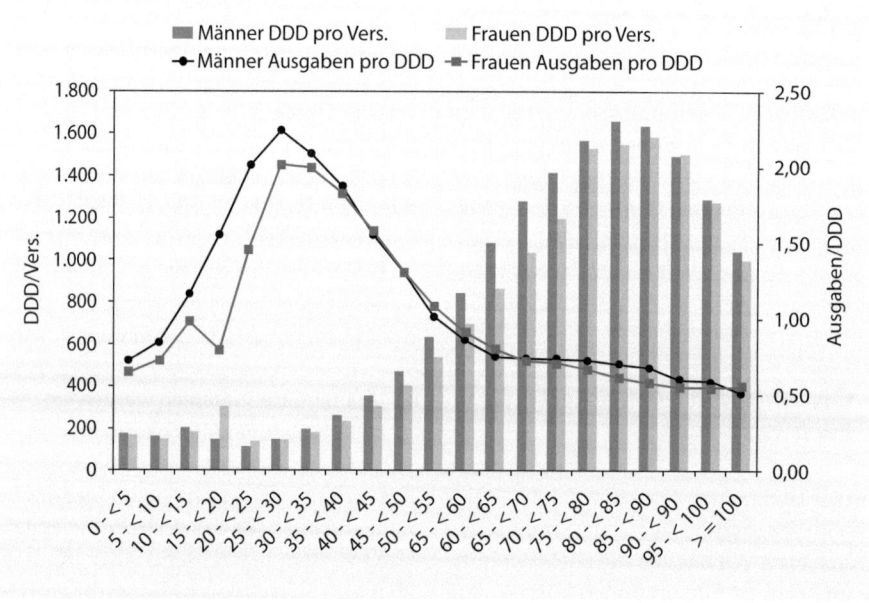

◘ Abb. 4.1   Verordnete Tagesdosen (DDD) pro Versichertem und Ausgaben in Euro pro DDD der BARMER GEK nach Alter und Geschlecht im Jahr 2013. (Aus Glaeske und Schicktanz 2014, mit freundlicher Genehmigung)

dem 01.01.2004 keine Arzneimittel für Erwachsene verordnet werden dürfen, die nicht rezeptpflichtig sind. Dies betrifft eine ganze Reihe von Arzneimitteln, die Frauen auffällig häufig verordnet bekamen, wie z. B. Venenpräparate, angeblich durchblutungsfördernde Mittel, pflanzliche Mittel bei Zyklusstörungen oder Beschwerden in den Wechseljahren. Darüber hinaus wirkt sich auch der erwünschte Rückgang von Hormonpräparaten in der Menopause zur Behandlung von Wechseljahresbeschwerden auf die verordneten Mengen aus: Diese Mittel wurden in früheren Jahren etwa 30–40 % der über 45-jährigen Frauen dauerhaft verordnet – auch zur Prophylaxe einer Osteoporose. Nachdem aber bekannt wurde, dass die dauerhafte Einnahme solcher Hormonpräparate erhebliche Risiken (u. a. für Brustkrebs, Herzinfarkt oder Schlaganfall) mit sich brachte, sanken die Verordnungsmengen für diese Medikamente deutlich ab.

Noch immer fallen allerdings geschlechtsspezifische Unterschiede bei einzelnen Arzneimittelgruppen auf. So bekommen Frauen typischerweise mehr Sexualhormone, Osteoporosemittel, Schilddrüsentherapeutika und Mineralstoffe. Daneben gibt es auch Hinweise dafür, dass die Verordnungsmengen bei chronischen Erkrankungen bei Frauen und Männern unterschiedlich sind und dass Männer z. B. häufiger antithrombotische Mittel (+33 %) oder Lipidsenker (+21 %) erhalten (Coca und Nink 2011).

Die auffälligsten Unterschiede liegen aber nach wie vor im Bereich der psychotropen Arzneimittel.

┌─ **Psychotrope Arzneimittel** ──────

Psychotrope Arzneimittel sind Arzneimittel, die auf die Psyche wirken.

───────────────────────────────────

Diese Unterschiede fallen vor allem bei den Schlafmitteln und bei Psychopharmaka wie den Antidepressiva, den Neuroleptika und den Tranquilizern auf: Im Jahre 2010 erhielten Frauen mit durchschnittlich 33,4 verordneten Tagesdosen 56 % mehr Psychopharmakaverordnungen als Männer mit durchschnittlich 21,0 Tagesdosen.

Nur bei den Psychostimulanzien, also den anregenden Psychopharmaka, und bei bestimmten Neuroleptika ist der Pro-Kopf-Verordnungsanteil von Psychopharmaka bei Männern höher als bei Frauen. Hier scheinen Rollenstereotype einen Einfluss auf die Verordnungen zu haben – Frauen werden eher mit psychisch bedingten Krankheiten und Belastungen assoziiert, mit Unruhe, Entwertungsgefühlen und depressiven Verstimmungen, Männer mit somatisch bedingten Erkrankungen.

❯ **Frauen erhalten wesentlich mehr Psychopharmakaverordnungen als Männer.**

4.3 Bei älteren Menschen ist vieles anders …

Genauere Analysen zeigen, dass bei älteren Menschen nicht nur häufig, sondern auch viele Arzneimittel nebeneinander verordnet werden. Dies liegt vor allem an der Anzahl der Ärzte, die parallel konsultiert werden. Danach haben etwa 43 % aller Patienten, die im Jahre 2011 ein Arzneimittelrezept von der BARMER GEK erstattet bekamen, nur einen einzigen Arzt konsultiert, weitere 30 % zwei Ärzte, rund 15 % drei Ärzte. Circa 10 % gingen zu vier oder fünf Ärzten, danach folgen die restlichen 2 % mit deutlich mehr aufgesuchten Ärzten (Glaeske und Schicktanz 2012).

❯ **Ältere Menschen werden typischerweise von durchschnittlich vier Ärzten behandelt.**

Vor allem bei der Kontaktaufnahme mit mehreren Ärzten liegen Frauen deutlich vor den Männern. Insbesondere im höheren Alter (über 60 Jahre) werden gleichzeitig mehrere Ärzte besucht: ein Allgemeinarzt oder Internist als Hausarzt, von Frauen eine Gynäkologin, von Männern ein Urologe, alle älteren Menschen haben zusätzlich einen Orthopäden und einen Augenarzt – ein Mensch im höheren Alter wird demnach typischerweise von durchschnittlich vier Ärzten behandelt.

Dies steht im Zusammenhang mit der sogenannten Multimorbidität, von der viele Menschen im höheren Lebensalter betroffen sind.

Multimorbidität

Multimorbidität bezeichnet verschiedene,
oftmals chronische Krankheiten unter
denen die Patienten gleichzeitig leiden.

> ▶ **Krankheiten nehmen im Alter zu.**
> **Ungefähr die Hälfte der über 65-jährigen**
> **Bundesbürger hat drei oder mehr**
> **chronische Erkrankungen.**

Und obwohl die wachsende Bedeutung von Multimorbidität im Versorgungsalltag von Gesellschaften längeren Lebens schon seit Jahren unüber-
sehbar ist, beschränken sich Empfehlungen in
Leitlinien leider noch immer allzu oft ausschließlich auf die jeweils betrachtete Einzelerkran-
kung, wie die häufig als „Meilenstein" bezeich-
nete Studie von Boyd et al. (2005) exemplarisch
beschrieben hat. Danach sind zwölf Arzneimittel-
wirkstoffe bei fünf Krankheiten nicht unüblich,
mit allen Folgen unerwünschter Wirkungen und
problematischer Wechselwirkungen bei älteren
Menschen. Gerade ältere Patienten mit mehreren
chronischen Erkrankungen müssen offenbar eine
Vielzahl vor allem pharmakologischer Interventionen „über sich ergehen lassen". Dabei ist den
einzelnen Ärzten gar nicht unbedingt abzuspre-
chen, dass sie aus ihrer Sicht die richtigen und
leitliniengemäßen Arzneimittel bei der jeweiligen
einzelnen Krankheit verordnen („monomorbidi-
tätsorientierte Leitlinien") – indes ist aber in der
Zusammenschau aller verordneten Arzneimittel
oftmals mehr Schaden als Nutzen für die multi-
morbiden Patienten zu erwarten. Es fehlt letztlich an einer „koordinierenden Hand" in der Arzneimitteltherapie älterer Menschen, es fehlt am
Verständnis für das „Dringliche", das beim Vorliegen mehrerer Krankheiten nebeneinander die
Auswahl der Arzneimittel bestimmen sollte.

> ▶ **Die „koordinierende Hand" und das**
> **Verständnis für das „Dringliche" sind**
> **bei der Arzneimitteltherapie älterer**
> **multimorbider Menschen wichtig.**

4.4   Polypharmazie

Polypharmazie

Die der Multimorbidität folgende
gleichzeitige Gabe von verschiedenen
Arzneimitteln wird als Polypharmazie
(„polypharmacy") bezeichnet.

Die im Alter zunehmende Multimorbidität führt
nicht selten dazu, dass ältere Menschen besonders viele verschiedene Wirkstoffe gleichzeitig
verordnet bekommen.

> ▶ **Die im Alter zunehmende Multimorbidität**
> **führt zur Einnahme besonders vieler**
> **verschiedener Wirkstoffe gleichzeitig,**
> **auch im Rahmen der Selbstmedikation.**

Die Selbstmedikation ist relevant, weil von den
etwa 1,55 Mrd. ambulant verbrauchten Packungen Arzneimittel in Deutschland rund 45 %
ohne Rezept in den Apotheken gekauft werden.
Im Schnitt entfallen auf jeden Bundesbürger
damit 18 Packungen pro Jahr, mit deutlich größeren Mengen bei alten Personen. Die Prävalenz der Selbstmedikation steigt kontinuierlich
an und beträgt bei den Altersgruppen zwischen
60 und 80 Jahren über 40 %. Frauen greifen deutlich häufiger zur Selbstmedikation als Männer,
in der Altersgruppe der 60- bis 69-Jährigen ist
das Verhältnis 49,2 % zu 30,7 % (Knopf und
Grams 2013).

4.5   Psychotrope Mittel und
Abhängigkeit – Gefahren
im Alter

Älteren Menschen werden auffällig häufig Arzneimittel mit psychotropen Wirkungen verordnet, ohne Frage auch im Zusammenhang
mit psychischen Krankheiten wie Depressionen, Psychosen und Angststörungen sowie bei
behandlungsbedürftigen Schlafstörungen.

> » Etwa zwei Drittel der alten Menschen
> nehmen psychotrope Pharmaka

(inkl. Analgetika) ein, und ein Viertel Psychopharmaka im eigentlichen Sinne. (Helmchen et al. 2010, S. 209)

Auch dabei kommt es oftmals zu einer Polypharmazie, also der Anwendung vieler verschiedener Arzneimittel mit psychotroper Wirkung nebeneinander, z. B. starke Schmerzmittel, Antidepressiva und Schlafmittel. In diesem Zusammenhang ist daher vor allem auf eine indikationsstimmige und altersgerechte Anwendung zu achten, um die Verträglichkeit und die möglichen belastenden Folgen für die jeweiligen Patienten im Blick zu behalten (Holt et al. 2010). Besonders zu beachten sind die mit zunehmendem Alter auftretenden physiologischen Veränderungen, die sich auf die Pharmakokinetik und Pharmakodynamik der angewendeten Arzneimittel auswirken können. Dies hat Konsequenzen für die Wirksamkeit und die Häufigkeit von unerwünschten Ereignissen der medikamentösen Therapie. Während die Pharmakokinetik den Einfluss des Körpers auf die Absorption, Verteilung, Metabolisierung und Elimination von Arzneimitteln beschreibt, kennzeichnet der Begriff Pharmakodynamik den Einfluss eines Medikaments auf den Organismus.

Pharmakokinetik und -dynamik

Pharmakokinetik ist der Einfluss des Körpers auf die Absorption, Verteilung, Metabolisierung und Elimination von Arzneimitteln. Pharmakodynamik bezeichnet den Einfluss eines Medikaments auf den Organismus.

▶ **Die mit zunehmendem Alter auftretenden physiologischen Veränderungen können sich auf die Pharmakokinetik und Pharmakodynamik der angewendeten Arzneimittel auswirken.**

Die meisten relevanten physiologischen Veränderungen betreffen vorrangig die Pharmakokinetik. Ein 80-jähriger Patient besitzt beispielsweise nur noch etwa ein Drittel der Nierenfunktion eines 20-Jährigen. Ähnliches gilt für die Leber, deren Durchblutung und Größe

mit dem Alter abnimmt. Viele Arzneimittel werden über die Leber metabolisiert bzw. eliminiert. Im Alter ist zudem eine relative Abnahme des Gesamtkörperwassers zu beobachten. Dies bedingt ein kleineres Verteilungsvolumen für hydrophile Wirkstoffe (z. B. viele „peripher" wirkende Analgetika), mit der Folge, dass relativ schnell hohe Serenspiegel erreicht werden und damit auch vermehrt mit unerwünschten Arzneimittelwirkungen zu rechnen ist. Gleichzeitig steigt mit zunehmendem Lebensalter der prozentuale Anteil des Köperfettgewebes. Dies führt zu einer verlängerten Halbwertszeit für lipophile Substanzen, wozu beispielsweise viele Psychopharmaka (z. B. Diazepam in Valium® oder entsprechenden Generika) zählen. Bei jüngeren Menschen hat Diazepam z. B. eine Halbwertszeit von 20 bis 25 h, bei älteren von 120 h – die tägliche Einnahme führt daher bei älteren Menschen durch die Addition der Wirkstoffmengen im Körper zu einer Überdosierung und damit verbundenen verstärkten zusätzlichen unerwünschten Wirkungen wie z. B. den genannten Einschränkungen der Konzentrationsfähigkeit oder Gangunsicherheit. Diese Hinweise gelten auch für die immer häufiger verordneten Wirkstoffe aus der „Familie" der Benzodiazepin-Agonisten.

Benzodiazepin-Agonisten

Benzodiazepin-Agonisten werden „Z-Drugs" genannt, weil ihre Namen mit „Z" beginnen.

Dazu gehören vor allem Zolpidem und Zopiclon zur Behandlung von Schlafstörungen, die seit einigen Jahren mehr und mehr verordnet werden. Die Altersverteilung (☐ Abb. 4.2) zeigt den deutlichen Anstieg der Schlafmittel- (Hypnotika-)Verordnungen mit dem Alter.

4.6 Die Arzneimittelabhängigkeit ist weiblich

Noch immer muss davon ausgegangen werden, dass rund 1,2 bis 1,3 Millionen Menschen von Benzodiazepin-Derivaten oder Benzodiazepinrezeptor-Agonisten (Z-Drugs) abhängig sind.

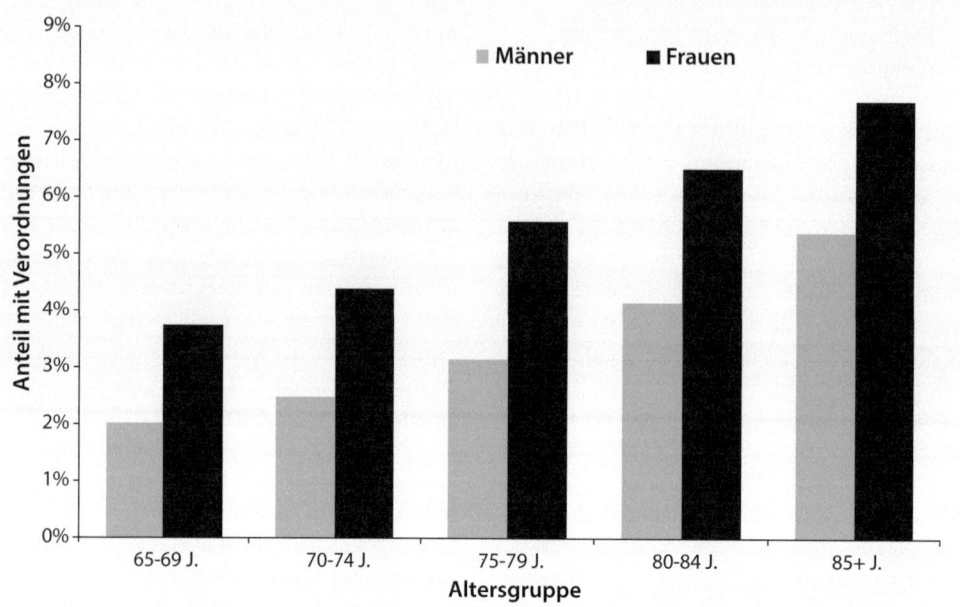

● **Abb. 4.2**   Anteil älterer Menschen mit Verordnungen von Hypnotika nach Alter und Geschlecht. (Mod. nach Glaeske et al. 2010, mit freundlicher Genehmigung)

Weitere etwa 300.000 bis 400.000 Betroffene sind von anderen Arzneimitteln, vor allem von stark wirksamen Schmerzmitteln, abhängig. Das sind insgesamt also rund 1,5 Millionen Menschen. Einige Autoren schätzen die Zahl sogar auf 1,9 Millionen ein (Soyka et al. 2005). Damit ist die Medikamentenabhängigkeit das zweitgrößte Suchtproblem in Deutschland – nach der Tabakabhängigkeit, aber noch vor der Alkoholabhängigkeit. Diese Unterschiede bei den Angaben zur Medikamentenabhängigkeit sind darauf zurückzuführen, dass die Schätzungen einerseits auf Basis der verfügbaren Verordnungsdaten der Gesetzlichen Krankenkassen (GKV) zustande kommen, die Verläufe für einzelne Personen nachzeichnen und die verordneten Mengen im Zeitintervall darstellen können. Beispielsweise ist davon auszugehen, dass Personen, die drei bis vier Monate solche Benzodiazepin-haltigen Mittel ohne Unterbrechung einnehmen, eine Abhängigkeit entwickeln dürften (Madhusoodanan und Bogunovic 2004; Mort und Aparasu 2002). Andererseits kann mit diesen GKV-Verordnungsdaten die wirkliche Anzahl von Abhängigen aber nicht mehr valide dargestellt werden (Schwabe und Paffrath 2013), da die Verordnungen zunehmend auf Privatrezepten vorgenommen werden. Alle genannten Arzneimittel führen nach dauernder Anwendung zur Abhängigkeit, sie sollten daher nur kurze Zeit verordnet werden – 8 bis 14 Tage. Diese Hinweise werden in der Praxis aber nur ungenügend berücksichtigt. Rund zwei Drittel aller Verordnungen weisen auf längere Zeiträume hin, der verordnete Missbrauch mit Abhängigkeitsfolge ist hier insbesondere bei den Benzodiazepinen und Benzodiazepin-Agonisten vorprogrammiert. Die Berliner Altersstudie ergab 2004, dass eine Dauermedikation von Benzodiazepinen bei über 70-Jährigen eher die Regel als die Ausnahme ist (Linden et al. 2004).

❯ Von den rund 1,5 bis 1,9 Millionen Arzneimittelabhängigen sind zwei Drittel ältere Menschen und davon der größte Anteil Frauen – mit dem Schwerpunkt der „low-dose-dependency" durch Benzodiazepine und Benzodiazepin-Agonisten.

Die dauernde Verordnung solcher Mittel ist daher auch als Entzugsvermeidungsstrategie zu bewerten, eine Strategie, die verhindern soll, dass ältere Menschen zum Teil quälende Entzugssymptome erleiden, die entstehen würden, wenn sie ihre „tägliche Dosis" nicht weiter bekämen.

> ❯ Medikamentenabhängigkeit ist „weiblich".

Bei den Arzneimitteln mit Wirkstoffen aus dem Bereich der Benzodiazepine oder Benzodiazepin-Agonisten (Z-Drugs wie Zolpidem oder Zopiclon) ergeben sich bei Verordnungsanalysen auf der Basis von Daten gesetzlichen Krankenkassen (hier der BARMER GEK) charakteristische Muster. Bei allen Wirkstoffgruppen zeigen sich vergleichsweise höhere Verordnungsmengen für Frauen als für Männer (siehe beispielhaft die Benzodiazepin-Tranquilizer, ◘ Abb. 4.3). Bei allen genannten Wirkstoffen tritt eine erhöhte Abhängigkeitsgefahr nach 2–3 Monaten auf (also nach 60–90 Tagesdosierungen in Folge), ein großer Anteil von Patienten bekommt solche Mittel aber deutlich länger (>91 DDD). Damit soll ein Entzug vermieden

werden, der beim Absetzen der Mittel entstehen würde. Der Entzug bei einer Niedrigdosisabhängigkeit ist durch Schlafstörungen, Unruhe- und Angstzustände und gesteigerte Erregbarkeit gekennzeichnet (BÄK 2007). Hiervon wären vor allem Frauen betroffen. Aus all dem kann der Schluss gezogen werden, dass die Medikamentenabhängigkeit „weiblich" ist (Glaeske et al. 2012).

4.7 Hypnotikaverordnungen auf Privatrezept

In der Zwischenzeit wurde in mehreren Studien gezeigt, dass diese Zahlen nur einen Teil der tatsächlichen Verschreibungen ausmachen, da Hypnotika zunehmend auf Privatrezepten verordnet werden (Hoffmann et al. 2010).

Es zeigte sich nämlich, dass die Verschreibungen von Benzodiazepin-Hypnotika zulasten der GKV auf „normalen Kassenrezepten" von 11 Mio. (1993) auf 2,5 Mio. Packungen (2004) zurückgingen, der Rückgang laut Verkaufsstatistiken der jeweiligen pharmazeutischen Hersteller war aber deutlich geringer: Hier sank die Menge von 12,7 Mio. auf 5,6 Mio. Packungen. Während

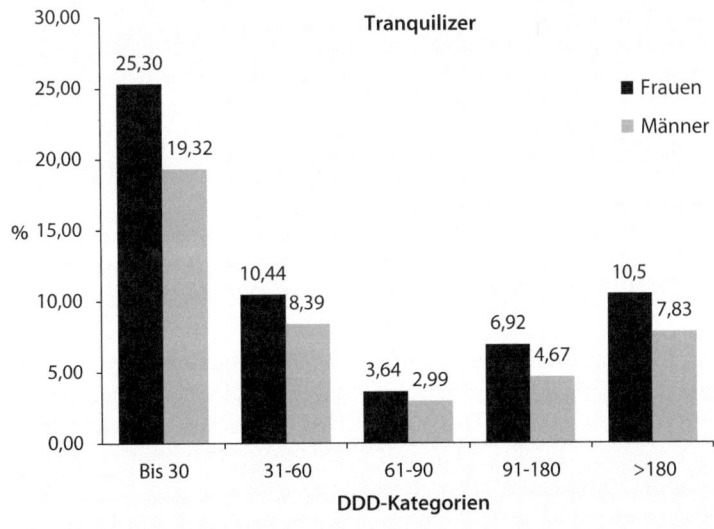

◘ **Abb. 4.3**   Benzodiazepin-haltige Tranquilizer. (Mod. nach Glaeske 2013, mit freundlicher Genehmigung)

1993 also 13,7 % aller Benzodiazepin-Packungen als Privatrezepte verschrieben wurden, stieg dieser Anteil im Jahr 2004 auf 55,6 % und fiel 2012 auf 45,0 % (Hoffmann und Glaeske 2014).

Der Umfang der zulasten der GKV abgerechneten Z-Drugs stieg über die Jahre von 2,1 Mio. (1993) auf 3,8 Mio. Packungen (2004) an. Allerdings war die Zunahme laut Verkaufsstatistiken der Industrie wesentlich größer – die Mengen stiegen von 2,2 Mio. auf 7,4 Mio. Packungen (Hoffmann und Glaeske 2014), im Jahre 2007 wurden von den 7,6 Mio. verkauften Packungen immerhin 3,9 Mio. über Privatrezepte abgegeben (48,2 % der Gesamtmenge). Der Anteil der über Privatrezept verkauften an allen verkauften Z-Drugs lag 1993 bei 5,3 % und stieg bis 2007 auf 48,2 % der Packungen an. Im Übrigen zeigten sich deutliche regionale Präferenzen für Zolpidem bzw. Zopiclon, so wurden deutlich mehr Z-Drugs in den neuen Bundesländern verordnet (◘ Abb. 4.4). Ebenso unterschiedlich war auch der Privatanteil: So lag dieser Anteil in Thüringen für Zolpidem bei 82,6 % und für Zopiclon bei 67,2 %, in Sachsen-Anhalt bei 78,1 % bzw. 68,8, in Bayern dagegen „nur" bei 31,1 % bzw. 23,0 % oder in Baden-Württemberg bei 28,8 % bzw. 22,5 %.

Insgesamt zeigen diese Daten, dass im Laufe der Zeit der Anteil der Privatrezepte bei Hypnotika angestiegen ist und nur noch etwa die Hälfte aller Packungen zulasten der GKV verschrieben wird.

> ❯❯ **Der Anteil der Privatrezepte bei Hypnotika ist über die Jahre angestiegen, im Jahr 2010 geht nur etwa die Hälfte der Verordnungen zulasten der GKV.**

Zolpidem und Zopiclon werden mittlerweile deutlich häufiger als Benzodiazepin-Hypnotika verschrieben. Eines ist aber beiden Gruppen gemeinsam: Alle führen nach kurzer Zeit der Dauereinnahme (vier bis acht Wochen) zur Abhängigkeit – von diesen Mitteln sind derzeit geschätzte 1,2 bis 1,3 Millionen Menschen abhängig – insbesondere Menschen im höheren Alter, zwei Drittel davon Frauen.

4.8   Verordnungen vor allem durch hausärztlich tätige Ärzte

In die folgende Übersicht auf der Basis von Verordnungsanalysen aus dem Jahre 2010 (◘ Tab. 4.1) sind nur Arzneimittel eingegangen, die als Benzodiazepine oder Benzodiazepin-Agonisten im Anwendungsbereich als Schlafmittel (Hypnotika) verschrieben wurden (Flurazepam, Nitrazepam, Flunitrazepam, Triazolam, Lormetazepam, Temazepam, Midazolam, Brotizolam, Zopiclon, Zolpidem, Zaleplon). Langwirksame Schlafmittel wie Flurazepam, Flunitrazepam, Nitrazepam u. a., z. B. in Flunitrazepam-Generika oder Radedorm® können noch am nächsten Morgen zu Hang-Over-Effekten und insbesondere bei älteren Menschen zu Stürzen und (schlecht heilenden) Knochenbrüchen führen. Es ist daher dringend zu empfehlen, auf diese Schlafmittel bei älteren Menschen zu verzichten und andere Arzneimittel (z. B. sedierende Antidepressiva oder niedrigpotente Neuroleptika wie Melperon®) in Erwägung zu ziehen, wenn keine der bekannten unerwünschten Wirkungen dagegensprechen. Die Daten zeigen, dass die hausärztlich tätigen Ärzte den größten Anteil der kritischen Mittel verordnet haben.

Alle berücksichtigten Mittel sind ausschließlich bei Schlafstörungen (und für die Kurzzeitbehandlung) zugelassen: Für Versicherte der Gesetzlichen Krankenversicherung sind diese Mittel nur bis zu vier Wochen, in medizinisch begründeten Einzelfällen auch länger, verordnungsfähig (Hoffmann und Glaeske 2014). Das Aufsuchen verschiedener behandelnder Ärzte ermöglicht es Arzneimittelabhängigen, unbemerkt Folgeverschreibungen von Hypnotika zu bekommen.

Die fortgesetzte Verordnung von Benzodiazepinen oder Benzodiazepin-Agonisten führt ohne Zweifel in den meisten Fällen zu einer Abhängigkeit. Betroffen hiervon sind vor allem Frauen im höheren Lebensalter, bei denen „Einnahmekarrieren" von 15, 20 oder mehr Jahren keine Seltenheit sind.

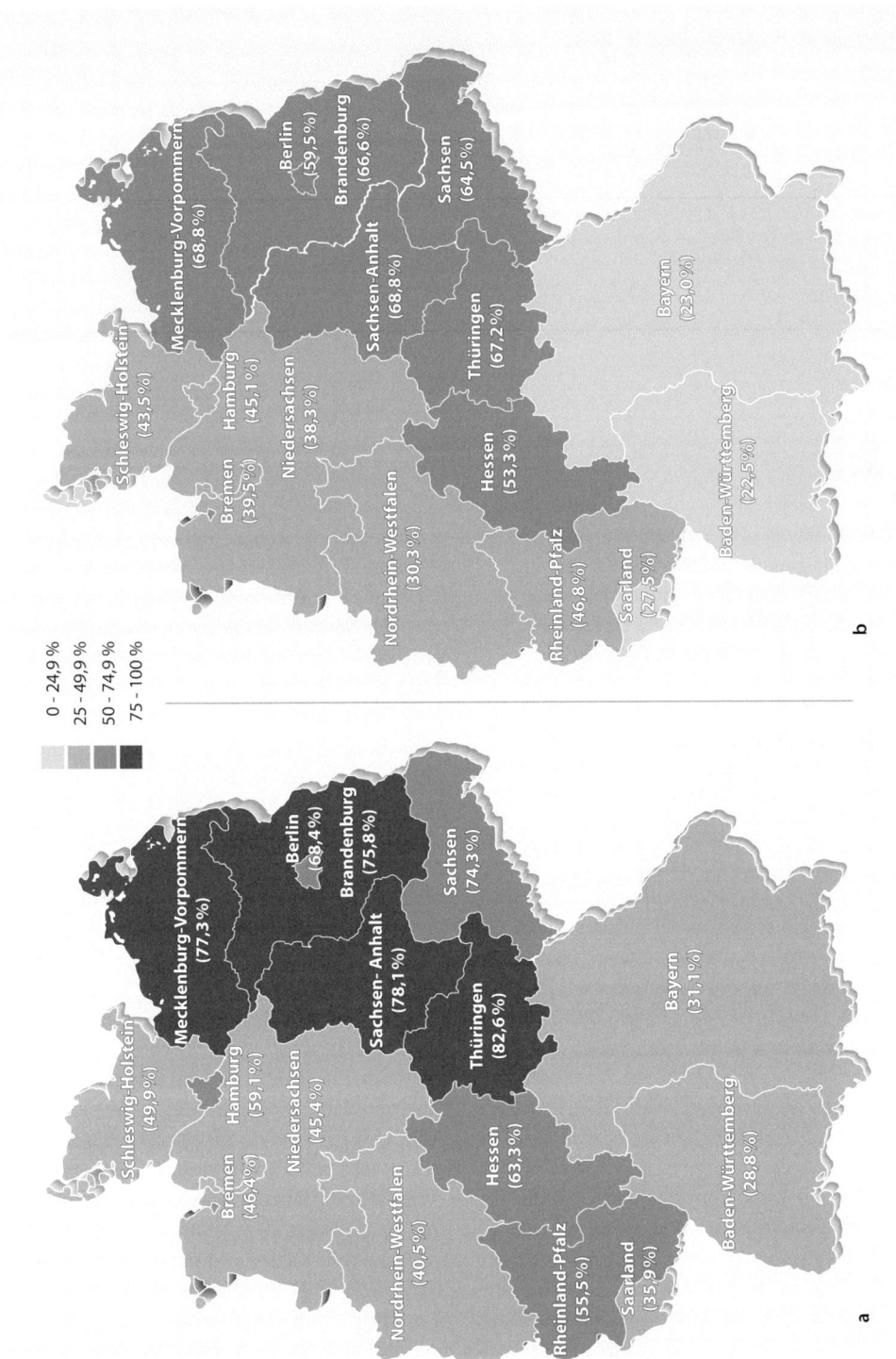

0 - 24,9 %
25 - 49,9 %
50 - 74,9 %
75 - 100 %

b

Mecklenburg-Vorpommern (68,8 %)
Berlin (59,5 %)
Brandenburg (66,6 %)
Sachsen (64,5 %)
Sachsen-Anhalt (68,8 %)
Thüringen (67,2 %)
Bayern (23,0 %)
Schleswig-Holstein (43,5 %)
Hamburg (45,1 %)
Niedersachsen (38,3 %)
Bremen (39,5 %)
Nordrhein-Westfalen (30,3 %)
Hessen (53,3 %)
Rheinland-Pfalz (46,8 %)
Saarland (27,5 %)
Baden-Württemberg (22,5 %)

a

Mecklenburg-Vorpommern (77,3 %)
Berlin (68,4 %)
Brandenburg (75,8 %)
Sachsen (74,3 %)
Sachsen-Anhalt (78,1 %)
Thüringen (82,6 %)
Bayern (31,1 %)
Schleswig-Holstein (49,9 %)
Hamburg (59,1 %)
Niedersachsen (45,4 %)
Bremen (46,4 %)
Nordrhein-Westfalen (40,5 %)
Hessen (63,3 %)
Rheinland-Pfalz (55,5 %)
Saarland (35,9 %)
Baden-Württemberg (28,8 %)

☐ **Abb. 4.4** Anteil Privatverordnungen bei Zolpidem (**a**) und Zopiclon (**b**) im Jahr 2008 nach Bundesland. (Daten aus Hoffmann et al. 2010)

◘ Tab. 4.1 Verordnungsanteile bei Hypnotika (Benzodiazepine und Z-Drugs). (Mod. nach Glaeske et al. 2010, mit freundlicher Genehmigung)

Alters-gruppe	Allgemeinmedizi-ner/Hausärztliche Internisten	Nervenärzte/Psycho-therapeuten	Andere Facharzt-gruppen	Fachärztliche Inter-nisten
65–69 J.	81,0 %	14,9 %	1,7 %	2,4 %
70–74 J.	83,1 %	12,6 %	1,3 %	3,1 %
75–79 J.	84,3 %	12,7 %	1,1 %	1,8 %
80–84 J.	88,8 %	9,7 %	0,7 %	0,9 %
85+ J.	90,4 %	8,2 %	0,7 %	0,7 %
Gesamt	84,6 %	12,2 %	2,0 %	1,2 %

J. Jahre.

⟩ **Ältere Frauen haben im Umgang mit Benzodiazepinen und Benzodiazepin-Agonisten nicht selten jahrzehntelange „Einnahmekarrieren" hinter sich, die zu schweren psychischen und physischen Beschwerden führen.**

Ein Langzeitgebrauch von psychotropen Arzneimitteln führt zu psychischen Beschwerdebildern (Überforderungs-/Überlastungsgefühle, Schlafstörungen, ständige Müdigkeit/Erschöpfung, Unruhe/Nervosität, Konzentrationsstörungen, Ängste, Niedergeschlagenheit) genauso wie zu physischen (Schwindel, Herzrasen, unspezifische Magen-Darm-Probleme, diffuse Schmerzen ohne organische Ursache, „vegetative Beschwerden") (BÄK 2007). Wenn eine solche Abhängigkeit entstanden ist, sollten Ärzte, Psychotherapeuten sowie Berater in der ambulanten Versorgung diese älteren Menschen in ihrer Abhängigkeit kompetent begleiten, falls – wie dies in den meisten Fällen wahrscheinlich ist – keine Entzugstherapie angezeigt erscheint, die körperlich und psychisch ausgesprochen belastend ist. Kompetent begleiten heißt in diesem Fall den Verbrauch von Benzodiazepinen und Benzodiazepin-Agonisten sorgfältig überwachen und nur aus „einer Hand" ein Mittel mit kurzer bis mittellanger Halbwertszeit

verordnen bzw. verordnen lassen (bei Schlafmitteln z. B. Temazepam, Lormetazepam oder Z-Drugs). Ein Entzug sollte hingegen dringend erwogen werden bei Patienten mit medikamenteninduziertem Kopfschmerz, medikamenteninduzierter Depression, einer Einschränkung von Gedächtnis und Merkfähigkeit, Gefühlsverflachung, Muskelschwäche und/oder Koordinationsstörungen (BÄK 2007). Leber und Niere werden ebenfalls belastet. Auch eine Demenzdiagnose sollte bei erhöhtem Gebrauch von psychotropen Medikamenten unbedingt abgeklärt werden, da die Nebenwirkungen und Abhängigkeitserscheinungen dieser Arzneimittel mit einigen Demenz-typischen Krankheitssymptomen übereinstimmen (kognitive Einschränkungen und paradoxe Reaktionen wie Wahnvorstellungen, Halluzinationen, Unruhe, Reizbarkeit, Aggressivität). Ein Teufelskreis entwickelt sich bei einer weiteren (nicht unüblichen) Verordnung von psychotropen Medikamenten aufgrund der als Demenz eingeschätzten Symptome. Die Patienten müssen allerdings zum Entzug motiviert sein, beim Abwägen der Vor- und Nachteile sollten die Vorteile überwiegen. Eine alternative Behandlung bei Andauern der ursprünglichen Grunderkrankung, die mit psychotropen Arzneimitteln behandelt wurde, sollte zur Verfügung stehen und beansprucht werden (z. B. kognitive Verhaltenstherapie, Entspannungstechniken).

4.9 Keine Evidenz für Langzeitverordnungen von Hypnotika

Bei den bisher durchgeführten klinischen Studien zur Wirksamkeit handelt es sich nahezu ausschließlich um Kurzzeitstudien, bei denen eine Behandlungsdauer von vier bis fünf Wochen kaum überschritten wird. Eine im Jahr 2005 im renommierten British Medical Journal erschienene Metaanalyse untersuchte speziell den Nutzen und Schaden von Hypnotika bei älteren Menschen über 60 Jahren. Eingeschlossen wurden 24 Studien mit 2.417 Teilnehmern, die vorwiegend Benzodiazepine und Z-Drugs erhalten hatten (Glass et al. 2005; Wagner et al. 2004). Trotz chemischer Unterschiede beider Substanzgruppen wurden keine klinisch relevanten Unterschiede gefunden (Nowell et al. 1997; Holbrook et al. 2000): Z-Drugs sind bei der Insomniebehandlung hinsichtlich Wirksamkeit und Nebenwirkungsprofil den klassischen Benzodiazepin-Hypnotika vergleichbar. Nach den Daten der GKV ging das Verordnungsvolumen der Benzodiazepin-Hypnotika (Lormetazepam, Temazepam, Nitrazepam, Flunitrazepam, Flurazepam) über die letzten etwa 20 Jahre deutlich zurück. Im selben Zeitraum verzeichneten die Z-Drugs zunächst zwischen 1993 und 2005 einen Verordnungszuwachs und blieben in den Folgejahren bis 2011 auf einem relativ konstanten Niveau (Hoffmann und Glaeske 2014).

Der Gebrauch dieser Substanzen bei Älteren brachte im Vergleich zum Placebo zwar statistisch signifikante Vorteile, die erzielten Effekte fielen allerdings nur gering aus. Die Autoren kamen zu der Schlussfolgerung, dass die geringe Wirksamkeit dieser Mittel bei Älteren das erhöhte Risiko unerwünschter Ereignisse möglicherweise nicht rechtfertigt. In den eingeschlossenen Studien wurden als unerwünschte Wirkungen u. a. Gedächtnisschwächen, Desorientiertheit, Schwindel, Verlust des Gleichgewichts und Stürze untersucht. Missbrauch und Abhängigkeit, die

für die Langzeitanwendung sowohl von Benzodiazepinen als auch von Z-Drugs beschrieben sind (Deutsche Gesellschaft für Suchtforschung und Suchttherapie [DG Sucht] u. Deutsche Gesellschaft für Psychiatrie, Psychotherapie und Nervenheilkunde [DGPPN] 2006), wurden in dieser Studie also noch nicht einmal auf der „Schadenseite" hinzugerechnet.

> **Zur Risikominimierung wird der Einsatz von Benzodiazepinen und Z-Drugs in der möglichst niedrigsten Dosierung und maximal über vier Wochen empfohlen.**

Obwohl diese Mittel in der PRISCUS-Liste als problematisch eingestuft werden, spielen abhängigkeitsinduzierende Arzneimittel in der Behandlung von Schlafstörungen bei älteren Menschen noch immer eine führende Rolle. Um das Risiko von Missbrauch und Abhängigkeit zu minimieren, empfehlen nationale wie internationale Leitlinien, Benzodiazepine und Z-Drugs in der möglichst niedrigsten Dosis und maximal über vier Wochen einzusetzen (Deutsche Gesellschaft für Neurologie [DGN] 2012; National Institute for Clinical Excellence [NICE] 2004).

> **Für ältere Menschen wird sogar empfohlen, dass eine Behandlung mit Hypnotika eine Dauer von zehn Tagen allgemein nicht überschreiten sollte, die aktuelle Versorgungssituation liefert jedoch ein anderes Bild.**

Für die Langzeitanwendung von Benzodiazepinen wurde ein Drei-Phasen-Modell entwickelt, das auch den Betroffenen bei der Einschätzung und Prognose der eigenen Abhängigkeit helfen kann (Deutsche Hauptstelle für Suchtfragen e.V. [DHS] 2014):

- Phase I, Wirkumkehr: u. a. Symptome der psychischen Grunderkrankung werden verstärkt;
- Phase II, Apathiephase: leicht erhöhte Dosis, vermindertes Gefühlsleben, Vergesslichkeit und Antriebslosigkeit und
- Phase III, Sucht-Phase: Die Dosis wird deutlich gesteigert, die Ärzte werden

gewechselt, um an die Tabletten heran-
zukommen und als Alternative werden
freiverkäufliche Mittel in der Apotheke
versucht.

4.10   Prävention ist wichtig!

Eine mindestens ebenso wichtige Strategie,
um diesem verordneten Missbrauch (nichtadäquate Dauer, häufig auch nichtadäquate Dosierung, auf jeden Fall eine Anwendung jenseits
der zugelassenen Parameter) präventiv vorzubeugen, liegt allerdings in der Beachtung der
4-K-Regel durch Ärzte (Bundesärztekammer
2007).

> **4-K-Regel**
> ▬ **Klare Indikation:** Verschreibung nur bei
>   klarer vorheriger Indikationsstellung
>   und Aufklärung des Patienten über das
>   bestehende Abhängigkeitspotenzial
>   und mögliche Nebenwirkungen, keine
>   Verschreibungen an Patienten mit einer
>   Abhängigkeitsanamnese
> ▬ **Korrekte Dosierung:** Verschreibung
>   kleinster Packungsgrößen, indikations-
>   adäquate Dosierung
> ▬ **Kurze Anwendung:** Therapiedauer
>   mit Patienten vereinbaren, kurzfristige
>   Wiedereinbestellungen, sorgfältige
>   Überprüfung einer Weiterbehandlung
>   (siehe auch die Arzneimittel-Richtlinien,
>   die für Vertragsärzte bindend sind)
> ▬ **Kein abruptes Absetzen:** Zur
>   Vermeidung von Entzugserscheinungen
>   und Rebound-Phänomenen nur
>   ausschleichend abdosieren

4.11   Fazit

Insgesamt zeigen diese Daten aus dem verordneten Bereich, dass der Missbrauch von Arzneimitteln bei älteren Menschen oftmals mit
einer inadäquaten Verordnung in der Arztpra-
xis beginnt. Beteiligt an der Verordnung solcher
psychisch wirkenden Mittel sind auch und oft

vor allem hausärztlich tätige Ärzte. Wenn dann
noch Arzneimittel aus dem Selbstmedikations-
bereich berücksichtigt werden, die besonders häufig auch von älteren Menschen ohne
Rezept in den Apotheken gekauft werden, wie
z. B. Schmerzmittel, Abführmittel oder alko-
holhaltige, dubiose Stärkungsmittel (Melissen-
geiste oder Roboranzien, die die Kraft von zwei
Herzen versprechen), dann wird der Arznei-
mittelmissbrauch im Alter zu einem unüber-
sehbaren Problem mit einem hohen Gefähr-
dungspotenzial. Wie jede Therapie sollte aber
auch die Arzneimitteltherapie mehr nutzen als
schaden – das „nil nocere" muss daher gerade in
der Arzneimittelversorgung von älteren Menschen noch mehr als bisher schon berücksichtigt werden. Andererseits wurde in letzter Zeit
jedoch zunehmend Evidenz dafür publiziert,
dass auch bei älteren Menschen nichtpharmakologische Therapiemaßnahmen im Vergleich
zur medikamentösen Behandlung zu einem
dauerhafteren Therapieerfolg führen (Sivertsen
und Nordhus 2007; Sivertsen et al. 2006; Smith
et al. 2002).

Literatur

Billioti de Gage, S., Moride, Y., Ducruet, T., Kurth, T., Ver-
    doux, H., Tournier, M., et al. (2014). Benzodiazepine
    use and risk of Alzheimer's disease: case-control
    study. *British Medical Journal, 349*, g5205.
Boyd, C. M., Darer, J., Boult, C., Fried, L. P., Boult, L., & Wu,
    A. W. (2005). Clinical practice guidelines and quality
    of care for older patients with multiple comorbid
    diseases: implications for pay for performance. *The
    Journal of the American Medical Association, 294* (6),
    716–724.
Bundesärztekammer (in Zusammenarbeit mit der Arz-
    neimittelkommission der deutschen Ärzteschaft)
    (2007). *Hinweise zur Behandlung von Patienten mit
    schädlichem Medikamentengebrauch oder Medika-
    mentenabhängigkeit*. www.bundesaerztekammer.
    de/downloads/MedikamentenabhaengigkeitMerk-
    blatt.pdf. In Kombination mit der *Langversion: Medi-
    kamente – schädlicher Gebrauch und Abhängigkeit.
    Leitfaden für die ärztliche Praxis*. www.bundesaerzte-
    kammer.de/downloads/LeitfadenMedAbhaengig-
    keit.pdf. Zugegriffen: 09.03.2018.
Coca, V., & Nink, K. (2011). Arzneiverordnungen nach
    Alter und Geschlecht. In U. Schwabe, & D. Paffrath
    (Hrsg.), *Arzneiverordnungs-Report 2011* (S. 943–957).
    Heidelberg, Berlin: Springer.

Coca, V., & Schröder, H. (2012). Überblick über die Arzneiverordnungen nach Arztgruppen. In U. Schwabe & D. Paffrath (Hrsg.), *Arzneiverordnungs-Report 2012* (S. 953–979). Heidelberg, Berlin Springer.

Deutsche Gesellschaft für Neurologie (Hrsg.) (2012). *Insomnie.* AWMF-Leitlinien-Register Nr. 030/045. www.awmf.org/uploads/tx_szleitlinien/030–045l_S1_Insomnie_2012.pdf. Zugegriffen: 26.06.2015.

Deutsche Gesellschaft für Suchtforschung und Suchttherapie & Deutsche Gesellschaft für Psychiatrie, Psychotherapie und Nervenheilkunde (Hrsg.) (2006). *Medikamentenabhängigkeit (Sedativa-Hypnotika, Analgetika, Psychostimulantien).* AWMF-Leitlinien-Register Nr. 076/009. https://web.archive.org/web/20070326211736/http://www.uni-duesseldorf.de/AWMF/ll/076–009.htm. Zugegriffen: 26.06.2015.

Deutsche Hauptstelle für Suchtfragen e.V. (Hrsg.) (2014). *Unabhängig im Alter. 4-K-Kampagne. Interview Dr. Holzbach „Benzodiazepine machen schneller abhängig als Alkohol".* www.dhs.de/kampagnen/aktuell.html. Zugegriffen: 09.03.2018.

Glaeske, G. (2013). Medikamente 2011 – Psychotrope und andere Arzneimittel mit Missbrauchs- und Abhängigkeitspotenzial. In Deutsche Hauptstelle für Suchtfragen (DHS) (Hrsg.). *Jahrbuch Sucht 2013.* Lengerich: Pabst Science Publishers.

Glaeske, G., Gerdau-Heitmann, C., Höfel, F. & Schicktanz, C. (2012). Gender-specific drug prescription in Germany. Results from prescription analyses. In V. Regitz-Zagrosek (Hrsg.), *Sex and gender differences in pharmacology. Handbook of experimental pharmacology 214* (S. 185–194). Berlin, Heidelberg: Springer.

Glaeske, G., & Schicktanz, C. (2012). *BARMER GEK Arzneimittel-Report 2012.* Siegburg: Asgard.

Glaeske, G., & Schicktanz, C. (2014). *BARMER GEK Arzneimittel-Report 2014.* Siegburg: Asgard.

Glaeske, G., Windt, R., & Hoffmann, F. (2010). Konsum psychoaktiver Medikamente im Alter. *Verhaltenstherapie & psychosoziale Praxis, 42* (3), 649–660.

Glass, J., Lanctôt, K. L, Herrmann, N., Sproule, B. A., & Busto U. E. (2005). Sedative hypnotics in older people with insomnia: meta-analysis of risks and benefits. *British Medical Journal, 331* (7526), 1169.

Helmchen, H., Baltes, M. M., Geiselmann, B., Kanowski, S., Linden, M., Reischies, F. M., Wagner, M., Wilms, H-U. (2010). Psychische Erkrankungen im Alter. In U. Lindenberger, J. Smith, K. U. Mayer & P. B. Baltes (Hrsg.), *Die Berliner Altersstudie* (S. 209–243). Berlon Akademie Verlag.

Hoffmann, F., & Glaeske, G. (2006). Neugebrauch von Benzodiazepinen und das Risiko einer proximaler Femurfrakturen. Eine Case-crossover Studie. *Zeitschrift für Gerontologie und Geriatrie, 39* (2), 143–148.

Hoffmann, F., & Glaeske, G. (2014). Benzodiazepinhypnotika, Zolpidem und Zopiclon auf Privatrezept. Verbrauch zwischen 1993 und 2012. *Der Nervenarzt, 11,* 1402–1409.

Hoffmann, F., Hies, M., & Glaeske, G. (2010). Regional variations of private prescriptions for non-benzodiazepine hypnotics zolpidem and zopiclone in Germany. *Pharmacoepidemiology and Drug Safety, 19* (10), 1071–1077.

Holbrook, A. M., Crowther, R., Lotter, A., Cheng, C., & King, D. (2000). Meta-analysis of benzodiazepine use in the treatment of insomnia. *Canadian Medical Association Journal, 162* (2), 225–233.

Holt, S., Schmiedl, S., & Thürmann, P. A. (2010). Potentiell inadäquate Medikation für ältere Menschen: Die Priscus-Liste. *Deutsches Ärzteblatt International, 107* (31–32), 543–551.

Knopf, H., & Grams, D. (2013). Arzneimittelanwendung von Erwachsenen in Deutschland. Ergebnisse der Studie zur Gesundheit Erwachsener in Deutschland (DEGS1). *Bundesgesundheitsblatt, 56* (5/6), 868–877.

Kohler, M., & Ziese, T. (2004). *Telefonischer Gesundheitssurvey des Robert Koch-Instituts zu chronischen Krankheiten und ihren Bedingungen.* Berlin: Robert Koch-Institut.

Linden, M., Bär, T., & Helmchen, H. (2004). Prevalence and appropriateness of psychotropic drug use in old age: results from the Berlin Aging Study (BASE). *International Psychogeriatrics, 16* (4), 461–480.

Madhusoodanan, S., & Bogunovic, O. J. (2004). Safety of benzodiazepines in the geriatric population. *Expert Opinion on Drug Safety, 3* (5), 485–493.

Mort, J. R., & Aparasu, R. R. (2002). Prescribing of psychotropics in the elderly: why is it so often inappropriate? *CNS Drugs, 16* (2), 99–109.

National Institute for Clinical Excellence (Hrsg) (2004). *Guidance on the use of zaleplon, zolpidem and zopiclone for the short-term management of insomnia.* NICE technology appraisal guidance [TA 77]. www.nice.org.uk/guidance/ta77. Zugegriffen: 09.03.2018.

Nowell, P. D., Mazumdar, S., Buysse, D. J., Dew, M. A., Reynolds, C. F. 3rd, & Kupfer, D. J. (1997). Benzodiazepines and zolpidem for chronic insomnia: a meta-analysis of treatment efficacy. *Journal of the American Medical Association,278* (24), 2170–2177.

Pabst, A., Piontek, D., Kraus, L., & Müller, S. (2010) Substanzkonsum und substanzbezogene Störungen. Ergebnisse des Epidemiologischen Surveys. *Sucht, 56* (5), 327–336.

Schwabe, U., & Paffrath, D. (Hrsg.) (2012). *GKV-Arzneiverordnungs-Report 2012.* Berlin, Heidelberg: Springer.

Schwabe, U., & Paffrath, D. (Hrsg.) (2013). *Arzneiverordnungs-Report 2013.* Berlin, Heidelberg: Springer.

Sivertsen, B., & Nordhus, I. H. (2007). Management of insomnia in older adults. *The British Journal of Psychiatry, 190,* 285–286.

Sivertsen, B., Omvik, S., Pallesen, S., Bjorvatn, B., Havik, O. E., Kvale G., et al. (2006). Cognitive behavioral therapy vs zopiclone for treatment of chronic primary insomnia in older adults: a randomized controlled trial. *Journal of the American Medical Association, 295* (24), 2851–2858.

Smith, M., Perlis, M. L., Park, A., Smith, M. S., Pennington, J., Giles, D. E., et al. (2002). Comparative meta-analysis of pharmacotherapy and behavior therapy for persistent insomnia. *The American Journal of Psychiatry, 159* (1), 5–11.

Soyka, M., Queri, S., Küfner, H., & Rösner, S. (2005) Wo verstecken sich 1,9 Millionen Medikamentenabhängige? *Der Nervenarzt, 76* (1), 72–77.

Statistisches Bundesamt. (2012). DeSTATIS. *Lebenserwartung in Deutschland.* www.destatis.de/DE/Zahlen-Fakten/GesellschaftStaat/Bevoelkerung/Sterbefael-le/Tabellen/Lebenserwartung.pdf?__blob=publicationFile. Zugegriffen: 09.03.2018.

Wagner, A. K., Zhang, F., Soumerai, S. B., Walker, A. M., Gurwitz, J. H., Glynn RJ., et al. (2004). Benzodiazepine use and hip fractures in the elderly: who is at greatest risk? *Archives of Internal Medicine, 164* (14), 1567–1572.

Winter, M. H., Maaz, A., & Kuhlmey, A. (2006). Ambulante und stationäre medizinische Versorgung im Alter. *Bundesgesundheitsblatt Gesundheitsforschung Gesundheitsschutz, 49* (6), 575–582.

Sucht und Depression im Alter: Grundlagen und psychotherapeutische Interventionen

Petra Dykierek und Elisa Scheller

© Springer-Verlag GmbH Deutschland, ein Teil von Springer Nature 2018
T. Hoff (Hrsg.), *Psychotherapie mit Älteren bei Sucht und komorbiden Störungen*, Psychotherapie: Praxis,
https://doi.org/10.1007/978-3-662-53196-9_5

Der demografische Wandel rückt die Gesundheitsversorgung älterer Menschen immer weiter in den Fokus. Auch in der Psychotherapie ist es notwendig, bestehende Konzepte an Ältere anzupassen, um deren spezifischen Bedürfnissen gerecht zu werden. Gerade für die häufige Komorbidität von Depression und Substanzmissbrauch im Alter existieren bislang keine einheitlichen Therapiekonzepte, und auch die Psychotherapieforschung auf diesem Gebiet bietet noch wenig Anhaltspunkte. Im folgenden Kapitel wird sowohl die aktuelle Forschungslage zusammengefasst sowie – abgeleitet aus der Interpersonellen Psychotherapie – ein möglicher Behandlungsansatz für Depression und komorbiden Substanzmissbrauch bei Älteren für das stationäre sowie das ambulante Setting beschrieben.

5.1   Depression im Alter

> Depressionen und Sucht treten auch im Alter häufig in Kombination auf und sind mit höheren Komplikationsraten und schlechteren Verläufen assoziiert.

Depressive Syndrome und substanzbezogene Störungen treten auch bei Älteren häufig in Kombination auf und bedürfen wegen ihrer hohen Komplikationsraten und schlechten Verläufe einer besonderen Aufmerksamkeit. Oft wird nur **eine** Störung behandelt, weil die komorbide Störung nicht erkannt wird oder die Annahme besteht, dass sich bei erfolgreicher Behandlung einer Erkrankung (z. B. Alkoholabusus) die depressive Symptomatik zurückbildet. Im Alter nehmen der riskante Alkoholkonsum sowie Missbrauch und Abhängigkeit zwar ab, aufgrund der demografischen Entwicklung wird die Anzahl von Menschen – insbesondere Männern – mit gesundheitsschädlichem Konsum jedoch zunehmen. Im Kontext von Depressionen spielen der Missbrauch und die Abhängigkeit von Medikamenten eine erhebliche Rolle.

Im folgenden Beitrag werden neben den Grundlagen zur Komorbidität von Depression und substanzbezogenen Störungen psychotherapeutische Behandlungsansätze vorgestellt, die **beide** Störungen berücksichtigen.

Herr S., Studienrat, 73 Jahre

„Ich war schon immer ein Weinliebhaber; früher ist man dazu kurz ins Burgund gefahren. Therapeuten können die beglückende Wirkung des Weins einfach nicht nachvollziehen. Sie werden mir meine tägliche Flasche frischen Weißwein nicht verbieten. Solange meine Leberwerte in Ordnung sind, werde ich an meinem Trinkverhalten nichts ändern."

Herr S. kommt stationär zu einem Entzug von Schmerzmitteln; diese nehme er – nach einem tragischen Verlusterlebnis – seit Jahrzehnten ein.

Herr K., Vermögensberater, 75 Jahre

„Ich trinke seit 50 Jahren jeden Tag zwei Flaschen Bier, manchmal auch drei. Warum sollte ich daran was ändern?" Er habe vor 10 Jahren infolge einer „dummen Steuergeschichte" unter Schlafstörungen gelitten, die mit Benzodiazepinen behandelt worden seien. Dass man davon abhängig werden könne, habe ihm niemand gesagt. Seine Familie habe ihn gedrängt, von den Medikamenten wegzukommen.

Herr K., Steuerberater, 67 Jahre

„Ich habe früher gern und viel getrunken, nach dem Schlaganfall deutlich weniger, warum soll ich damit aufhören, ich habe doch sonst nicht mehr viel vom Leben?"

Herr K. hat sich auf Drängen der Partnerin zu einer stationären Depressionsbehandlung entschlossen. Er empfindet die Empfehlung, an einer Fertigkeitengruppe für Patienten mit Suchterkrankungen teilzunehmen, als Zumutung. Dort seien doch nur Patienten mit Leberzirrhose, außerdem trinke er gern und nehme nur noch kleine Mengen zu sich.

Die Mehrzahl früherer epidemiologischen Studien ging von eher niedrigeren Prävalenzzahlen aus. In einer neueren Metaanalyse von Volkert et al. (2013) lag die Punktprävalenz (in westlichen Ländern) für eine Major-Depression (MD) bei 3,3 %, die Lebenszeitprävalenzrate hingegen bei 16,5 %. In den 25 berücksichtigten Studien zeigte sich eine sehr hohe Heterogenität bezüglich beider Prävalenzkennwerte. Andreas et al. (2016) fanden in ihrer europäischen Studie MentDIS_ICF65+ die folgenden Prävalenzangaben für die Major-Depression: eine Lebenszeitprävalenz von 11,8 %, eine 12-Monatsprävalenz von 11,6 % und eine Punktprävalenz von 6,0 %. Die Angaben für Dysthymie liegen deutlich darunter (zwischen 2,7 und 2,9 für alle Zeiträume).

In Deutschland liegt die Schätzung für alle Depressionsdiagnosen bei 13,4 % (berücksichtigt wurden Sekundärdaten von 6 Mio. GKV-Versicherten im Zeitraum 2008–2012; Melchior et al. 2014). Es zeigten sich starke Schwankungen zwischen 7 und 21 % in Abhängigkeit vom Bundesland und der Versorgungsdichte. Frauen sind doppelt so häufig betroffen wie Männer. Leitliniengerecht werden nur ca. 10 % behandelt, der Anteil an Antidepressiva-Verordnungen steigt um etwa 10 % pro Jahr.

Nach Weyerer und Bickel (2007) ist die Lage in Heimen und Institutionen noch prekärer, hier liegen die Prävalenzschätzungen zwischen 15 % und 25 %. In einer kanadischen Studie von Szczerbinska et al. (2014) wurden 26 % der in Institutionen lebenden Menschen als depressiv eingestuft. Die Kriterien für eine Major-Depression werden nicht immer erfüllt, daher wird Altersdepression oft in Verbindung mit Diagnosen wie „subsyndromale Depressionen" oder „Minor-Depression" gebracht.

> ┌─ **Minor-Depression** ──────────
>
> Die Minor-Depression umfasst mindestens 2, aber weniger als 5 von insgesamt 9 depressiven Symptomen (nach DSM-IV). Eine Verstimmung oder Freud- und Interesselosigkeit wird über mindestens 2 Wochen gefordert. Auch die Minor-Depression geht mit erheblichen Beeinträchtigungen des psychosozialen Funktionsniveaus einher und ist mit einem starken Leidensdruck verbunden.

Auf die hohen Gesundheitskosten, die erhöhte Mortalität sowie die Tendenz zur Chronifizierung wird von vielen Autoren hingewiesen (z. B. Diniz et al. 2013). Nach Weyerer und Bickel (2007) sind Depressionen im Alter mehr mit vegetativen Störungen, hypochondrischen Befürchtungen, Konzentrations- und Schlafstörungen sowie Angstsymptomen verbunden. Hegemann et al. (2012) weisen in ihrer Metaanalyse auf die stärkere somatische Präsentation der Depression im Alter hin; depressive Störungen werden aus diesem Grund häufig nicht frühzeitig erkannt und suffizient behandelt.

Zur Frage der Risikofaktoren für depressive Störungen im Alter liegen leider kaum Studien vor. Haupt und Vollmar (2008) nennen hierzu folgende prädisponierende Faktoren: weibliches Geschlecht, frühere depressive Phasen, biopsychosoziale Faktoren wie Partnerverlust, Krankheiten, Entwurzelung, sozialer Abstieg, Konflikte und weitere negative Lebensereignisse. In einer Metaanalyse von Cole und Dendokuri (2003) ist eine „kürzliche Verwitwung" der bedeutsamste Faktor; dies erhöht das Risiko, an einer Depression zu erkranken, um mehr als das Dreifache (Odds Ratio [OR] =3,3). Auch Schlafstörungen (OR=2,6) und Beeinträchtigungen der Alltagsfunktion (OR=2,5) verdoppeln das Risiko, gefolgt von „frühere Depression" (OR=2,3), „kürzliche körperliche Erkrankung" (OR=2,1), „kognitive Beeinträchtigung" (OR=2,1), „schlechter Gesundheitszustand" (OR=1,8) sowie „Allein leben" (OR=1,7).

> ❯ Risikofaktoren sind: kürzliche Verwitwung, frühere depressive, Episoden, Einschränkungen im Alltag und körperliche Erkrankungen.

Diese empirisch gewonnenen Faktoren weisen darauf hin, warum Ältere auch in Hinblick auf eine Suchterkrankung gefährdet sind. Wer unter quälenden Schlafstörungen oder somatischen Beschwerden leidet, ist für die Einnahme von Schlaf- oder Schmerzmitteln „anfälliger". Schon in der Berliner Altersstudie (Helmchen et al. 1996) wurde auf die hohe Verordnungshäufigkeit von Benzodiazepinen bei depressiven Syndromen hingewiesen. Auch wenn sich an der Verschreibungspraxis seitdem etwas geändert hat, ist die Bereitschaft vieler älterer Menschen, ein Schlaf-, Beruhigungs- oder Schmerzmittel zu nehmen bzw. einzufordern, sehr hoch, zur Not auch über ein Privatrezept (▶ Kap. 4).

5.2 Depression und substanzbezogene Störungen

5.2.1 Depression und Alkohol

In epidemiologischen Studien wird die Komorbidität zwischen depressiven Episoden und Alkoholabhängigkeit immer wieder hervorgehoben. Die Angaben variieren aufgrund methodischer Unterschiede und Stichprobeneffekte jedoch erheblich, auch finden sich keine Angaben über altersspezifische Effekte. Lindenmeyer (2005) nennt für affektive Störungen Komorbiditätswerte zwischen 20 und 73 %, wobei sich klare geschlechtsspezifische Unterschiede zeigen: alkoholabhängige Frauen leiden häufiger unter Angst- und depressiven Störungen, bei Männern werden mehr antisoziale Persönlichkeitsstörungen diagnostiziert. Die Komorbidität von Alkoholabhängigkeit und depressiven Episoden ist bei Frauen fast doppelt so häufig wie bei Männern.

> Alkoholkranke Frauen sind doppelt so häufig von Depressionen betroffen wie Männer. Beide Störungen müssen behandelt werden.

Sekundäre Sucht- oder Abhängigkeitserkrankung

Eine sekundäre Sucht- oder Abhängigkeitserkrankung bedeutet, dass eine Depression, eine Angststörung oder eine andere psychische Erkrankung zuerst bestand und die Suchterkrankung infolgedessen und danach entstand.

Von einer sekundären Alkoholabhängigkeit spricht man, wenn die Entwicklung einer Alkoholabhängigkeit als Sekundärphänomen z. B. infolge einer Depression oder Angststörung angesehen wird. Der Alkoholkonsum stellt dann eine Art Selbstmedikation dar, der jedoch nur kurzfristig zu einer Entlastung beiträgt. Längerfristig kann es zu negativen Auswirkungen auf die Primärsymptome kommen sowie zur Entwicklung einer Alkoholabhängigkeit, die sich weitgehend verselbständigt hat. Nach Lindenmeyer ist die Behandlung **beider** Störungen indiziert, wobei eine Kombination aus stationären und ambulanten Therapieelementen zu empfehlen ist:

> Es ist in diesem Fall nicht ausreichen, die Behandlung ausschließlich auf eine Entwöhnungsbehandlung zu beschränken. Die ungelöste Primärstörung würde unweigerlich schnell zum Rückfall führen. Außerdem würde sich der Betroffene nicht adäquat versorgt fühlen und keine Compliance entwickeln. Als ebenso illusorisch erweist es sich, durch eine ausschließliche Behandlung der Primärerkrankung die sekundäre Alkoholabhängigkeit überwinden zu können. (Lindenmeyer 2005, S. 15)

5.2.2 Depression und Medikamentenabhängigkeit

Hinsichtlich der Komorbidität zur Depression gibt es nur wenige altersspezifische Zahlen. In einer Studie von Martinez-Cano et al. (1999) erfüllten zwischen 20 und 33 % eines Patientenkollektivs mit Benzodiazepin-Abhängigkeit gleichzeitig die Kriterien einer Major-Depression. Grant et al. (2004) konnten in ihrer epidemiologischen Studie aufzeigen, dass nahezu 20 % der erfassten Patienten mit Substanzmissbrauch/-abhängigkeit eine davon unabhängige Angststörung (11,08 %) oder eine Depression (9,21 %) gemäß DSM-IV-Kriterien aufwiesen. Die Autoren betonen die Notwendigkeit einer Kombinationsbehandlung und weisen im Falle einer unbehandelten Depression auf das erhöhte Risiko von Rückfällen und Suiziden hin. Inwieweit diese Daten auch auf das höhere Lebensalter übertragbar sind, ist schwer einzuschätzen. Wichtiger erscheint die Botschaft, dass Depressionen unabhängig von Sucht auftreten und nicht durch Intoxikation oder sozialen Rückzug erklärbar sind.

Älteren wird eine eindeutige Präferenz für Medikamente nachgesagt. Insbesondere Frauen scheinen für die Versprechungen der Pharmaindustrie sehr empfänglich, nehmen die Gefahr von Abhängigkeit und unerwünschten Nebenwirkungen bzw. Wechselwirkungen in Kauf und versprechen sich von „mother´s little helpers" schnelle Lösungen und Stabilität. Der Gedanke „Wenn mein XY (Schwindel, Schmerz etc.) nicht wäre, wäre mein Leben in Ordnung" markiert oft den Beginn einer „Pharmakarriere", ohne dass psychologische Strategien oder Lebensstilveränderungen überhaupt in Erwägung gezogen werden. Offenbar ruft die Auseinandersetzung mit depressionsassoziierten Problembereichen, wie z. B. eine konflikthafte Ehe im Alter oder ein unbewältigtes Verlusterlebnis Ängste und Abwehr hervor, die den Griff zur Pille erleichtern. Männer scheinen ihre Probleme oder ihre depressiven Beschwerden anders zu kompensieren, z. B. durch erhöhten Alkoholkonsum. Ein großer Unterschied zwischen den geschlechtsspezifischen Süchten besteht insgesamt darin, dass der Missbrauch bei Frauen von Ärzten „begleitet" wird, auch wenn die Haltung gegenüber dem regelmäßigen Konsum von Benzodiazepinen deutlich kritischer geworden ist. Bezieht man die z. T. skeptische Haltung älterer Patienten gegenüber psychotherapeutischen Kontakten hier mit ein, so erscheint die regelmäßige Verordnung von Beruhigungs- und Schmerzmitteln durch die behandelnden Ärzte teilweise nachvollziehbar.

Wie bei der sekundär entstandenen Alkoholabhängigkeit erläutert, müssen auch bei der Komorbidität von Medikamentenabhängigkeit und Depression beide Störungen adäquat behandelt werden, was oft erst im stationären Setting möglich ist. Durch den geschützten Rahmen einer stationären Behandlung erfährt der Betroffene zunächst Entlastung und Unterstützung bezüglich der depressiven Symptomatik sowie Aufklärung und motivationale Unterstützung bei der anstehenden Entzugsbehandlung von Medikamenten. Des Weiteren ist das Monitoring möglicher Entzugssymptome im stationären Rahmen gewährleistet. Psychoedukation über Art und Wirkungsweisen von Medikamenten (insbesondere deren Abhängigkeitspotenzial) sowie Rückfallprophylaxe stellen weitere wichtige Therapieelemente dar.

5.3 Zur Lage der Psychotherapie bei Depression und Sucht im Alter

Berücksichtigt man den psychosozialen Kontext von älteren Depressiven, so wird deutlich, warum diese Gruppe möglicherweise ein höheres Suchtrisiko aufweist: Ältere Menschen sind verstärkt von Verlustereignissen, Verkleinerung des sozialen Netzes, gesundheitlichen Einschränkungen und Beschwerden sowie einem zunehmenden Verlust von Autonomie und Wertschätzung bis hin zur Altersdiskriminierung betroffen. Somit gehen positive Verstärker mit zunehmendem Alter in nahezu allen Lebensbereichen verloren. Substanzen werden von den Betroffenen häufig zur Stimmungsstabilisierung bzw. Emotionsregulation eingesetzt, die gesundheitlichen (Langzeit-) Folgen werden oft nicht wahrgenommen bzw. auch nicht erkannt, da z. B. Medikamente in der Regel ärztlich verordnet werden.

Generell sind alte Menschen in der Psychotherapie unterrepräsentiert. Dabei gibt es ein deutliches Missverhältnis zwischen der Inanspruchnahme psychiatrischer und psychotherapeutischer Unterstützung.

> ❯ Ältere und deutlich Ältere sind von der ambulanten Psychotherapie nahezu ausgeschlossen. Es besteht ein Primat der Pharmakotherapie trotz nicht immer überzeugender Wirksamkeitsnachweise.

Während die Anzahl der Kontakte zu niedergelassenen Psychiatern im Alter für beide Geschlechter sprunghaft zunimmt, strebt der

Anteil von über 75-Jährigen in der ambulanten Psychotherapie gegen Null (GEK 2007). In einer neueren Studie von Walendzik et al. (2014) sind es mehrheitlich jüngere Ältere (< 65 Jahre), darunter deutlich mehr Frauen, die psychotherapeutische Kontakte in Anspruch nehmen. Wei (2005) kommt für die USA zu einem ähnlichen Ergebnis: Nur eine Minderheit von depressiven Älteren erhält dort Psychotherapie, wobei der Bildungsstand und somit die finanziellen Mittel, die für eine Behandlung zur Verfügung stehen, eine große Rolle spielen. Patienten, die bei niedergelassenen Psychiatern in Behandlung sind, erhalten weniger Psychotherapie.

Auch wenn die Studien nicht repräsentativ sind, weisen sie doch auf ein grundsätzliches Problem hin: Ältere sind von der ambulanten Psychotherapie-Versorgung fast ausgeschlossen und werden primär pharmakotherapeutisch behandelt, obwohl ihre Beschwerden oft im Kontext psychosozialer Belastungsfaktoren stehen und Metaanalysen zur Wirksamkeit von Antidepressiva nur moderate Effektstärken zeigen (z. B. Katona 2014). Die Ursachen der Mangelversorgung sind vielfältig und nicht ausreichend systematisch untersucht. Es ist davon auszugehen, dass Psychotherapie mit älteren Menschen nach wie vor mit negativen Altersbildern, Unwissen und Vorurteilen behaftet ist. In ländlichen Gebieten ist eine adäquate Versorgung oft nicht gewährleistet, zumal die zunehmende eingeschränkte Mobilität eine Inanspruchnahme erschwert.

> **Es liegen evidenzbasierte Therapieprogramme vor, auch für ältere „Problemgruppen".**

5.4 Störungsorientierte Psychotherapie bei Depression und Substanzmissbrauch – State of the Art

Psychotherapiestudien zur Wirksamkeit von Intervention im Bereich Sucht **und** Depressionen im Alter sind rar. In Ermangelung von Daten werden die Studienergebnisse aus jüngeren Alterskohorten oft (ungeprüft) auf das höhere Lebensalter übertragen. Dabei wäre die Anpassung von Therapiezielen und -strategien auf altersspezifische Bedürfnisse von großer Bedeutung. Während für den Depressionsbereich Altersmodifikationen entwickelt und empirisch überprüft worden sind – hier sind insbesondere die kognitive Verhaltenstherapie, die Problemlösetherapie und die Interpersonelle Psychotherapie zu nennen – sieht es für einen der Goldstandards der Suchtberatung und -therapie, das Motivational Interviewing, eher dürftig aus. Nach Wolter (2010) finden sich zudem in den deutschsprachigen Lehrbüchern und Monographien keine substanziellen Beiträge zum Vorgehen bei älteren Menschen. Er schlussfolgert aus den wenigen existierenden Untersuchungen, dass Interventionen erfolgreicher sind, wenn sie Altersbelange in den Vordergrund stellen. Schadensbegrenzung, Motivationsförderung und eine Abkehr vom Abstinenzparadigma werden dabei hervorgehoben.

> **Schadensbegrenzung, Motivationsförderung und eine Abkehr vom Abstinenzparadigma spielen im Alter eine wichtige Rolle. Kombinationstherapien für Sucht und Depression gewinnen an Bedeutung. Die Reihenfolge scheint dabei weniger wichtig zu sein.**

Eine **Kombinationstherapie** für Sucht und Depression gehörte früher nicht zur klinischen Praxis, gewinnt aber zunehmend an Bedeutung. In einer Metaanalyse von Riper et al. (2013) wurde die Wirksamkeit von Kognitiver Verhaltenstherapie (KVT) und Motivational Interviewing (MI) untersucht. Auch wenn zumeist jüngere Altersgruppen berücksichtigt wurden – in nur zwei Studien wurden Patienten bis 65 bzw. 68 Jahre eingeschlossen – sprechen die Ergebnisse für einen leichten, aber signifikanten Vorteil einer Kombinationstherapie. Die ermittelten Effektstärken (ES) für Depressivität und Alkoholkonsum waren eher klein, aber noch im 12-Monats-Follow-up nachweisbar. Es zeigten sich schnellere und stärkere Effekte bei Depressionen, wobei die Autoren dies mit einem möglichen „Sleeper-Effekt" in Verbindung bringen.

Damit ist gemeint, dass die in der MI-Therapie gelernten „Skills" erst im weiteren Verlauf zum Tragen kommen und daher nach einem kurzen Untersuchungszeitraum noch nicht vollständig detektierbar waren. Keine Unterschiede zeigten sich bezüglich der Kombination der Interventionen. Ob zuerst mit KVT oder mit MI begonnen wird oder ob beide Behandlungen direkt kombiniert werden, schien keinen Einfluss auf das Ergebnis zu haben.

Baker et al. (2011) kommen in ihrem systematischen Review zu einem ähnlichen Ergebnis. Sie untersuchten die Bedeutung von KVT- und MI-Interventionen bei Patienten mit Alkoholmissbrauch und komorbider Depression oder Angststörung. Der Altersdurchschnitt lag im mittleren Bereich, das heißt zwischen 32 und 45 Jahren, sodass auch hier keine Aussagen für das Alter abgeleitet werden können. Durch eine Kombinationsbehandlung konnten positive Effekte bezüglich Depressivität und Alkoholkonsum erzielt werden. Es zeigten sich gute Effektstärken sowohl für die Reduktion des Konsums (z. B. Anzahl der Trinkgelegenheiten pro Tag, Anzahl der „Trinktage", Anzahl der Tage mit „starkem" Konsum) als auch für die Abstinenz. Eine weitere Evidenzgenerierung bleibt aber auch für ältere Patientengruppen in Zukunft erforderlich.

> ❯ **Studien zu Kombinationsbehandlungen im Alter sind rar. Bei jüngeren Patienten finden sich Wirksamkeitsnachweise.**

Im Vergleich zur kombinierten Behandlung von Alkoholmissbrauch und -abhängigkeit und Depression ist die Datenlage bei Missbrauch illegaler Substanzen und Depression sowohl für das junge als auch das ältere Erwachsenenalter mangelhaft. Hides et al. (2010) beschäftigten sich in ihrem Review mit der Wirksamkeit von KVT bei Depressiven mit komorbidem Substanzmissbrauch; hier wurden auch Studien zu Alkohol- und Cannabismissbrauch eingeschlossen. Insgesamt identifizierten die Autoren nur wenige in Frage kommende Studien, die zudem noch erhebliche methodische Mängel aufweisen. Die Ergebnisse weisen auf die Wirksamkeit psychotherapeutischer Interventionen bei

den genannten Störungsbildern hin, wobei es für die KVT gegenüber anderen Ansätzen nur einen leichten Vorteil zu geben scheint. Dies wird mit dem „dodo bird verdict" in Verbindung gebracht. Dahinter verbirgt sich die Annahme, dass allen Psychotherapien ein gemeinsamer Wirkfaktor zugrunde liegt und nur ca. 10 % des Effekts der Spezifität des jeweiligen Verfahrens zuzurechnen sind (Luborsky et al. 2002). Dodo, der Vogel aus Alice im Wunderland, hatte erklärt: „All have won and all must have prizes". Die Übersichtsarbeit von Hesse (2009) berücksichtigte ebenfalls Studien, die die Wirksamkeit von Psychotherapie bei Depressionen/Ängsten und Substanzmissbrauch zum Inhalt hatten. Leider fokussierte nur ein kleiner Teil der einbezogenen Studien auf Medikamentenabhängigkeit. Auch in dieser Metaanalyse wird Psychotherapie als vielversprechende Intervention bezeichnet, die aber laut Autoren empirisch nicht genügend erforscht sei.

Zusammenfassend   lässt sich feststellen, dass es eine empirische Evidenz für die Wirksamkeit psychotherapeutischer Interventionen bei Sucht und Depression des jüngeren und mittleren Erwachsenenalters gibt und dass diese – mit altersspezifischen Modifikationen – möglicherweise auch für den höheren Altersbereich gültig, aber bisher zu wenig erforscht sind.

5.5 Störungsorientierte Psychotherapie der Depression im Alter

> ❯ **Kognitive Verhaltenstherapie gilt als eine der erfolgreichsten Depressionstherapien, auch im Alter.**

Die kognitive Verhaltenstherapie gilt als die evidenzbasierte Psychotherapie der Depression, auch im Alter. Bei älteren Menschen werden die klassischen Therapieinhalte (Hautzinger 2016), wie z. B. Aufbau positiver Aktivitäten, Modifikation dysfunktionaler Gedanken, altersspezifisch formuliert. So steht die **Überwindung von Passivität und Inaktivität** im Vordergrund, negativistisches Denken soll reduziert werden.

Bei körperlich schwer kranken Patienten, deren Sorgen und Ängste nicht nur kognitiv verzerrt, sondern realistisch sind, werden die Einbeziehung ambulanter Dienste und der **Aufbau eines Versorgungs- und Unterstützungssystems** empfohlen. Um die Gefahr von Bevormundung (auch fürsorglicher!) zu begrenzen, der gerade ältere körperlich Kranke ausgesetzt sind, wird die **Förderung sozialer Kompetenzen** besonders hervorgehoben (z. B. wie man sich gegen „übergriffiges" Verhalten durch Betreuer oder Angehörige angemessen abgrenzen kann).

> ❯ Neben psychosozialen Aspekten müssen in der Depressionsbehandlung bei Älteren auch zunehmend somatische Aspekte berücksichtigt werden.

Generell wird bei der KVT im Alter die **psychosoziale Seite der Depression** mehr in den Vordergrund gerückt. Alterstypische Problembereiche wie Beziehungskonflikte (z. B. mit erwachsenen Kindern, mit Partnern infolge der Berentung) oder Einsamkeit durch den Verlust des Partners und des sozialen Netzwerkes werden mithilfe altersangepasster Techniken und Strategien bearbeitet. Für eine Reihe von Erkrankungen (z. B. Hypertonie, Diabetes mellitus, Parkinson, Rheuma, Tinnitus) wurden spezielle KVT-Manuale (z. B. zu Diabetes: Fehm-Wolfsdorf 2009) entwickelt, die den Umgang mit somatischen Beschwerden erleichtern sollen. Hautzinger (2016) bietet für diese Subgruppen spezielle Programme an, z. B. DiA-MP für Depressive mit Morbus Parkinson.

Während **Problemlösetherapie (PT)** im deutschsprachigen Raum im Allgemeinen zur Verhaltenstherapie gezählt wird, hat sie in Amerika offenbar eine eigene Tradition, wird in Metaanalysen häufig als eigenständige Therapieform aufgeführt und erzielt moderate Effektstärken. Zentrales Anliegen der Intervention ist, dass ältere Menschen ihre persönlichen Probleme und ihre Auswirkungen auf das Wohlbefinden erkennen und mit psychotherapeutischer Unterstützung Handlungsalternativen erarbeiten. Daraus werden multiple Lösungsmöglichkeiten abgeleitet, die vom Patienten erprobt

und evaluiert werden. Längerfristiges Ziel ist die eigenverantwortliche Lösung von individuellen Problemen.

Wegweisend für deutlich ältere Patientengruppen und Multimorbide könnte eine neuere Studie von Kiosses et al. (2015) sein. Die Autoren untersuchten eine spezielle Problemlösetherapie für depressive Menschen mit kognitiven Störungen bzw. beginnender Demenz, die sogenannte Problem Adaption Therapy (PATH). In dieser 12 Sitzungen umfassenden Intervention, die im häuslichen Umfeld mit den Angehörigen durchgeführt wird, geht es um Emotionsregulation, Reduzierung negativer Affekte und die Erarbeitung von Kompensationsstrategien, z. B. bei Gedächtnisproblemen oder sozialem Rückzug. Im Vergleich mit supportiver Psychotherapie zeigte sich ein deutlicher Rückgang der depressiven Beschwerden sowie der erlebten Beeinträchtigungen. Die Effektstärken bewegten sich auf einem mittleren Niveau (0,6/0,67). Interessant an dieser randomisierten, kontrollierten Studie ist, dass deutlich ältere (Altersdurchschnitt lag bei über 80 Jahren) und „eingeschränkte" Menschen einbezogen wurden.

Nicht alles ist veränderbar oder „trainierbar" – aus dieser Erfahrung heraus gewinnen auch in der KVT Therapieelemente an Bedeutung, die primär auf Akzeptanz und Würdigung abzielen. So hat beispielsweise der Lebensrückblick in Therapie und Beratung (Maercker und Forstmeier 2013), der in Studien respektable Effektstärken erzielt, den Anspruch, älteren Menschen zu einem differenzierten und wertschätzenden **Lebensrückblick** zu verhelfen. Dies beinhaltet z. B., das im Leben Erreichte herauszuarbeiten und zu würdigen, aber auch das Nicht-Erreichte, das Scheitern und Versagen angemessen zu integrieren und gegebenenfalls zu betrauern. So kann eine gelungene integrative Rückschau dazu beitragen, die Akzeptanz von körperlichen Einschränkungen und von „Kränkungen des Älterwerdens" zu verbessern. Lebensrückblicksinterventionen gehören streng genommen nicht zur „KVT-Familie", sondern haben ihren Ursprung in der klinischen Gerontologie und den Pflegewissenschaften. Die Rekonstruktion der eigenen Lebensgeschichte wird als

„heilendes Element" betrachtet, der Betroffene zu Gefühlsausdruck und Selbstreflexion ermutigt. Durch die sog. dritte Welle hat sich in der Verhaltenstherapie auch hier ein Paradigmenwechsel vollzogen: Akzeptanz, Mitgefühl, werteorientiertes Leben, das Verstehen und Überwinden von „Lebensfallen" sind Begrifflichkeiten, hinter denen sich neuere Therapieansätze und Interventionen verbergen, die sich z. T. sehr deutlich vom klassischen KVT-Vorgehen der 1980er und 1990er Jahre unterscheiden.

> ❯ Additive Therapieinterventionen wie Achtsamkeit, Lebensrückblick, Selbst-Mitgefühl kommen ebenfalls in der Gerontopsychotherapie zur Anwendung.

Ein neuerer Ansatz, der sich mit Akzeptanz von Leid und dem Verfolgen von werteorientierten Lebenszielen beschäftigt, könnte auch für die Psychotherapie im Alter von Relevanz sein: Bei der Akzeptanz- und Committment-Therapie (ACT nach Hayes; Eifert 2011) geht es um das Erlernen der Fertigkeit, auf emotionalen Schmerz und Belastungen nicht wie gewohnt mit Kontroll- und Vermeidungsverhalten zu reagieren.

> ❯❯ Worauf es ankommt, ist aversives Erleben zuzulassen und anzunehmen, und zwar nicht mit Resignation und Widerwillen, sondern mit Offenheit, Güte, Mitgefühl und Behutsamkeit. (Eifert 2011, S. 2)

Durch das Fokussieren auf den gegenwärtigen Augenblick („fast ohne Bewertung"), das Erlernen einer „Beobachterperspektive" soll größere psychische Flexibilität erreicht und ein anderer Umgang mit (Alters-) Ängsten und Einschränkungen ermöglicht werden. Zudem wird im ACT-Ansatz ein großer Schwerpunkt auf das individuelle Wertesystem des Patienten gelegt. Auch hier kann altersgemäß erarbeitet werden, in welchen Lebensbereichen eine Diskrepanz zwischen Werten und dem eigenen Handeln besteht. Die Behandlung soll anschließend darauf vorbereiten, mit den eigenen Werten wieder besser in Kontakt zu treten.

Sehr interessant im Hinblick auf Behandlung von Sucht und Depression erscheint auch die Self-Compassion-Therapie nach Gilbert (2011). Sie gründet sich in der Einsicht, dass das Leben eine Tragödie ist und dass Menschen mit Begierden, Motiven und Dispositionen umgehen müssen, die vor langer Zeit **für** uns, aber nicht **von** uns angelegt wurden. Das Üben von Selbst-Mitgefühl ist ein zentrales therapeutisches Element, das Verzeihen und Vergeben ist nötig, um sich von der „Kette der Wut" zu befreien bzw. das eigene Bedrohungssystem zu regulieren. Insgesamt spielen Schwierigkeiten der Emotionsregulation bei fast allen psychischen Störungen eine Rolle. Achtsamkeit und die Stärkung des Selbst-Mitgefühls könnten dazu beitragen, dass Betroffene Alternativen zu Alkohol- und Medikamentenabusus entwickeln.

5.6 Interpersonelle Psychotherapie im Alter

Bei der Interpersonellen Psychotherapie (IPT) handelt es sich um eine von Klerman und Weisman in den 1980er Jahren entwickelte Kurzzeittherapie (Schramm 2010), die speziell auf die Behandlung unipolar depressiver Patienten zugeschnitten ist. Der theoretische Hintergrund basiert auf Arbeiten der neoanalytisch orientierten Interpersonellen Schule und auf Erkenntnissen der Bindungsforschung (Bowlby 1977).

Der Behandlungsfokus liegt dabei auf den depressiven Beschwerden und einem damit verbundenen interpersonellen Problembereich. Es stehen vier Problembereiche zur Auswahl, die aus empirischen Studien abgeleitet wurden; sie sind für die Betroffenen leicht verständlich und spiegeln die psychosozialen Probleme Älterer sehr gut wider: Trauer und Verluste, Einsamkeit, Rollenwechsel/-übergänge, Konflikte. Unabhängig von weiteren Ursachen und Auslösern einer Depression (z. B. körperliche Erkrankungen, Absetzen von Medikamenten) wird das Verstehen und Bearbeiten eines Problembereichs als entscheidend für die Remission und Prävention eines Rückfalls betrachtet.

> Die Interpersonelle Psychotherapie (IPT) fokussiert auf empirisch abgeleitete Problembereiche. Sie spiegeln die psychosoziale Seite der Depression im Alter sehr gut wider. Es gibt drei Therapiephasen; das Vorgehen wird in einem altersmodifizierten Manual spezifiziert.

Das Vorgehen der IPT im Alter unterscheidet sich nicht grundsätzlich von dem bei Jüngeren, es werden aber Anpassungen vorgenommen:

— Am Beginn der IPT steht die Auseinandersetzung mit der (Alters-) Depression und deren Symptomen im Vordergrund. Die Unterscheidung zwischen „rein" depressiven und somatischen Symptomen durch Begleiterkrankungen (z. B. Schwindel) ist dabei nicht immer eindeutig. Hier sollte sich der Therapeut ein solides Basiswissen mit zu behandelnden Begleiterkrankungen im Alter (z. B. Morbus Parkinson) angeeignet haben und dieses in die Psychoedukation integrieren. Ferner ist darauf zu achten, quälende Symptome nicht voreilig als „psychisch" zu deklarieren und gemeinsam mit Patienten Strategien zu erarbeiten, wie sie einen positiven Einfluss auf diese nehmen können. Dies kann Gefühle von Ausgeliefertsein und Ohnmacht verringern und eine aktivere Krankenrolle ermöglichen.

— In der mittleren Phase werden die altersspezifisch definierten IPT-Problembereiche bearbeitet. Das Thema „Sucht" lässt sich in die Bearbeitung der Problembereiche integrieren. So kann eine konflikthafte Ehe den riskanten Gebrauch von Alkohol oder Missbrauch begünstigen, ebenso wie eine unbewältigte Trauer oder Einsamkeit im Alter.

Dies muss allerdings nicht bedeuten, dass eine Suchtproblematik per se mit IPT behandelt werden kann. Wenn sich diese bereits zu einer eigenständigen Störung entwickelt hat, sind ein qualifizierter Entzug sowie eine suchtspezifische Behandlung (Motivational Interviewing)

unabdingbar. Ein wichtiges Therapieziel bleibt aber, die psychosozialen Zusammenhänge beider Störungen zu verstehen.

> Die Suchtproblematik lässt sich in den interpersonellen Fokus der IPT integrieren.

Generell stehen bei der IPT im Alter die Gesamtbetrachtung und Würdigung der individuellen Lebensgeschichte sowie die Krankheitsbewältigung im Vordergrund. Das klassische Therapiesetting (Therapeut und Patient „allein") darf verändert werden, andere Berufsgruppen (wie z. B. Sozialarbeiter, Bezugspflegekräfte oder sog. „care manager") sowie Angehörige können in den Therapieprozess miteinbezogen werden. Dabei wird eine Balance zwischen Veränderungs- und Akzeptanzstrategien angestrebt, die Abkehr vom Machbarkeitsprinzip und die Akzeptanz von Grenzen werden explizit betont. Auch bezüglich Techniken und Setting-Variablen werden altersspezifische Modifikationen empfohlen. Sie betreffen insbesondere die Sitzungslänge und -frequenz sowie verschiedene Therapietechniken (z. B. Fokussierungstechniken, Feedback-Techniken, Akzeptanzstrategien).

Das Verfahren wurde von Anfang an intensiv empirisch überprüft, auch bei älteren Depressiven. In einer frühen Studie von Reynolds et al. (1999) mit sog. „young-olds" konnten positive Effekte der IPT auf die Erhaltung symptom- und rezidivfreier Intervalle bestätigt werden. In einer späteren Untersuchung an depressiven Patienten ab 70 Jahren, die unter ausgeprägteren körperlichen Begleiterkrankungen litten als die zuvor untersuchte Stichprobe, schien die IPT jedoch weder mit noch ohne Medikation besonders hilfreich zu sein (Reynolds et al. 2006). Möglicherweise profitiert diese Patientengruppe mehr von einem stationären Setting, in dem auf die Komplexität der Erkrankung (insbesondere Multimorbidität) intensiver eingegangen werden kann. Die IPT versteht sich insgesamt als empirische Therapie, das heißt die Ergebnisse aus Studien haben Konsequenzen für Anwendung und Durchführung des Verfahrens. So konnten Shear et al. (2014) nachweisen, dass zur Bewältigung traumatischer Trauer ein störungsorientiertes Vorgehen mit Konfrontations- und Expositionsübungen (sog. Complicated Grief Treatment, CGT) wesentlich erfolgversprechender ist als eine klassische IPT-Behandlung. Die Reduktion von Trauersymptomen war in der CGT-Gruppe doppelt so hoch wie der IPT-Gruppe.

> **❯** **Direktivere Techniken wie z. B. Exposition sind beim Problembereich Trauer erfolgversprechend.**

Die Ergebnisse weisen darauf hin, dass der Abbau von Vermeidung auch bei Älteren ein wichtiges Therapieziel darstellen könnte.

▪ **IPT und Sucht – keine gute Kombination?**
Die Datenlage zu IPT und Substanzmissbrauch ist zugegeben nicht ermutigend. In der Vergangenheit wurden vier Studien (Markowitz 2008) publiziert, deren Ergebnisse nicht wirklich überzeugt haben. Allerdings handelt es sich um jüngere Heroin- und Kokainabhängige, sodass die Übertragbarkeit auf ältere Menschen mit Suchtproblemen ohnehin sehr in Frage zu stellen ist. Markowitz et al. (2008) untersuchten im Rahmen einer kleinen Pilotstudie (N=26) die Wirksamkeit von IPT und „brief supportive psychotherapy" (BSP), eine non-direktive und emotionsfokussierte Psychotherapie für (jüngere) depressive Menschen mit Alkoholproblemen, die Ähnlichkeit mit der klassischen Gesprächstherapie aufweist. Entgegen der ursprünglichen Absicht wurden deutlich mehr Patienten mit Alkoholabhängigkeit einbezogen. Aufgrund der kleinen Stichprobe wurden keine signifikanten Ergebnisse erwartet. Positive Effekte zeigten sich jedoch bezüglich der Reduktion depressiver Beschwerden (IPT > BSP), bzgl. der Abstinenztage ergab sich ein umgekehrtes Bild. Die Effektstärken (ES) waren unter der BSP-Bedingung höher, sie betrugen bei IPT 0,21, bei BSP 0,54. Die Autoren schlussfolgern, dass IPT bei dysthymen Alkoholpatienten, die keine medikamentöse Behandlung möchten, einen Vorteil bringt, nicht aber in der Behandlung von Alkoholismus.

5.7 Konzeption einer Kombinationstherapie für Depression und Sucht im Alter

Im Folgenden wird ein (zunächst vorrangig stationärer) Therapieansatz vorgestellt, der sich aus Elementen störungsorientierter Depressions- und Suchttherapien zusammensetzt. Es wird hierbei kein Anspruch auf Vollständigkeit erhoben, vielmehr ist dies ein Versuch, die Erfahrungen und das Vorgehen bei Depression und Substanzabusus auf der Station für Gerontopsychiatrie und -psychotherapie an der Freiburger Universitätsklinik für Psychiatrie und Psychotherapie darzustellen. Das therapeutische Konzept orientiert sich generell an einem stationären IPT-Programm (IPT-S; Schramm et al. 2010), dessen Wirksamkeit von Schramm et al. (2007) nachgewiesen werden konnte. Es integriert sowohl pharmakotherapeutische als auch psychotherapeutische Interventionen. Für den stationären Einsatz der IPT wurde die Methode um gruppentherapeutische Interventionen sowie um die gezielte Integration des gesamten Behandlungsteams erweitert. Das stationäre Behandlungsprogramm ist auf ca. 15 IPT-Einzelsitzungen angelegt, die 2- bis 3-mal wöchentlich von einem psychologischen oder ärztlichen Psychotherapeuten für 30–50 Minuten durchgeführt werden. Die Einzelsitzungen sollten unter Einbeziehung der Angehörigen stattfinden, da der interpersonelle Kontext bei beiden Störungen (z. B. Koabhängigkeit) eine große Rolle spielt. Die Bezugspflege übernimmt im multiprofessionellen Team wichtige therapeutische Funktionen: Sie erarbeitet und erprobt mit dem Patienten Bewältigungsstrategien für depressive Symptome (wie z. B. Antriebslosigkeit) oder andere, mit einer Entzugsbehandlung assoziierte Beschwerden, wie z. B. innere Unruhe. Des Weiteren koordiniert die Pflege die Teilnahme am allgemeinen Therapieangebot (z. B. Sinnesreise, Ergo- und Musiktherapie sowie Bewegungsangebote) und unterstützt gezielt den Wiederaufbau einer Tagesstruktur und die Wiedererlangung von Alltagskompetenzen (z. B. Einkaufstraining, Hygiene etc.).

Um die Einzeltherapie zu optimieren, werden verschiedene Elemente der IPT (z. B. Psychoedukation, Symptommanagement, Arbeit an zwischenmenschlichen Problembereichen) auch in der Gruppentherapie thematisiert. Die „Depressionsbewältigungsgruppe" findet über zwei ca. 50-minütige Sitzungen wöchentlich statt und beginnt bereits in der ersten Behandlungswoche. Ein Ziel besteht in der Aufklärung über affektive Störungen und im verbesserten Umgang mit der Erkrankung. Hierbei können auch Themen, die mit Substanzabusus assoziiert sind, angesprochen werden. Denkbar sind Gruppendiskussionen wie „Warum habe ich einseitig auf Medikamente gesetzt, welche Alternativen gibt es?". Wichtig ist, dass es zu einem Austausch von Erfahrungen kommt, dass die Komplexität von „Sucht und Depression" deutlich wird und dass die Betroffenen erkennen, dass sie mit diesem Thema in der Regel nicht allein dastehen. Das Gruppensetting könnte auch Mut machen, suchtspezifischere Gruppen, die auf einer anderen Station angeboten werden, aufzusuchen.

> **Die Motivierung und der Abbau von Ängsten vor Stigmatisierung und Vorurteilen spielen eine wichtige Rolle auch in der IPT bei Depression und Sucht.**

Je nach Niveau der Gruppe, das heißt der Bereitschaft und der Fähigkeit, sich in einer Gruppe zu öffnen bzw. einer Gruppendiskussion zu folgen, werden Themen bearbeitet, die bei den vier Problembereichen der IPT vorgegeben sind. Das Vorgehen ist hierbei übungs- und ressourcenorientiert, die Teilnehmer sollen ermutigt werden, sich die interpersonellen Fertigkeiten und Bewältigungsstrategien für den individuell relevanten IPT-Problembereich anzueignen.

Parallel zu den depressionsspezifischen Angeboten ist die Teilnahme an den stationsübergreifenden, suchtorientierten Gruppen vorgesehen. Hier ist zuerst die „Skills-Gruppe" zu nennen, die 4-mal pro Woche von einer Psychologin angeboten wird und in der nach ausführlicher Psychoedukation Fertigkeiten erlernt werden, um im Selbstmanagement Abstinenz oder eine deutliche Reduktion der Trinkmenge zu erreichen. Wichtige Inhalte sind hier: Rückfallgefahren und Vorboten erkennen, emotionale Tiefs und soziale Konflikte bewältigen, Ablehnung von Alkoholangeboten. Ergänzt wird dieses Angebot durch eine Informationsgruppe, die von Ärzten und dem Sozialdienst geleitet wird.

Für Patienten mit Medikamentenabhängigkeit wird wiederum eine achtsamkeitsbasierte Fertigkeitengruppe angeboten. Hier werden Themen wie „Achtsamkeit und Abhängigkeit", Umgang mit Entzugssymptomen sowie Vor- und Nachteile von Medikamenten besprochen.

Da Übergewicht, Bewegungsmangel, Diabetes und Bluthochdruck sowie das sog. metabolische Syndrom bei älteren Depressiven mit und ohne Suchterkrankung eine große Rolle spielt, wird im Weiteren die Teilnahme an einem sogenannten „Stoffwechsel-Track" empfohlen. Bei diesem von der Physiotherapie durchgeführten Gruppenangebot stehen körperliche Aktivierung und Wohlbefinden im Vordergrund.

> **Somatische Aspekte werden bei Älteren in das Behandlungsprogramm der IPT integriert.**

Die Ergebnisse einer Überprüfung des stationären Therapieprogramms (Schramm et al. 2007) zeigten eine signifikante Überlegenheit der IPT-S gegenüber supportiven psychiatrischen Gesprächen („clinical management"). Dieser Effekt war auch noch zu den Katamnesezeitpunkten nach drei und 12 Monaten zu beobachten, was eine kurz- und mittelfristige Nachhaltigkeit der Intervention unterstreicht. In der Studie wurden Patienten bis 65 Jahren einbezogen; ein Einfluss des Faktors Alter auf den Therapieerfolg war dabei nicht nachweisbar.

Im Prinzip ist das Vorgehen auch für den teilstationären, mit Einschränkungen auch im ambulanten Kontext vorstellbar, zumal die IPT ursprünglich als ambulante Kurzzeittherapie konzipiert worden ist. Diese Einschränkungen beziehen sich auf die Tatsache, dass die Patienten im ambulanten Setting oft nicht in begleitende Gruppenangebote eingebunden werden können.

Bei schweren Depressionen, Komorbidität, langjährigem und oder schwerem Alkohol- oder Medikamentenmissbrauch erscheint es jedoch unrealistisch, dies in einem ambulanten Rahmen „auffangen" und behandeln zu können. Ein qualifizierter Entzug bedarf eines klinischen Settings, um die gewohnten Teufelskreise zu unterbrechen. Denkbar wäre auch eine vorgeschaltete Entzugsbehandlung auf einer Station für Suchterkrankungen und die Weiterbehandlung auf einer Depressionsstation.

5.8 Durchführung der Kombinationsbehandlung

Die im Folgenden beschriebene Kombinationsbehandlung basiert primär auf Erfahrungen aus dem stationären Bereich. Ein Einsatz im ambulanten Setting, z. B. in einer Spezial- oder Institutsambulanz, wäre denkbar und wünschenswert. Allerdings ist ambulante gerontopsychotherapeutische Versorgungssituation derzeit immer noch sehr unbefriedigend, hier sind Weiterentwicklungen und Neukonzeptionen dringend erforderlich.

Generell ist die Behandlung als Einzeltherapie zu konzipieren. Darüber hinaus ist es möglich, einzelne Bausteine, wie z. B. die Psychoedukation, das Symptommanagement und die weiterführende Arbeit an individuellen Problembereichen, in ein Gruppensetting zu überführen. Die klinische Erfahrung zeigt, dass eine Gruppe auch im Alter deutlich zur Entlastung und Entstigmatisierung der Teilnehmer beitragen kann; auch können Ressourcen effektiver aktiviert werden.

5.8.1 Die Anfangssitzungen

Auseinandersetzung mit Depression und Substanzmissbrauch/-abhängigkeit

Vor Behandlungsbeginn sollte eine ausführliche Diagnostik erfolgen. Diese sollte neben klinischer Untersuchung, Routinelabor sowie EKG,

EEG und möglicherweise MRT, auch eine Untersuchung mittels standardisierter Skalen sowie eine neuropsychologische Testung zur differenzialdiagnostischen Abgrenzung von demenzieller Entwicklung beinhalten. Es bietet sich beispielsweise der Einsatz der Geriatric Depression Scale (GDS) (Yesavage et al. 1983) zur standardisierten Erhebung depressiver Symptome im Alter sowie der CERAD (Morris et al. 1989) für eine neuropsychologische Charakterisierung an.

> **Am Beginn der Therapie: Auseinandersetzung mit beiden Störungen und ihren Symptomen!**

In den ersten Sitzungen wird die Vorgeschichte der Depression und des Substanzmissbrauchs besprochen. Die individuelle Lerngeschichte, das heißt prädisponierende Faktoren bzw. biografische und soziokulturelle Besonderheiten (z. B. Early Trauma oder Zugehörigkeit zu einer Subkultur) werden herausgearbeitet, sodass der Patient ein Verständnis für seine Erkrankung bekommt, sich weniger „schuldig" oder stigmatisiert fühlt. Bei der Anamnese sollten alle ggf. früher vorhandenen depressiven Episoden und deren psychosoziale Auslöser sowie deren Folgen thematisiert werden. Zudem wird geklärt, ob bzw. seit wann der Patient eine Substanz zur Stimmungsregulation eingesetzt hat und ab welchem Zeitpunkt ein eigenständiges Suchtproblem daraus entstanden ist.

> **Ein gemeinsames Verständnis von Patient und Therapeut zur Depression und der Funktion des Substanzmissbrauchs muss erarbeitet werden.**

Die Funktionalität des Substanzgebrauchs sollte für den Patienten **verständlich** sein (z. B. Abbau sozialer Ängste, Stressreduktion, Vermeidung von Emotionen, Stimulation etc.).

Fallbeispiel 1: Frau W., 67 Jahre, rezidivierende Depression, Alkoholabusus

Frau W. berichtet, ihre Kindheit und Jugend seien von der Strenge und den Entbehrungen der Nachkriegszeit geprägt gewesen. Die Mutter sei streng, unbeherrscht und entwertend gewesen. Mit fünf Jahren habe sie ein Jahr in einer Lungenklinik verbringen müssen, die Eltern konnten sie nur gelegentlich besuchen. In der Familie habe es viel Streit gegeben, sie habe Zuflucht und Frieden bei den Großeltern gefunden. Während der Pubertät sei es besonders schlimm gewesen, die Mutter habe ihr Erwachsenwerden nicht akzeptieren können. Als Studentin folgte eine Phase von großer Freiheit und Autonomie („sex and drugs and rock'n roll"), später sei sie anerkannt und leistungsfähig gewesen, trotz ihrer vielen körperlichen Beschwerden und des Alkoholmissbrauches. Dies sei in den damaligen Zeiten aber „normal" gewesen, es hätten „doch alle getrunken". Die Ehe und die Geburt des Sohnes seien sehr stabilisierende Faktoren gewesen, sie sei längere Zeit abstinent geblieben, bis heute habe sie eine positive Beziehung zu Sohn und Ehemann. Durch ihre Frühpensionierung hätten ihre Depressionen sowie der Alkoholkonsum wieder zugenommen. Sie habe sich mit der neuen Rolle nie arrangieren können, habe sich aus Scham darüber aus der Öffentlichkeit zurückgezogen. Die Betreuung ihrer hochbetagten Eltern sowie der Schwiegermutter koste sie „die letzte Kraft", sie tröste sich mit täglichem Alkoholkonsum, der sie beruhige. Sie habe schon eine Psychotherapie gemacht, aus Scham habe sie aber ihr Alkoholproblem verschwiegen.

Fallbeispiel 2: Herr F., 76 Jahre, rezidivierende Depression, Schmerzmittelabusus, Zustand nach Alkoholabhängigkeit

Herr F. wurde im Krieg geboren, er sei als Kind mit seiner Mutter nach einem Bombenangriff gerettet worden. Bis zur Rückkehr des Vaters aus der Kriegsgefangenschaft habe er trotz schwieriger Bedingungen eine glückliche Zeit gehabt. Danach sei die Kindheit vom dominanten, „verrohten" Vater geprägt gewesen, der später dem Alkohol verfallen sei. Dieser habe ihn zur Schwerstarbeit beim Hausbau, später als Hilfsarbeiter angetrieben. Erst mit Ende 20 habe er einen Berufswunsch im sozialen Bereich umsetzen können. Dieser Beruf habe ihm sehr viel Spaß gemacht, er sei sehr geschätzt gewesen. Seine erste Ehe sei glücklich gewesen, sie sei durch eine kurze Affäre gescheitert, was ihm bis heute nachgehe. Nach einer Rücken-OP habe er ein Schmerzsyndrom entwickelt, was er als eine Art Strafe erlebt habe. Seither nehme er Schmerzmittel. Seit seiner Frühpensionierung habe er vermehrt Alkohol getrunken und unter Depressionen gelitten, die zweite Ehe sei daran gescheitert. Er habe oft mit großer Scham und Härte sich selbst gegenüber reagiert. Bis heute falle es ihm schwer, sich mit seinen „wunden Punkten" auseinanderzusetzen. Er sei sich sehr unsicher, ob er sich damit weiter auseinandersetzen oder weiter „verdrängen" solle. Er sei ja auch schon am Ende seines Lebens.

In beiden Fällen wird eine enge Verzahnung zwischen psychosozialen, biologischen und soziokulturellen Aspekten der beiden Störungen deutlich. Die Bedingungen der Nachkriegsgenerationen waren durch emotionale und materielle Entbehrungen geprägt, deren Aufarbeitung im „Wirtschaftswunderland Deutschland" aber sicherlich nicht im Vordergrund stand. Erst in den letzten Jahren findet dieses Thema in zahlreichen Publikationen (z. B. „Die vergessene Generation" von Bode 2004) ihre Würdigung. Während die Depressionsdiagnose oft als entlastend erlebt wird, wird das Thema Sucht oder Alkoholproblematik als Stigma wahrgenommen und dementsprechend abgelehnt. Die Mittelschicht scheint sich gegenüber schlechter gestellten Schichten, mit denen man eventuell in einer alkoholspezifischen Gruppe sitzen muss, deutlich abzugrenzen. Mit „denen da unten" habe das eigene Trinkverhalten nicht zu tun.

> **Auf die enge Verzahnung von psychosozialen, biologischen und soziokulturellen wie auch historischen Aspekten ist in der Krankheitsentstehung und -aufrechterhaltung zu achten!**

Entscheidend in dieser Anfangsphase ist, dass der Patient seine Geschichte versteht, sich nicht stigmatisiert fühlt, Mitgefühl (statt Scham und Selbstentwertung) für sich entwickelt und mit dem Therapeuten herausfinden kann, welche Formen der Behandlung für ihn/sie die günstigsten sind. Dabei sollten beide Störungen mit einer freundlichen, empathischen und nicht bewertenden Therapeutenhaltung in den Fokus gestellt werden.

Im stationären Kontext könnte das Vorgehen für Frau W. aus dem Fallbeispiel 1 wie folgt aussehen.

Zusammenhang zwischen interpersonellen und psychischen Problemen herstellen

Therapeut: „Frau W., offenbar haben Sie sich schon als Kind sehr unglücklich und von Ihren Eltern, insbesondere Ihrer Mutter, im Stich gelassen gefühlt. Zudem mussten Sie die ständigen Streitereien Ihrer Eltern ertragen. In Ihrer Studentenzeit (in den ‚wilden‘ 1960er Jahren) konnten Sie sich aus den Fängen ihrer Eltern befreien, Alkohol hat dabei eine große Rolle gespielt. Sie hatten das Gefühl, dass alle damals viel getrunken haben. Später ist Ihnen aufgefallen, dass Sie nicht kontrolliert trinken können, und Sie haben lange Zeit gar nichts getrunken. Seitdem Ihr Kind aus dem Haus ist, Sie frühpensioniert wurden und die Sorge um die hochbetagten Eltern Sie quälen, trinken Sie wieder mehr, auch leiden Sie wieder stärker an Depressionen. Sie haben Schuldgefühle, dass Sie so viel Freizeit haben, fühlen sich minderwertig und wollen – wie früher – zwischen Ihren Eltern vermitteln. Ihr Mann ist zwar im Großen und Ganzen unterstützend, Sie fühlen sich von ihm aber oft nicht verstanden. Ihm scheint auch gar nicht so bewusst, wie schlecht es Ihnen geht und dass Sie ein ernsthaftes Alkoholproblem haben.

Ich würde mit Ihnen gerne die weitere Behandlung abstimmen, wobei wir sowohl die Depression als auch die Alkoholthematik im Auge behalten werden. Wären Sie damit einverstanden?"

❯ **Das individuelle multifaktorielle Bedingungsmodell wird mit dem Patienten durchgesprochen.**

Bei der IPT wird der psychosoziale Kontext der Störung hervorgehoben, die Betroffenen sind nicht schuld an ihrer Erkrankung, sondern es wird ein multifaktorielles Bedingungsmodell

konstruiert, in dem verschiedene Hypothesen formuliert und mit dem Patienten abgestimmt werden.

Psychoedukation und Symptommanagement

Im psychoedukativen Teil (das heißt der Information über Ursachen, Symptome und Behandlung von Depressionen, aufrechterhaltenden Belastungsfaktoren, Zusammenhängen zwischen Depression, psychosozialen Faktoren und Substanzmittelgebrauch) wird dem Patienten ein komplexes Ätiologiemodell vermittelt; einseitige, undifferenzierte Annahmen wie „man hat mir gesagt, dass ich eine Stoffwechselstörung habe, das muss doch jetzt endlich mal in den Griff zu bekommen sein" sollen in Frage gestellt und modifiziert werden. Die pharmakotherapeutischen Behandlungsoptionen müssen für den Patienten **verstehbar** durchgesprochen werden (z. B. Unterschied zwischen Benzodiazepinen und Antidepressiva, Wirkung von Neuroleptika, Einfluss des Alkoholkonsums etc.). Die Bedürfnisse des Patienten (z. B. nicht zu viele Medikamente nehmen zu müssen oder auf keinen Fall auf ein Mittel verzichten zu wollen) sollten ernst genommen und nicht paternalistisch, sondern im „shared decision"-Modell erörtert werden. Letzteres scheint sich im gerontopsychiatrischen Bereich noch nicht durchgesetzt zu haben; freundliche Dominanz bis hin zur Bevormundung seitens von Fachkräften ist keine Seltenheit, was durch die „Autoritätsgläubigkeit" der jetzigen Alterskohorten möglicherweise gestützt bzw. herausgefordert wird.

Das Annehmen einer Krankenrolle stellt bei der IPT einen wichtigen Prozess dar. Dies beinhaltet einerseits Entlastung (z. B. durch die Erlaubnis, krank zu sein), andererseits aber auch die Bereitschaft, am Genesungsprozess aktiv mitzuarbeiten.

❯ **Das Konzept der aktiven Krankenrolle muss vermittelt werden.**

Diese Akzeptanz einer aktiven Patientenrolle gilt als wichtige Voraussetzung für die weitere Behandlungscompliance, „regressive

Tendenzen" sowie eine „passive Heilungserwartung" sollen dadurch begrenzt werden.

Vertieftes Verständnis

Therapeutin: „Ich kann es verstehen, wenn Sie sich in den Momenten, in denen es Ihnen so schlecht geht, nicht gerne mit anderen unterhalten oder einfach nur gereizt sind. Dies hängt mit Sicherheit mit Ihrer Depression und Ihrem Benzodiazepin-Entzug zusammen. Ihr sozialer Rückzug ist zwar verständlich, hat aber auch zu einer zunehmenden Einsamkeit und Spannungen in Ihrer Familie geführt, was Sie sehr belastet. Ich möchte Ihnen gern dabei helfen, dass Sie wieder etwas mehr an Ihrer Umwelt Anteil nehmen können und so einen günstigen Einfluss auf Ihre Genesung nehmen können."

Beim **Symptommanagement** werden (stationär: mit Unterstützung der Bezugspflege) verschiedene Maßnahmen (z. B. Einbindung in Gruppenangebote) eingeleitet, durch die der Patient wieder mehr Kontrolle über seinen als sehr aversiv erlebten Zustand erlangen soll. Dies ist nicht immer ein einfaches Unterfangen, da z. B. Benzodiazepin-Entzüge oft mit anhaltender Gereiztheit sowie Klagen und Vorwürfen einhergehen, die auch für das therapeutische Team zur Belastung werden können. Den „Wind aus den Segeln zu nehmen", das heißt Entlastung und Validierung, ist eine Strategie; empathische Konfrontation ist dann indiziert, wenn Klagen, Feindseligkeit oder defensives Verhalten zu massiv werden. Der Begriff „empathische Konfrontation" stammt ursprünglich aus der Schematherapie und kennzeichnet eine Strategie im Umgang mit therapieschädigendem Verhalten. Der Therapeut begegnet dem dysfunktionalen Schema (z. B. Jammern) zum einen mit Empathie, zum anderen mit Realitätsprüfung (das heißt, welche Konsequenzen hat das Verhalten für das eigene Befinden, für die Umwelt?).

Beispiel für eine empathische Konfrontation

Therapeut: „Natürlich haben Sie ein Recht darauf, mit Ihren Beschwerden ernst genommen zu werden. Die Art und Weise, wie Sie diese im Augenblick äußern, (…) macht es mir aber sehr schwer, unterstützend für Sie da zu sein. Ich könnte mir auch vorstellen, dass es anderen Menschen ähnlich ergeht und dass Sie sich immer mehr missverstanden und abgelehnt fühlen. Was denken Sie darüber?"

Durch das Validieren der aktuellen Beschwerden fühlt sich der Patient ernst genommen und ist eher bereit, sich mit seinen „wunden Punkten" (z. B. psychosoziale Probleme) auseinanderzusetzen. Eine geglückte Konfrontation kann helfen, dass der Betroffene seine problematischen Muster erkennt und mit dem Therapeuten daran arbeitet, die maladaptiven Muster zu blockieren und (falls er oder sie dazu in der Lage ist) zu verändern.

Beziehungsanalyse und Festlegung eines Problembereichs

Die Beziehungsanalyse ist ein wichtiger Bestandteil der IPT-Anfangsphase. Durch sie verschafft sich der Therapeut einen Überblick über die gegenwärtigen, aber auch früheren Beziehungen des Patienten.

> ❯❯ **Anfang: Zur Identifikation eines depressionsassoziierten Problembereichs und Zielvereinbarung gehört in der IPT auch der Bereich der Beziehungsanalyse bzw. der Analyse des Zusammenhangs von Erkrankung und sozialer Isolation, Konflikten oder Verlusten.**

Meist wird sehr schnell deutlich, ob ein tragendes soziales Netz vorhanden ist oder ob dieses durch Verluste oder Konflikte als nicht mehr tragend bezeichnet werden muss.

Typische therapeutische Fragen sind:
- Wer sind die wichtigen Personen in Ihrem Leben? Erzählen Sie mir über die Beziehungen zu ihnen.
- Hat sich Ihr soziales Umfeld mit der Berentung/mit dem Älterwerden sehr verändert?
- Sorgt sich jemand um Sie? Wie oft sehen Sie Ihre Bezugspersonen?
- Fühlen Sie sich einsam? Ist Ihr Alltag „leerer" geworden?

> ❯ **Bindungsmuster sind in der Beziehungsanalyse der IPT zu berücksichtigen.**

Die Analyse des **Bindungsstils** (im Sinne Bowlbys) spielt in der IPT eine wichtige Rolle, da unsichere Bindungsstile mit problematischen Bewältigungsstrategien assoziiert sein können. So neigen Menschen mit einem unsicher vermeidenden Bindungsstil zu einer Überhöhung des Autonomiewertes. Sie machen häufig – wie auch im Fallbeispiel von Herrn F. – „alles mit sich aus", vertrauen sich in Krisensituationen niemandem an und setzen in Bezug auf Emotionsregulation mehr auf die Wirkung von Substanzen (und fordern auch vehement danach). Verständlicherweise tut sich diese Patientengruppe auch schwer mit dem Zulassen schmerzlicher Gefühle. Oft löst schon die Verwendung dieser Begrifflichkeit Aversionen aus. Hier kann Psychoedukation helfen, z. B. indem der Therapeut mit dem Patienten herausarbeitet, welche negativen Folgen „Erlebnisvermeidung" (nur kurzfristige Linderung, längerfristig mehr Leid) haben kann.

Bei unsicher-abhängig Gebundenen scheint das Bindungssystem permanent aktiviert, das heißt der Betroffene muss sich übertrieben häufig der Zuwendung/Anerkennung von wichtigen Bindungspersonen vergewissern, erscheint verstrickt und überengagiert und neigt zu dependenter Beziehungsgestaltung. Menschen mit diesem Bindungsmuster beschreiben eine innere Leere, wenn sie mehr mit sich selbst konfrontiert sind (z. B. nach Trennungen, wenn die Kinder aus dem Hause sind oder nach der Berentung). Auch Frau W. hatte sich ihr Leben lang um die Belange ihrer Eltern gekümmert, vergeblich auf Anerkennung gehofft und sich in ihrer eigenen Familie und im Beruf nie geschont. Sie habe immer „alles gegeben", sagt sie, obwohl es ihr Umfeld nicht so anerkannt und ihr Engagement als selbstverständlich gesehen habe. Bei der Bewältigung von Überforderung und Anspannung habe der Alkohol eine wichtige Rolle gespielt.

Am Ende der Anfangsphase wird der Problembereich festgelegt, das heißt Therapeut und Patient einigen sich auf ein oder zwei Problemebereiche (s. oben), die am meisten zu

der gegenwärtigen depressiven Episode beigetragen haben, sowie auf Therapieziele. Diese Vereinbarungen können auch schriftlich festgehalten werden. Sie dienen sowohl dem Therapeuten als auch dem Patienten der Fokussierung auf festgelegte Ziele und der Überprüfung des Therapiefortschritts.

5.8.2 Die Sitzungen in der mittleren Therapiephase: Arbeit am Problembereich

In der mittleren Behandlungsphase wird der vereinbarte Fokus bearbeitet, der mit der aktuellen depressiven Episode in einem engen Zusammenhang steht. Wie der Therapeut innerhalb der Problembereiche vorgehen kann, ist durch das IPT-Manual spezifiziert; je nach Art des Problems kommen IPT-spezifische Ziele und Strategien zur Anwendung (Schramm 2010). Auch in dieser Therapiephase ist zu klären, welche Rolle der Alkohol oder die Medikamente im interpersonellen Problembereich gespielt haben. Bei Partnerschaftskonflikten kann der Alkohol zu einer regelmäßigen Eskalation des Konfliktes führen, öffentliches Trinken kann andere (mögliche Bindungspersonen) abschrecken, „einsamer" Alkohol- oder Medikamentenkonsum am Abend kann den Aufbau von sozialen Beziehungen gänzlich verhindern.

Das therapeutische Vorgehen wird im Folgenden nur kurz skizziert. Ausführliche Beschreibungen finden sich bei Schramm (2010), wobei hervorzuheben ist, dass Depressive mit Substanzabusus nicht grundsätzlich anders behandelt werden als Depressive ohne Suchtproblematik.

Aufgaben in der mittleren Therapiephase
- Arbeit am Problembereich (vgl. im IPT-Manual vorgegebene therapeutische Strategien)
- Bei Rollenwechseln des Patienten: Erarbeitung der Akzeptanz gegenüber

dem Verlust einer alten Rolle und
Unterstützung im Herstellen einer
positiveren Einstellung zur neuen Rolle
- Problembereich interpersonelle
Konflikte: klären und lösen – und dies
auch in Bezug auf die Funktion von
Substanzkonsum
- Problembereich Einsamkeit:
Unterstützung beim Abbau von inneren
und äußeren Barrieren
- Problembereich Trauer: Aktive
Trauerarbeit ist nötig!

Beim Problembereich Rollenwechsel besteht
ein wichtiges Therapieziel in der Akzeptanz des
Verlusts der alten Rolle und im Herstellen einer
positiveren Einstellung zur neuen Rolle.

Ein interpersoneller Rollenkonflikt: Frau W
Obwohl bei Frau W. der Rollenwechsel Pensionierung schon Jahre zurücklag, haderte sie noch
sehr mit dem Rentnerdasein, empfand sich als
Schmarotzer und überforderte sich in der psychosozialen Rollenerfüllung. Hinzu kamen viele
interpersonelle Konflikte, für die das IPT-Manual
zunächst eine Klärung von Wünschen und Erwartungen an die Beziehung vorsieht, bevor in
einem Handlungsplan konkrete Problemlösestrategien entwickelt werden. Frau W. konnte
erkennen, dass sie sich gegenüber ihren Eltern
aus schlechtem Gewissen nicht abgrenzen
konnte, aber gleichzeitig zu viel Verantwortung
übernahm. Ein Muster, das sie auch ihrem Mann
gegenüber zeigte. Dieser merke auch nicht, so
äußerte Frau W., dass sie ein Alkoholproblem
habe und bestünde auf seinem abendlichen Glas
Wein – wobei es bei ihm bei einem Glas bliebe.
    In der therapeutischen Arbeit wurde Frau
W. darin unterstützt, ihre indirekte Kommunikation zugunsten einer direkten zu verändern,
und ihr „Aufopferungsverhalten" zu begrenzen.
Der „Aufbruch zu neuen Ufern" war durch die
„Dramen" der hochbetagten Eltern immer wieder erschwert, da Frau W. als einzige Tochter die
Hauptlast an der Unterstützung der noch selbstständig lebenden Eltern trug. Es wurde aber

auch deutlich, dass Frau W. wenig konkrete Vorstellungen hatte, welche Wünsche und Werte
für ihren jetzigen Lebensabschnitt bedeutsam
werden sollten. Sie hatte die Erfüllung stets an
andere gekoppelt (z. B. „mein Mann sollte …")
und dabei versäumt, sich wohlwollend um die
eigenen Belange zu kümmern, ihre Frustration
über dieses Unausgefülltsein hatte sie mit Alkohol kompensiert.

Leidet der Patient unter tiefgreifenden interpersonellen Defiziten und dadurch hervorgerufene
Einsamkeit und Isolation, werden zunächst die
Ursachen dieses Problems exploriert, um den
Kontext zu verstehen (z. B. Persönlichkeitsauf-
fälligkeiten). Der therapeutischen Beziehung
kommt hierbei Modellcharakter zu. Generell sind Patienten, die diesen Problembereich
als Fokus haben, schwerer gestört; bei älteren
depressiven Menschen kann es sich auch um
ein realistisches Altersproblem im Sinne eines
Rollenwechsels handeln. Deswegen wird Einsamkeit im Alter nicht automatisch als inter-
personelles Defizit gesehen. Multiple Verluste,
eingeschränkte Mobilität sowie generationsty-
pische Werte- und Motivationssysteme spielen
dabei ebenfalls eine wichtige Rolle.
    Bei Herrn F. stand dieser Problembereich
im Vordergrund. Aus Scham und Verbitte-
rung hatte er sich in den letzten Jahren sozial
sehr zurückgezogen bzw. Kontakte aktiv gemie-
den. Obwohl er sich in den Einzelsitzungen sehr
offen, emotional betroffen und feinfühlig zeigte,
wurde eine Veränderung des interpersonellen
Lebensstils nur sehr vage in Aussicht gestellt
(„ja, ich weiß, ich muss etwas verändern"). Hier
sollte kein unnötiger Druck aufgebaut werden,
sondern vielmehr Bedauern, dass der Patient,
angesichts der positiven Erfahrungen in der Psychotherapie, nicht zu **mehr** bereit ist. Möglicherweise ist es jedoch unrealistisch, zu erwarten,
dass ein lebenslang gezeigtes Beziehungs- und
Suchtverhalten durch eine Psychotherapie gravierend verändert werden kann.
    Beim Problembereich **Trauer** wird zunächst
eine genaue Analyse des gestörten Trauerpro-
zesses durchgeführt, das heißt es wird geklärt,
in welcher Phase es zu Auffälligkeiten oder

Blockaden gekommen ist und wie die komplizierten Trauerreaktionen im Einzelnen aussehen. Erst nach dieser sorgfältigen Analyse werden gezielte Behandlungsstrategien abgeleitet. So besteht bei vermiedener Trauer das Therapieziel darin, einen angemessenen Trauerprozess einzuleiten bzw. zu fördern und den Patienten insbesondere in emotionaler Hinsicht zu unterstützen. Bei chronifizierten Trauerreaktionen ist das vorrangige Therapieziel, das Verharren in der Trauer aufzugeben und sich aus der starken emotionalen Verstrickung zum Verstorbenen zu lösen. Durch die Wiederaufnahme von Interessen und Beziehungen soll die Bewältigung des Verlustes erleichtert werden.

In Zeiten, in denen zur Linderung von Trauersymptomen mitunter Benzodiazepine verordnet werden, ist es für den IPT-Therapeuten ein wichtiges Anliegen, den Patienten zur Trauerarbeit zu ermutigen. Das Zulassen schmerzlicher Gefühle wird als ein normaler biologischer Prozess gesehen, dessen Vermeidung komplizierte Trauerreaktionen und depressive Symptome begünstigt. Schon Bowlby wies auf diesen Zusammenhang hin, und auch Shear et al. (2014) hoben die Bedeutung von **aktiver** Trauerbewältigung hervor.

Ein allgemeines Therapieziel aller vier Problembereiche besteht darin, soziale Unterstützung für den Patienten zugänglich zu machen und die interpersonellen Fertigkeiten zu verbessern. Das therapeutische Vorgehen ist dabei aktiv und unterstützend, ermutigend und ressourcenorientiert. Die Übertragungsbeziehung wird nur dann mit dem Patienten thematisiert, wenn der Therapiefortschritt gefährdet erscheint.

5.8.3 Beendigungsphase

In der Beendigungsphase ist es besonders wichtig, den Patienten behutsam auf das kommende Ende der Therapie vorzubereiten. Der Patient soll dazu angeleitet werden, Therapieerfolge wertschätzend zu würdigen und zu reflektieren, in welchem Maße er den zu Beginn formulierten Therapiezielen nähergekommen ist. Noch nicht Erreichtes sollte in der Beendigungsphase diskutiert werden im Hinblick auf Möglichkeiten, Ziele in der Zukunft weiter zu verfolgen. In der kombinierten Behandlung von Depression und Substanzmissbrauch ist es bedeutsam, für beide Störungsbilder auf die mögliche Gefahr von Rezidiven hinzuweisen. Hierbei sollte die Selbstwirksamkeit des Patienten gestärkt werden, indem gemeinsam Strategien (Notfallplan) zur Rückfallprophylaxe entwickelt und schriftlich festgehalten werden.

> ❯ Auch in der IPT erfolgt in der Beendigungsphase der Therapie im Wesentlichen die Arbeit an einer Rezidivprophylaxe und die Stärkung der Patientenautonomie.

Dabei liegt wie in der gesamten IPT-Behandlung ein besonderes Augenmerk auf zwischenmenschlichen und psychosozialen Faktoren, welche protektiv oder risikoerhöhend wirken. Der Patient sollte lernen, seine Wahrnehmung für diese Faktoren weiterhin zu schärfen und mit den in der Therapie erlernten Strategien einem Rückfall vorzubeugen.

5.9   Fazit und Ausblick

Die Behandlung von Sucht und Depression im Alter erfordert ein Vorgehen, das nicht an einer therapeutischen Schule, sondern an der jeweiligen Störung ausgerichtet sein sollte. In jedem Fall ist eine Kombinationstherapie für beide Störungen zu empfehlen, wobei die inhaltliche Gestaltung bzw. Schwerpunktsetzung von den individuellen Problemstellungen abhängig zu machen ist. Im vorliegenden Beitrag wurde ein Behandlungskonzept vorgestellt, das sich an den Vorgaben der Interpersonellen Psychotherapie (IPT) orientiert und um suchtspezifische Aspekte/Interventionen erweitert wurde. Der Fokus liegt dabei auf dem psychosozialen Kontext beider Störungen; das Verstehen und Bearbeiten interpersoneller Probleme wird als zentrales Therapieelement gesehen. Es beruht primär auf Erfahrungen aus der stationären

Behandlung, kann jedoch mit wenigen Einschränkungen auch ambulant eingesetzt werden.

> ❯ Die Implementierung und Verbreitung stationärer und ambulanter Behandlungsangebote auch zur Behandlung der Komorbidität Depression und Sucht muss für ältere Patienten deutlich verbessert werden.

Der demografische Wandel wird die Behandlungssituation für ältere Depressive mit Suchtproblemen weiter verschärfen. Nur auf „weitere Forschung" zu verweisen, erscheint trivial und angesichts knapper werdender Ressourcen wenig aussichtsreich. Angemessener wäre die Forderung, älteren Menschen die bereits vorhandenen und zum Teil evidenzbasierten Psychotherapien sowohl ambulant als auch (teil-) stationär zukommen zu lassen. Der Abbau von Altersdiskriminierung bleibt hierbei ein wichtiges Thema, die große Kohorte der sogenannten Babyboomer scheint mehr von Substanzabusus betroffen und wird sich mit dem Einfordern von adäquater Behandlung möglicherweise leichter tun.

Literatur

Andreas, S., Schulz, H., Volkert, J., Dehoust, et al. (2016). Prevalence of mental disorders in elderly peple: the European MentDis_ICF65+ study. *The British Journal of Psychiatry, 1*, 1–7.

Baker, A. L., Thornton, L. K., Hiles, S., Hides, L., & Lubman, D. I. (2012). Psychological interventions for alcohol misuse among people with co-occuring depression or anxiety disorders: A systematic review. *J Affective Disorders, 139*, 217–229.

Bode, S. (2004). *Die vergessene Generation.* Stuttgart: Klett Cotta.

Bowlby, J. (1969). *Attachment.* New York: Basis Books.

Cole, M. G., & Dendukuri, N. (2003). Risk factors for depression among elderly community subjects: a systematic review and meta-analysis. *Am J Psychiatry, 160* (6), 1147–1156.

Diniz, B. S., Reynolds, C. F.[3]rd, Butters, M. A., & Dew, M. A. (2014). The effect of gender, age, and symptomseverity in late-life depression on the risk of all-cause mortality: the Bambuí Cohort Study of Aging. *Depress Anxiety, 31* (9), 787–795.

Eifert, G. F. (2011). *Akzeptanz- und Commitment Therapie.* Göttingen: Hogrefe.

Melchior, H., Schulz, H., & Härter, M. (2014). *Faktencheck Gesundheit: Depressionen. Regionale Unterschiede in der Diagnostik und Behandlung von Depressionen.* https://www.bertelsmann-stiftung.de/de/publikationen/publikation/did/faktencheck-depression/. Zugegriffen: 09.03.2018.

Fehm-Wolfsdorf, G. (2009). *Diabetes mellitus. Fortschritte der Psychologie.* Göttingen: Hogrefe.

Gilbert, P. (2011). *Mitgefühl.* Freiburg i. Breisgau: Arbor Verlag.

Haupt, M., & Vollmar, H. C. (2008). Psychische Erkrankungen bei älteren Patienten. In F. Schneider, & W. Niebling (Hrsg.), *Psychische Erkrankungen in der Hausarztpraxis* (S. 517–532). Berlin, Heidelberg: Springer.

Hautzinger, M. (2016). *Depression im Alter.* Weinheim: Beltz.

Helmchen, H., Baltes, M. M., Geiselmann B., et al. (1996). Psychische Erkrankungen im Alter. In K. U. Mayer, & P. B. Baltes (Hrsg.), *Die Berliner Altersstudie.* Berlin: Akademie Verlag.

Hesse, M. (2009). Integrated psychological treatment for substance use and co-morbid anxiety or depression vs treatment for substance use alone. A systematic review of the published literature. *BMC Psychiatry, 9*, 6.

Hides, L., Samet, S., & Lubman, D. I. (2010). Cognitive behavior therapy (CBT) for the treatment of co-occuring depression und substance use: Current evidence and directions for future research. *Drug Alcohol Rev, 29*, 508–517.

Katona, C., Bindman, D. C., & Katona C. P. (2014). Antidepressants for older people. What can we learn from the current evidence base? *Maturitas, 79* (2), 174–178.

Kiosses, D. N., Ravadin, L. D., Gross, J. J., Raue, P., Kotbi, N., & Alexopoulus. G. S. (2015). Problem Adaptation Therapy for Older Adults with Major Depression and Cognitive Impairment. *JAMA Psychiatry, 72* (1), 22–30.

Klerman, G. L., Weissman, M. M., Rounsaville, B., & Chevron, E. (1984). *Interpersonal psychotherapy of depression.* New York: Basic Books.

Lindenmeyer, J. (2005). *Alkoholabhängigkeit.* Göttingen: Hogrefe.

Luborsky, L., Rosenthal, R., Diguer, L., et al. (2002). The dodo bird verdict is alive and well – mostly. *Clin Psychol Sci Pract, 9*, 2–12.

Maercker, A., & Forstmeier, S. (2013). *Der Lebensrückblick in Therapie und Beratung.* Berlin, Heidelberg: Springer.

Markowitz, J. C, Kocsis, J. H., Christos, P., Bleiberg, K., & Carlin, A. (2008). Pilot Study of Interpersonal Psychotherapy Versus Supportive Psychotherapy for Dysthymic Patients With Secondary Alcohol Abuse or Dependence. *J Nerv Ment Dis, 196*, 468–474.

Martínez-Cano, H., de Iceta Ibáñez de Gauna, M., Vela-Bueno, A., & Wittchen, H. U. (1999). DSM-III-R co-morbidity in benzodiazepine dependence. *Addiction, 94* (1), 97–107.

Morris, J. C., Heyman, A., Mohs, R. C., Hughes, J. P., van Belle, G., Fillenbaum, G., & Clark, C. (1989). The Consortium to Establish a Registry for Alzheimer's Disease (CERAD). Part I. Clinical and neuropsychological assessment of Alzheimer's disease. *Neurology, 39* (9), 1159–1165.

Probst, C., Roerecke, M., Behrendt, S., & Rehm, J. (2014). Socioeconomic differences in alcohol- attributable mortality compared with all-cause mortality: a systematic review and meta-analysis. *International Journal of Epidemiology, 11*, 1314–1327.

Regier, D. A., Farmer, M. E, Rae, D. S., Locke, B. Z., Keith, S. J., Judd, L. L., Goodwin, F. K. (1990). Comorbidity of mental disorders with alcohol and drug abuse: results from the Epidemiologic Catchment Area (ECA) Study. *JAMA, 264*, 2511–2518.

Reynolds, C. F.[3]rd, Frank, E., Perel, J. M., Imber, S. D., Cornes, C., Miller, M. D., Mazumdar, S., Houck, P. R., Dew, M. A., Stack, J. A., Pollock, B. G., & Kupfer, D. J. (1999). Nortriptyline and interpersonal psychotherapy as maintenance therapies for recurrent major depression: a randomized controlled trial in patients older than 59 years. *JAMA 281* (1), 39–45.

Reynolds, C. F.[3]rd, Dew, M. A., Pollock, B. G., Mulsant, B. H., Frank, E., Miller, M. D., Houck, P. R., Mazumdar, S., Butters, M. A., Stack, J. A., Schlernitzauer, M. A., Whyte, E. M., Gildengers, A., Karp, J., Lenze, E., Szanto, K., Bensasi, S., & Kupfer, D. J. (2006). Maintenance treatment of major depression in old age. *N Engl J Med, 354* (11), 1130–1138.

Schramm, E. (2010). *Interpersonelle Psychotherapie.* Stuttgart: Schattauer.

Schramm, E., van Calker, D., Dykierek, P., et al. (2007). A randomized controlled study of Interpersonal Psychotherapy plus Pharmacotherapy inpatients for severely depressed. *Am J Psychiatr, 164* (5), 768–777.

Shear, M. K., Wang, Y., Skritskaya, N., Duan, N., Mauro, C., & Ghesquiere, A. (2014). Treatment of complicated grief in elderly persons: a randomized clinical trial. *JAMA Psychiatry, 71* (11), 1287–1295.

Sponsel R (2007) *GEK-Report 2007. Schwerpunkt Psychotherapie.* http://www.sgipt.org/wisms/ptf/GEK/GEKrep07.htm. Zugegriffen: 09.03.2018.

Volkert, J., Schulz, H., Härter, M., Wlodarczyk, O., & Andreas, S. (2013). The prevalence of mental disorders in older people in Western countries – a meta-analysis. *Ageing Res Rev, 12* (1), 339–353.

Walendzik, A., Rabe-Menssen, C., Lux, G., Wasem, J., & Jahn, R. (2014). Zur Versorgungslage im Bereich der ambulanten Psychotherapie – Ergebnisse einer Erhebung unter den Mitgliedern der Deutschen Psychotherapeuten Vereinigung (DPtV). *Gesundheitswesen, 76* (03), 135–146.

Wei, W., Sambamoorthi, U., Olfson, M., Walkup, J. T., & Crystal, S. (2005). Use of psychotherapy for depression in older adults. *Am J Psychiatry, 162* (4), 711–717.

Weyerer, S., & Bickel, H. (2007). *Epidemiologie psychischer Erkrankungen im höheren Lebensalter.* Stuttgart: Kohlhammer.

Wolter, D. (2011). *Sucht im Alter – Altern und Sucht.* Stuttgart: Kohlhammer.

Yesavage, J. A., Brink, T. L., Rose, T. L., et al. (1983). Development and validation of a geriatric depression rating scale: A preliminary report. *J Psych Res, 17*, 17–27.

Sucht und Angststörungen im Alter: Grundlagen und Interventionen in Beratung und Therapie

Daniel Wagner

© Springer-Verlag GmbH Deutschland, ein Teil von Springer Nature 2018
T. Hoff (Hrsg.), *Psychotherapie mit Älteren bei Sucht und komorbiden Störungen*, Psychotherapie: Praxis,
https://doi.org/10.1007/978-3-662-53196-9_6

Sucht und Angststörungen treten bei älteren Erwachsenen häufig gemeinsam auf. Vor dem Hintergrund der körperlich-biologischen, psychologischen und sozialen Aspekte des Alterns erwächst der Bedarf einer spezifischen Betrachtungsweise dieser Komorbidität. Insbesondere hinsichtlich Grundlagen und Interventionen im Kontext von Beratung und Therapie besteht diesbezüglich ein großer und angesichts der demografischen Entwicklung auch wachsender Bedarf. Daher werden in diesem Kapitel zunächst die Charakteristika der Komorbidität von Sucht und Angststörungen im Alter aufgezeigt und anhand eines Fallbeispiels in dieses Thema eingeführt. Nachdem in den vorangegangenen Kapiteln bereits die spezifischen Charakteristika von Abhängigkeitserkrankungen im Alter dargestellt wurden, werden in diesem Kapitel insbesondere Phänomenologie und Prävalenz von Angsterkrankungen im Alter beschrieben und Anhaltspunkte für die Beratung und psychotherapeutische Behandlung bei entsprechenden Krankheitsbildern aufgezeigt.

6.1   Einleitung

Sucht und Angststörungen können einen starken und nachhaltigen Einfluss auf das Leben und die Lebensqualität älterer Erwachsener haben. Hierbei ist nicht nur das emotionale Erleben betroffen, sondern oftmals das gesamte biopsychosoziale Spektrum. Neben den in den vorangegangenen Kapiteln beschriebenen suchtspezifischen Faktoren im Alter berichten ängstliche ältere Erwachsene häufiger, dass sie in ihren Aktivitäten eingeschränkt sind und gesundheitliche Beeinträchtigungen erfahren. Zudem leiden sie häufiger an Einsamkeit, sind im Allgemeinen weniger zufrieden mit ihrem Leben und bewerten ihren allgemeinen Gesundheitszustand schlechter als weniger ängstliche ältere Erwachsene. Darüber hinaus nehmen ängstliche ältere Erwachsene häufiger Leistungen im Gesundheitswesen in Anspruch, wenngleich verhältnismäßig

selten psychotherapeutische oder psychiatrische Hilfe aufgesucht wird. Letzteres führt dazu, dass viele Betroffene unzufrieden mit ihrer Behandlung sind und ein großer Teil von ihnen mit Benzodiazepinen behandelt wird, was das Risiko für unerwünschte Nebenwirkungen wie kognitive Beeinträchtigungen, Unfälle und Abhängigkeitserkrankungen erhöht. Insbesondere eine komorbide Erkrankungen berücksichtigende Perspektive hinsichtlich Sucht und Angststörungen im Alter ist angebracht, da Abhängigkeitserkrankungen bei Patienten mit Angsterkrankungen signifikant häufiger auftreten als in der Allgemeinbevölkerung.

> ❯ Das Zusammenspiel zwischen Sucht und Angsterkrankungen bedarf einer individuellen Betrachtungsweise, aus der spezifische Implikationen für die Beratung und Behandlung erwachsen.

6.2   Komorbidität von Sucht und Angststörungen

Abhängigkeitserkrankungen treten bei Patienten mit Angsterkrankungen signifikant häufiger auf als in der Allgemeinbevölkerung. Eine Alkoholabhängigkeit beispielsweise wird bei Patienten mit einer Angsterkrankung 2- bis 3-mal häufiger diagnostiziert (Grant et al. 2003). Daher sollten Patienten mit Angsterkrankungen jeden Alters routinemäßig im Hinblick auf ihren Umgang mit Alkohol und anderen Drogen untersucht werden. Aufgrund des erhöhten Risikos, eine Abhängigkeitserkrankung zu entwickeln, sollten entsprechende diagnostische Maßnahmen auch in der fortlaufenden Behandlung routinemäßig erhoben werden. Die verbreitetsten Screening-Instrumente für Alkohol sind der CAGE-Fragebogen (Mayfield et al. 1974) und der AUDIT (Saunders et al. 1993; Babor et al. 2001). Der CAGE-Fragebogen besteht aus lediglich vier Fragen und ist daher gut für ein kurzes Screening im Rahmen von Behandlung und Beratung einsetzbar.

CAGE-Fragebogen. (Nach Mayfield et al. 1974)

1. „Hatten Sie jemals das Gefühl, Sie müssten Ihren Konsum an alkoholischen Getränken verringern?" (Cut down)
2. „Hat Ihr Umfeld schon einmal Bemerkungen über Ihren Alkoholkonsum gemacht?" (Annoyed)
3. „Hatten Sie schon einmal den Eindruck, dass Sie zu viel trinken?" (Guilt)
4. „Haben Sie schon einmal am Morgen Alkohol gebraucht, um in Form zu sein?" (Eye opener)

Der AUDIT liegt ebenfalls in deutscher Sprache vor und besteht aus 10 Items, von denen sich 3 Fragen auf den Alkoholkonsum, 3 auf eine Alkoholabhängigkeit und 4 auf Alkoholmissbrauch beziehen. Die Weltgesundheitsorganisation hat den ASSIST-Fragebogen (The Alcohol, Smoking and Substance Involvement Screening Test; World Health Organization 2010) entwickelt, um drogenbezogene Risiken und Verhaltensweisen von Patienten zu quantifizieren. Hierbei werden Patienten zunächst nach ihrem Lebenszeitkonsum – geordnet nach verschiedenen Substanzklassen – gefragt (z. B. Cannabis, Schmerzmedikation, Stimulanzien etc.). Zu jeder Substanzklasse, die jemals konsumiert wurde, werden danach zusätzliche klinisch relevante Fragen gestellt. Der Diagnostik der verschiedenen Angststörungen ist dann ein eigener Abschnitt gewidmet. Bislang liegt unseres Wissens leider kein geeignetes Instrument vor, um systematisch eine Komorbidität von Sucht und Angststörung abzubilden. Auch liegen unseres Wissens nach keine spezifischen Diagnoseinstrumente zur Erkennung komorbider Sucht und Angst bei älteren Erwachsene vor.

> **Aufgrund der häufigen Komorbidität von Sucht und Angststörungen sollten Patienten mit Angsterkrankungen routinemäßig hinsichtlich ihres Umgangs mit Alkohol und anderen Drogen untersucht werden.**

■ **Ursachen der Komorbidität**

Eine gängige Annahme ist, dass Abhängigkeitserkrankungen bei älteren Erwachsenen mit einer Angsterkrankung häufiger auftreten, da der Konsum als Selbstmedikation erfolgt. Tatsächlich gibt es für diese Annahme relativ wenig empirische Unterstützung. Zweifellos kann der Konsum von Alkohol zu einer Entspannung führen, die die Wahrnehmung von Stress und Ängstlichkeit vermindert. Dennoch gibt es nur wenige Belege dafür, dass dieser Effekt alleine für die Entwicklung von Alkohol- und Drogenabhängigkeit bei älteren Erwachsenen mit Angsterkrankungen ursächlich ist (Kushner 1996; Sher 1987). Lediglich 20 % der Patienten mit einer Angsterkrankung geben an, Alkohol jemals explizit zur Angstreduktion konsumiert zu haben (Menary et al. 2011). Zudem konnte gezeigt werden, dass die erfolgreiche Behandlung einer Angsterkrankung selbst bei einer Gruppe, die angab, Alkohol zur Selbstmedikation zu konsumieren, die pathologischen Trinkgewohnheiten nicht reduzierte (Thomas et al. 2008). Des Weiteren wurde aufgezeigt, dass bei etwa der Hälfte der Patienten mit Komorbidität von Angst und Abhängigkeit die Abhängigkeit vor der Entwicklung der Angsterkrankung auftrat. Darüber hinaus liegen Hinweise vor, dass Abhängigkeitserkrankungen die Symptome einer Angsterkrankung verstärken und die Prognose hinsichtlich einer erfolgreichen Behandlung verschlechtern (Kushner et al. 2000; Bruce et al. 2005). In diesem Zusammenhang scheint es interessant, dass neurowissenschaftliche Untersuchungen aufzeigen konnten, dass sowohl Abhängigkeitserkrankungen als auch Angsterkrankungen mit der Hypothalamus-Hypophysen-Nebennieren-Achse und der basolateralen Amygdala assoziiert wurden (Koob und Heinrichs 1999; Koob und Le Moal 2008; Schepis et al. 2011). Auf der Basis dieser ätiologischen Überlappungen wird vermutet, dass Menschen mit einer Angsterkrankung besonders vulnerabel für die Entwicklung einer Abhängigkeitserkrankung sind – unabhängig davon, welche der beiden Erkrankungen vorausgeht.

> **Selbstmedikation ist nicht als alleinige Ursache von Sucht bei Angsterkrankungen zu werten.**

> Vielmehr legen neurowissenschaftliche
> Untersuchungen eine ätiologische
> Überlappung von Angst- und Abhängig-
> keitserkrankungen nahe.

Fallbeispiel

Die 72-jährige Frau S. stellt sich in einer psychotherapeutischen Praxis aufgrund wiederkehren-
der Panikattacken vor. Sie berichtet zudem, täglich ab nachmittags mehrere Gläser Rotwein zu
trinken und gelegentlich verschreibungspflichtige Medikamente zur Beruhigung einzunehmen.
Nachdem ihre Kinder vor etwa 20 Jahren ausge-
zogen seien, habe sie abends mit ihrem Mann
gerne ein bis zwei Gläser Wein getrunken. Nach
dem Tod ihres Mannes vor drei Jahren habe der
Konsum zugenommen. Seitdem fühle sie sich
sozial isoliert. Einige Monate nach dem Tod ihres
Mannes habe sie mehrere Panikattacken gehabt.
In der Folge habe sie versucht, sich mit Alkohol
zu beruhigen. Zudem berichtet sie von Schlafproblemen aufgrund verschiedener Sorgen,
die ihr immer wieder Angst machten. Ihrer Einschätzung nach „beruhigt Alkohol die Nerven",
sie war überzeugt davon, dass sie ohne Alkohol
nicht funktioniere. Angesichts ihrer Zukunft sei
sie hoffnungslos, denke aber nicht an Suizid.

Das Fallbeispiel von Frau S. lässt erkennen, dass
es häufig keinen eindimensionalen Zusammenhang zwischen Angst und Sucht gibt, sondern dass
es zu Wechselwirkungen und Überlappungen
dieser Erkrankungen kommen kann. Nachdem
in den vorangegangenen Kapiteln bereits auf
die Besonderheiten von Abhängigkeitserkrankungen im Alter eingegangen wurde, sollen im
Folgenden Besonderheiten von Angsterkrankungen im Alter hervorgehoben und therapeutische
Interventionen für ältere Erwachsene mit komorbider Angst und Sucht dargestellt werden.

6.3   Phänomenologie und Prävalenz von Angsterkrankungen im Alter

Die Prävalenz und Phänomenologie von Angsterkrankungen im Alter war bislang kaum im
Fokus wissenschaftlicher Erhebungen. Zudem

bestehen große methodologische Unterschiede
zwischen den vorliegenden Studien. Es ist anzunehmen, dass die Prävalenz und auch das subjektive Erleben von Angsterkrankungen im Alter
sich von jenen in jüngeren Lebensjahren unterscheidet, da der Prozess des Alterns mit physiologischen, psychologischen, soziokulturellen
und neurologischen Veränderungen assoziiert ist. Im Folgenden soll ein kurzer Überblick
über die Prävalenz und Phänomenologie von
Angsterkrankungen in späteren Lebensphasen
gegeben werden.

6.3.1   Die generalisierte Angststörung

Schätzungen der 6-Monats-Prävalenz der generalisierten Angststörung (GAS) bei älteren
Erwachsenen reichen bis zu 11,5 % (Beekman
et al. 1998). Der Beginn dieser Störung liegt
typischerweise im frühen und mittleren
Erwachsenenalter (Uhlenhuth et al. 1983;
Wittchen et al. 1994), reicht ins ältere Erwachsenenalter und zeigt einen leichten Rückgang
im ältesten Erwachsenenalter (≥75 Jahre)
(Beekman et al. 1998; Lindesay et al. 1989;
Manela et al. 1996). Allerdings kann die generalisierte Angststörung auch in späteren Lebensphasen erstmalig auftreten. Schätzungsweise
52 % der Betroffenen berichten von beginnender Symptomatik innerhalb der letzten
5 Jahre, während die übrigen 48 % eine 10- bis
20-jährige Vorgeschichte angeben (Blazer et
al. 1991). LeRoux und Kollegen (2005) berichten eine bimodale Verteilung des Manifesta-
tionsalters der Symptome einer generalisierten Angststörung. 57 % der Probanden in einer
klinischen Stichprobe gaben eine Entwicklung von Symptomen vor ihrem 60. Lebensjahr an, während die übrigen Probanden die
Entwicklung von Symptomen nach dem 60.
Lebensjahr berichteten. In einer aktuellen
großen Umfrage in den USA, in der Probanden ab 55 Jahren untersucht wurden, wurde
aufgezeigt, dass Teilnehmer mit einem frühen
Symptombeginn tendenziell jünger waren, eine
längere Ausbildungszeit hatten, eine höhere
psychiatrische Komorbidität zeigten und eine

geringere gesundheitsbezogene Lebensqualität aufwiesen als diejenigen mit späterem Beginn der Symptome einer generalisierten Angststörung (Chou 2009). Zudem berichteten Teilnehmer mit einem späten Beginn der generalisierten Angststörungen, dass bei ihnen häufiger medizinische Auffälligkeiten diagnostiziert wurden (beispielsweise Bluthochdruck) im Vergleich zu Teilnehmern mit einem früheren Symptombeginn. Wetherell und Kollegen (2005) konnten aufzeigen, dass ältere Erwachsene mit einer generalisierten Angststörung sich häufiger sorgten, eine größere Bandbreite von Sorgenthemen präsentierten (zum Beispiel Familie, Finanzen, Gesundheit, soziale und zwischenmenschliche Themen) und große Schwierigkeiten hatten, die Sorgen zu kontrollieren. Ältere Erwachsene mit einer generalisierten Angststörung berichteten zudem von Unruhe, Irritationen, Müdigkeit und Anspannung im Vergleich zu älteren Erwachsenen ohne eine generalisierte Angststörung. Aktuelle Erhebungen mit großen Teilnehmendenzahlen älterer Erwachsener ab 60 Jahren mit generalisierter Angst konnten aufzeigen, dass die generalisierte Angststörung mit signifikant höherer Einschränkung im Alltag und niedriger gesundheitsbezogener Lebensqualität einhergeht, selbst wenn die medizinische und psychiatrische Komorbidität berücksichtigt wurde (Porensky et al. 2009). Die gesundheitsbezogene Lebensqualität kann darüber hinaus durch eine komorbide Alkoholsucht verschlechtert werden. So konnte die Erhebung von Chou (2009) zeigen, dass ältere Teilnehmer mit einer aktuellen GAS und einem Krankheitsverlauf vor dem 50. Lebensjahr („early-onset") eine Lebenszeitprävalenz einer kookkurrenten Alkoholabhängigkeit von 32,5 % aufzeigten und Patienten nach dem 50. Lebensjahr („late-onset") eine Lebenszeitprävalenz von 23,5 % (s. auch ▶ Kap. 3). Daneben fanden Mohlmann und Kollegen (2004), dass 40 % der älteren GAS-Patienten Anxiolytika und 68 % sonstige Medikamente konsumierten. In diesem Kontext muss auch eine erhöhte Prävalenz von Benzodiazepinen erwähnt werden, da diese das am häufigsten verschriebene Medikament unter älteren GAS-Patienten sind (Flint 2005).

6.3.2 Die spezifischen Phobien

In einer aktuellen Untersuchung schätzt Chou (2009) die Punktprävalenz der spezifischen Phobie auf 4,5 % (Lebenszeitprävalenz 6 %) bei älteren Erwachsenen. Ältere Erwachsene mit einer spezifischen Phobie waren mit höherer Wahrscheinlichkeit weiblich, berichteten stressreiche Lebensereignisse im vergangenen Jahr, eine geringere gesundheitsbezogene Lebensqualität, eine höhere psychiatrische Komorbidität und mindestens zwei medizinische Vorfälle. Fredrikson und Kollegen (1996) konnten aufzeigen, dass ältere Erwachsene (>50 Jahre) tendenziell eher situative Phobien hatten (z. B. intensive Angst vor und Vermeidung von Gewittern oder Höhen), während jüngere Betroffene eher Ängste vor Tieren oder Injektionen berichteten (Anthony et al. 1997). Zudem wurden eine höhere psychiatrische und medizinische Morbidität und eine höhere Inanspruchnahme des Gesundheitswesens im Vergleich zu nicht ängstlichen älteren Erwachsenen aufgezeigt (Lindesay 1991). Bezüglich einer komorbiden Alkoholproblematik im Alter konnte Chou (2009) jedoch keinen signifikanten Unterschied zwischen Teilnehmern mit oder ohne spezifischer Phobie finden. Probanden mit spezifischer Phobie zeigten eine Prävalenz von 18,5 % auf, wohingegen ältere Erwachsene ohne spezifische Phobie eine Prävalenz von 16 % hatten. Somit wäre die spezifische Phobie im Kontext einer komorbiden Alkoholabhängigkeit eine Ausnahme, während andere Angststörungen eine erhöhte Alkoholproblematik aufzeigten. Während in der Vergangenheit oft auf die Komplikationen zwischen verschiedenen Angststörungen und einer Benzodiazepinabhängigkeit hingewiesen wurden, wurde bei der spezifischen Phobie kein Zusammenhang gefunden (Martinez-Cano et al. 1999). Ob dies auch bei älteren Erwachsenen der Fall ist, wurde noch nicht ausreichend untersucht.

6.3.3 Die Panikstörung

Die Prävalenzdaten der Panikstörung bei älteren Erwachsenen variieren stark zwischen den verschiedenen Erhebungen, je nachdem, welche Altersgrenze verwendet wurde (55 oder 65 Jahre), wobei eine aktuelle Studie die Lebenszeitprävalenz auf 2,45 % und die 12-Monats-Prävalenz auf 0,82 % bei älteren Erwachsenen schätzt (Corna et al. 2007). Ein möglicherweise altersbezogener Trend in epidemiologischen Erhebungen lässt eine niedrigere Prävalenz der Panikstörung bei Erwachsenen vermuten, die 75 Jahre oder älter sind (Beekman et al. 1998; Corna et al. 2007). Von diesen älteren Erwachsenen mit Panikstörung entwickeln schätzungsweise 23 % entsprechende Symptome erst nach dem 55. Lebensjahr. Panikstörungen bei älteren Erwachsenen wurden zudem mit komorbider Depression, sozialer Phobie und Manie assoziiert. Zudem wurden substanzielle Einschränkungen in den Aktivitäten des täglichen Lebens beschrieben (Corna et al. 2007). Darüber hinaus fanden Mohlman und Kollegen (2004) bei älteren Patienten, die aufgrund ihrer Panikstörung eine Behandlung aufsuchten, eine höhere physiologische Ängstlichkeit, phobische Angst, Alkoholabhängigkeit und Somatisierung im Vergleich zu Patienten mit einer generalisierten Angststörung. Symptome einer Panikstörung waren außerdem mit kardiologischer Morbidität assoziiert (Kawachi et al. 1994; Smoller et al. 2007). Eine erhöhte Alkoholabhängigkeit bei älteren Panikpatienten wurde zudem in einer groß angelegten Erhebung von Chou (2009) bei 13.240 Respondenten mit einen Mindestalter von 55 Jahren belegt, dabei wurde bei 31 % der Befragten eine komorbide Alkoholabhängigkeit diagnostiziert.

Neben einer erhöhten Anfälligkeit für eine Alkoholabhängigkeit scheint ein erhöhter Medikamentengebrauch bei älteren Panikpatienten üblich zu sein. In der Studie von Mohlmann et al. (2004) nahmen 68 % der Teilnehmer Anxiolytika und 60 % sonstige Medikamente ein. Darüber hinaus ist anzunehmen, dass der Anteil sedativ-hypnotischer Substanzen auch bei älteren Erwachsenen eine hohe Prävalenz besitzt, da Mirin et al. (1991) aufzeigen konnte, dass 15,9 % aller Panikpatienten sedativ-hypnotische Substanzen konsumierten. Daher ist anzunehmen, dass auch in fortgeschrittenen Alter ein größerer Anteil der Panikpatienten diese Präparate weiterhin konsumiert. Dies ist im Besonderen der Fall, da ältere Menschen die hauptsächlichen Rezipienten von Benzodiazepinen sind (Barbui et al. 1998) (vgl. auch ▶ Kap. 4).

6.3.4 Die soziale Phobie

Aktuelle Erhebungen zeigen eine 1- und 12-Monats-Prävalenz der sozialen Phobie bei älteren Erwachsenen von 1,9 % bzw. 1,3 % (Karlsson et al. 2009; Cairney et al. 2007). Die Lebenszeitprävalenz liegt bei 5 % (Cairney et al. 2007). Ältere Erwachsene mit sozialer Phobie berichten häufiger komorbide psychiatrische Erkrankungen wie Depressionen, Panikattacken und Agoraphobie. Zudem zeigen ältere Erwachsene mit einer sozialen Phobie ein geringeres Level globalen Funktionierens (GAF), auch wenn die konfundierenden Faktoren Alter, Geschlecht und andere Psychopathologie kontrolliert wurden. Ältere Erwachsene mit komorbider sozialer Phobie und Depression zeigten hierbei die geringsten GAF-Werte. In Übereinstimmung mit der Selbstmedikationshypothese bei Angststörungen fand Chou (2009) bei Patienten ab 60 Jahren, die zum Zeitpunkt der Messung eine soziale Phobie hatten, eine Prävalenz einer Alkoholabhängigkeit von 35,2 %.

6.3.5 Die posttraumatische Belastungsstörung

Obwohl hinsichtlich der posttraumatischen Belastungsstörung (PTBS) eine breite Studienlage existiert, ist es schwer, die Prävalenz und die Phänomenologie der PTBS bei älteren Erwachsenen zu schätzen und zu beschreiben. Ältere Erwachsene mit PTBS sind eine heterogene Gruppe. Große Diversität gibt es beispielsweise in Hinblick auf das Alter beim Erleben des traumatischen Ereignisses (alt versus jung), den Symptombeginn (akut versus verzögert), die Dauer der Symptomatik (chronisch versus akut), den Traumatyps (zum Beispiel sexuelle/physische Gewalt, Opfer von Kriminalität, Naturkatastrophen, Kriegserlebnisse, Unfälle), wiederholende traumatische Erfahrungen und prämorbide psychiatrische Erkrankungen. Insofern muss jede

Zusammenfassung wissenschaftlicher Ergebnisse und klinischer Erfahrung als unvollständig und limitiert verstanden werden.

In einer repräsentativen longitudinalen Studie mit älteren Erwachsenen (61–95 Jahre) wurde die 6-Monats-Prävalenz nach Anwendung strenger diagnostischer Kriterien auf 0,9 % geschätzt (van Zelst et al. 2003). Allerdings wurde bei 13 % der Teilnehmer das Bild einer subklinischen PTBS beschrieben. Bei denjenigen, die die strengen Kriterien erfüllten, und denjenigen mit subklinischer PTBS wurden keine Unterschiede der Lebensqualität und Funktionsbeeinträchtigungen gefunden (van Zelst et al. 2006). Die am häufigsten berichteten PTBS-Symptome bei älteren Erwachsenen sind Schlafschwierigkeiten, Intrusionen, Albträume, erhöhte psychische Belastung aufgrund traumatischer Hinweisreize, Irritierbarkeit, schlechtere Konzentration und vermindertes Interesse an Aktivitäten, die zuvor als positiv erlebt wurden (Lauderdale et al. 2006). Zudem scheinen ältere Erwachsene mit einer PTBS vulnerabel für die Reaktivierung von Symptomen zu sein. Mögliche Trigger können beispielsweise Jahrestage (Hilton 1997), Gesundheitsbeeinträchtigungen, der Tod von Angehörigen, Ruhestand (Kallp et al. 1994; Macleod 1994) und Demenz sein (Hamilton und Workman 1998; Johnson 2000).

Hinsichtlich einer komorbiden Suchtproblematik ist die wissenschaftliche Sachlage zwar noch nicht ausreichend hinterlegt. Indes wurde in einer US-amerikanischen Studie mit über 60-Jährigen Probanden, bei denen eine PTBS diagnostiziert worden war, eine kookkurrente Prävalenz von 19,9 % bei Alkoholabhängigkeit und 4,3 % bei Drogenabhängigkeit gefunden (Pietrzak et al. 2012). In der wissenschaftlichen Literatur wurde PTBS in der allgemeinen Population in Zusammenhang mit einem erhöhten Kokaingebrauch gebracht. So konnten Brady et al. (1998) bei 21 % der kokainabhängigen Personen auch eine PTBS diagnostizieren. Wie sich dieser Zusammenhang zwischen Kokaingebrauch und PTBS bei älteren Erwachsenen gestaltet, ist noch nicht ausreichend untersucht. Des Weiteren wurde in einer groß angelegten Studie bei über 50-Jährigen Methadonpatienten eine Prävalenzrate von 27,8 % hinsichtlich einer PTBS gefunden, was für einen Zusammenhang zwischen früherem Opiatmissbrauch und der Ätiologie oder Selbstmedikation einer PTBS sprechen könnte (Rosen et al. 2008).

6.3.6 Die Zwangsstörung

Aktuelle Erhebungen schätzen die 12-Monats-Prävalenz der Zwangsstörungen bei älteren Erwachsenen auf 1,5 % (Grenier et al. 2009). In diesem Zusammenhang konnte aufgezeigt werden, dass ältere Erwachsene mit einer Zwangsstörung statistisch gesehen eher männlich sind und signifikant beeinträchtigte Beziehungen führen. In einer Studie, die den Schweregrad der Symptome und klinische Merkmale zwischen jungen und älteren Patienten verglich, wurden relativ wenige Unterschiede gefunden (Kohn et al. 1997). Die typische Erstmanifestation der Zwangsstörung liegt zwischen dem 19. und 25. Lebensjahr (Steketee 1993), ein späterer Beginn ist untypisch. Eine Ausnahme sind Patienten mit zwanghaftem Horten (engl. Hoarding Disorder). Die Frequenz dieser Fälle nimmt mit jeder Dekade des Lebens zu.

Häufig suchen Patienten erst nach dem 50. Lebensjahr eine Behandlung auf (Ayers et al. 2010). Angesichts der relativ kleinen Zahl älterer Erwachsener, die sich einer Therapie der Zwangsstörungen und verwandter Syndrome unterziehen, und auch in Hinblick auf die häufig übersehene Symptomatik scheint eine umfassende Aufklärung dieser Erkrankung und eine entsprechende Behandlung in dieser Altersgruppe notwendig. Eine weitere komplizierende Variable in diesem Kontext ist eine möglicherweise erhöhte komorbide Alkoholabhängigkeit wie auch bei den anderen Angststörungen. In einer größeren Kohortenstudie (Nestadt 1998) wurde die Inzidenz von Zwangsstörungen bei Patienten höheren Alters und deren Variablen untersucht. Hierbei zeigte sich, dass 23 % der Teilnehmer mit Zwangsstörungen und nur 14 % der Kontrollgruppe eine Alkoholabhängigkeit aufwiesen. Es muss aber erwähnt werden, dass die Stichprobe der Zwangskranken extrem klein war.

6.3.7 Akute Ängstlichkeit

Auch wenn dies in der Literatur selten berichtet wird, können ältere Erwachsene moderate bis akute Ängstlichkeit hinsichtlich einer Reihe von Situationen und Ereignissen entwickeln. Akute Ängstlichkeit wurde beispielsweise nach folgenden Ereignissen berichtet:

- Veränderung des medizinischen Status oder Funktionierens,
- Verlust des Partners oder anderer Familienmitglieder und Freunde,
- unerwartete Veränderungen des Aufenthalts oder Übergang in betreutes Wohnen,
- Veränderungen des finanziellen Status,
- Unfälle und Naturkatastrophen.

Ältere Erwachsene, die akute Ängstlichkeit erfahren, berichten von somatischen Symptomen wie Schlafschwierigkeiten, Unruhe, Muskelanspannung und Zittern. Auf kognitiver Ebene werden Sorgen, Vorsicht, Furcht und kognitive Vermeidung berichtet. Auf behavioraler Ebene können Vermeidungs- und Sicherheits-Verhaltensweisen (vermehrter Kontakt zu Angehörigen) oder erhöhte Rückversicherungen eine Rolle spielen.

6.3.8 Angst und Depression im Alter

Obwohl Ängstlichkeit und depressive Symptome und Syndrome häufig komorbid auftreten, gibt es bislang wenige Untersuchungen zu Frequenz und Risikofaktoren von Ängstlichkeit und Depression im Alter. Bei älteren Erwachsenen mit einer Depression liegt in 47,5 % der Fälle auch eine Angsterkrankung vor; bei 26,1 % aller älteren Patienten mit einer Angsterkrankung ist auch eine Depression vorhanden (Beekman et al. 2000). Komorbide Angst und Depression im Alter wurde mit größerer Symptomschwere (Cairney et al. 2008; Smalbrugge et al. 2005), geringerer Lebensqualität (Cairney et al. 2008; Lenze et al. 2000) und längerer Ansprechzeit auf pharmakologische Interventionen sowie einem höheren Risiko des Wiederauftretens

depressiver Symptome nach einer abgeschlossenen Behandlung (Andreescu et al. 2007) und einer verlängerten Zeit bis zur Symptomremission assoziiert (Axelopoulus et al. 2005). Zudem war bei über 65-Jährigen mit depressiven/ängstlichen Symptomen ein Rausch- (25,3 %) bzw. Exzesstrinken (24 %, mehr als 14 Gläser/Woche) positiv assoziiert (Pietrzak et al. 2012).

6.3.9 Angst und Demenz

Einige Untersuchungen zeigen, dass Patienten mit einer Demenz häufig auch an Angstsymptomen und -störungen leiden. Ballard und Kollegen untersuchten 109 Patienten, die die diagnostischen Kriterien für eine Demenz erfüllten (Ballard et al. 1996). 29 % dieser Patienten gaben an, an Angstsymptomen zu leiden. 22 % berichteten subjektive Angst, 11 % berichteten Unruhe des autonomen Nervensystems, 38,5 % berichteten Anspannung, 12,8 % berichteten Ängstlichkeit in spezifischen Situationen, und etwas weniger als 2 % berichteten Panikattacken. Dabei waren keine spezifischen kognitiven oder demografischen Variablen mit den Symptomen der Ängstlichkeit assoziiert. Des Weiteren konnte gezeigt werden, dass Patienten mit Alzheimer-Demenz weniger ängstlich waren als solche mit vaskulärer und frontotemporaler Demenz (Porter et al. 2003). Etwa 30 % derjenigen mit einer Alzheimer-Demenz, 39 % derjenigen mit frontotemporaler Demenz und 46 % der Patienten mit vaskulärer Demenz zeigten klinisch relevante Angstsymptome. Eine andere Studie mit 398 Patienten mit Alzheimer-Demenz, die eine neurologische Behandlung aufsuchten, zeigte, dass 5 % die Kriterien einer generalisierten Angststörung, 2 % die Kriterien einer Panikstörung und 1 % die Kriterien einer sozialen Phobie erfüllten (Chemerinski et al. 1998).

Auch wenn man Ängstlichkeit als Manifestation einer sekundären Agitation bei älteren Erwachsenen mit Demenz konzeptualisieren könnte, gibt es hierfür wenig Evidenz. In einer Studie, in der Prädiktoren neuropsychiatrischer Symptome bei älteren Erwachsenen mit Demenz erhoben wurden, zeigten neuropsychiatrische

Symptome und Angstsymptome kaum Überlappung. Jedoch ist die Interaktion von Angst und Demenz bezüglich einer Alkoholabhängigkeit noch nicht ausreichend untersucht. Es scheint aber, dass Alkoholkonsum häufiger bei dementen Menschen anzutreffen ist (1,5- bis 4,6-mal häufiger; Oslin 2000). Welche komplexe additive Rolle eine Angststörung spielen kann, bleibt noch zu erforschen. Des Weiteren muss in diesen Kontext auch ein erhöhter Konsum von psychotropen Substanzen (insbesondere Antipsychotika, sedativ-hypnotische Substanzen und Anxiolytika) von 46,3 % bei dementen Menschen angemerkt werden, wobei auch Polydrogenkonsum von 2–3 verschiedenen Substanzklassen mit 12,3 % häufiger als bei der nichtdementen Kontrollgruppe anzutreffen war.

6.4   Diagnostik und Evaluation von Angsterkrankungen bei älteren Erwachsenen

Eine Reihe von Variablen verkompliziert die Evaluation und Diagnostik von Angsterkrankungen bei älteren Erwachsenen mit Suchterkrankungen. Hierzu gehören konfundierende Faktoren, wie medizinische Komorbidität, Polypharmazie (verschreibungspflichtige und rezeptfreie Medikamente), Alkohol und Substanzgebrauch sowie die Schwierigkeit einer Abgrenzung zur Depression. Trotz dieser substanziellen Herausforderungen kann die Evaluation von Angst und Sucht bei älteren Erwachsenen auf verschiedenen und sich ergänzenden Wegen erfolgen. Hierzu gehören die klinische Evaluation, standardisierte Interviews und Fragebögen sowie Laboruntersuchungen.

▪ **Klinische Untersuchung**
Eine klinische Evaluation sollte immer eine umfassende Erhebung verschiedener Faktoren beinhalten. Dazu gehören die Erhebung der aktuellen Symptomatik, die Charakteristika vergangener Symptome (zum Beispiel kann es zu Rückfällen bei Panikattacken kommen), eine detaillierte Erhebung der verschreibungspflichtigen und rezeptfreien Medikamente

(Analgetika, Erkältungsmedikamente, anticholinerge Medikation, pflanzliche Präparate, Vitamine und Nahrungsergänzungsmittel), Erhebungen des Substanzgebrauchs (inkl. Alkohol) sowie medizinische Vorerkrankungen. Zudem sollten Angsterkrankungen von Familienmitgliedern erfragt werden. Eine Einschätzung der Sorgen, Ängstlichkeit und Ablenkbarkeit sollte neben den typischen behavioralen Symptomen wie Hyperkinese und gesteigerter Schreckhaftigkeit erhoben werden. Auch wenn es schwierig ist, depressive und ängstliche Symptome klar voneinander abzugrenzen, sind depressive kognitive Themen häufig mit Verlust, Schuld und Versagen assoziiert. Im Gegensatz dazu sind ängstliche Themen häufig mit bevorstehenden Tragödien, Traumata, Konflikten und Anpassungsschwierigkeiten assoziiert. Physiologische Signale umfassen Herzschlag, Atemfrequenz, Schwitzen, Muskelanspannung und Zittern.

▪ **Fragebogendiagnostik und standardisierte Interviews zur Diagnostik von Angststörungen in späteren Lebensphasen**
Die Fragebogendiagnostik bei Angsterkrankungen kann eine wichtige Ergänzung der klinischen Evaluation darstellen. Entsprechende Daten sind verhältnismäßig schnell zu erheben und dienen dem initialen Screening von Symptomen, der Einschätzung des Schweregrades der Symptome sowie der Dokumentation der Effektivität psychologischer und pharmakologischer Interventionen. Zwei Arten von Skalen sind hierbei zu unterscheiden: Fremdeinschätzungsskalen und Selbsteinschätzungsskalen.

Eine häufig gebrauchte Fremdeinschätzungsskala ist die Hamilton-Angst-Skala (Hamilton 1959). Bei dieser Skala mit 14 Items beurteilt ein Kliniker den Schweregrad unterschiedlicher Angstsymptome jeweils von 0 (nicht vorhanden) bis 4 (sehr schwer). Ab einem Gesamtwert von 18 geht man von klinisch signifikanter Angst aus. Eine Studie mit älteren Erwachsenen zeigt eine adäquate Interraterreliabilität, eine hohe Spezifität und eine hohe Sensitivität.

Häufig benutzte Selbsteinschätzungsskalen sind das State-Trait-Angstinventar (STAI)

(Spielberger et al. 1970) und das Beck-Angstinventar (BAI) (Beck et al. 1988). Der STAI misst mit 40 Items eine transiente (State) und überdauernde (Trait) Angstsymptomatik. Die psychometrischen Eigenschaften (z. B. Reliabilität und Validität) des STAI wurden sowohl in einer repräsentativen Stichprobe der älteren Allgemeinbevölkerung als auch bei älteren Erwachsenen mit einer GAD als adäquat bestätigt (Beck et al. 1996). Der BAI besteht aus 21 Items, mit denen Patienten den Schweregrad von Angstsymptomen einschätzen. Mehrere Untersuchungen bestätigen eine gute internale Konsistenz und Validität in diversen Stichproben älterer Patienten (Wetherell und Arean 1997). Bislang noch nicht in deutscher Version liegt das Geriatric-Anxiety-Inventory (GAI) vor (Pachana et al. 2007). Dieser Fragebogen besteht aus 20 Items und bezieht sich auf diverse Angstsymptome wie Sorgen, ängstliche Kognitionen und somatische Angst. Der GAI ist nicht assoziiert mit Alter, Bildung oder kognitiven Einschränkungen. In einer klinischen Stichprobe älterer Erwachsener war die interne Validität exzellent ($\alpha=0{,}91$), ebenso wie die Retestreliabilität nach einer Woche ($r=0{,}91$) und die Interraterreliabilität.

> ❯ **Fragebögen und standardisierte Interviews können eine sinnvolle Ergänzung zur multifaktoriellen klinischen Untersuchung darstellen.**

▪ **Laboruntersuchungen**

Laboruntersuchungen können hilfreich sein, um medizinische Faktoren zu bestimmen, die Angstsymptome produzieren. Ein großes Blutbild, ein Elektrokardiogramm, die Untersuchung von Schilddrüsenfunktion, Blutzucker und Blutgasen sowie ein Drogen- und Alkoholscreening sind sinnvoll, um die häufigsten medizinischen Faktoren, die mit Angst assoziiert sind, auszuschließen (z. B. Anämie, endokrine Störungen, Arrhythmien und Substanzmissbrauch). Zudem wurde aufgezeigt, dass die generalisierte Angststörung bei älteren Erwachsenen mit einer erhöhten Konzentration des Speichel-Kortisols einhergeht. Diese Daten implizieren

einen möglichen Zusammenhang mit der Hypothalamus-Hypophysen-Nebennierenrinden-Achse (Mantella et al. 2008).

Fallbeispiel

Frau S., eine 80 Jahre alte Frau, stellt sich wegen allgemeiner Anspannung und Angst in der psychiatrischen Abteilung der hiesigen Uniklinik vor. Sie erzählt mit schluchzender Stimme, dass sie ihr ganzes Leben lang unter starken Ängsten gelitten habe und über jede Kleinigkeit zu grübeln beginne. Des Weiteren sage ihr Mann oft zu ihr, dass sie ihre eigenen Kapazitäten fortwährend unterschätze. Aufgrund ihrer Angstzustände habe sie ihren Hausarzt aufgesucht, der bei ihr eine generalisierte Angststörung diagnostiziert habe. Ihr Arzt finde, dass man ihre Angst am besten mit Benzodiazepinen behandeln könne, weil sie sich dann wieder „schön entspannt" fühle. Die ersten Tage sei es Frau S. mit diesen Medikamenten auch wieder viel besser gegangen, aber als sie abends vor dem Schlafengehen einen Schnaps getrunken habe, wurde ihr ganz schwindelig und sie habe sich hinlegen müssen. Nach längerer Zeit habe sie bemerkt, dass sie ohne die Medikamente kaum noch das Haus verlassen konnte, da sie sonst unter starken Angstzuständen litt.

In der Behandlung wurde zuerst der Benzodiazepingebrauch ausgeschlichen und danach mit einer kombinierten pharmakologischen/psychotherapeutischen Behandlung begonnen. Des Weiteren wurde Frau S. über die gefährlichen Wechselwirkungen von Benzodiazepinen und Alkohol unterrichtet. Mittlerweile geht es ihr wieder besser.

Wie in dem Fallbeispiel beschrieben, sind Diagnose und Behandlung bei einer Komorbidität von Sucht und Angst durch die komplexen Wechselwirkungen von Substanz und Pathologie erschwert. Der Psychologe/Psychiater muss sich dessen bewusst sein und dies in sein Behandlungskonzept miteinfließen lassen.

Auf die Behandlung von Angst im fortgeschrittenen Alter und einer komorbiden Suchtproblematik wird im nächsten Abschnitt eingegangen.

6.5 Interventionen in Beratung und Psychotherapie

Im Folgenden wird ein Überblick gegeben über die Studienlage zu Interventionen, die bei der Behandlung älterer Erwachsener empirisch belegt werden konnten. Sie beschränken sich neben pharmakologischen Interventionen weitestgehend auf kognitiv-verhaltenstherapeutische Ansätze, was nicht bedeuten soll, dass nicht auch andere Herangehensweisen einen wirksamen und effektiven Zugang bieten können.

6.5.1 Pharmakologische Interventionen

Verschiedene Faktoren können die psychopharmakologische Behandlung ängstlicher älterer Patienten verkomplizieren. Dazu gehören die physiologischen Veränderungen des Alterns, die die Pharmakokinetik und Pharmakodynamik von Medikamenten beeinflussen können, komorbide medizinische Erkrankungen und Polypharmazie. Um eine optimale Dosierung für einen älteren Patienten zu finden, bietet es sich an, die Therapie vorsichtig mit einer niedrigen Dosierung zu starten und diese nur langsam zu erhöhen („start low, go slow"). In den vergangenen Jahren wurden viele Medikamente als Anxiolytika verschrieben. Dazu gehören Benzodiazepine, Azapirone, trizyklische Antidepressiva, Monoaminooxidasehemmer, Neuroleptika, Beta-Adrenozeptor-Antagonisten, Barbiturate, Antikonvulsiva und Antihistaminika. Antidepressiva wie selektive Serotonin-Wiederaufnahmehemmer (SSRI) und selektive Serotonin-Noradrenalin-Wiederaufnahmehemmer (SNRI), andere dual wirksame Antidepressiva und 5HT2-Antagonisten haben sich als erste Wahl für die pharmakologische Behandlung unterschiedlicher Angsterkrankungen und gemischter Angst- und depressiver Störung herausgestellt. Darüber hinaus werden neuere Antidepressiva deutlich besser und über einen längeren Zeitraum von älteren Erwachsenen vertragen als die anxiolytische Medikation der Vergangenheit. Einige dieser Medikamente – z. B.

Venlafaxin (ein SNRI) und Sertralin (ein SSRI) zeigten auch in Studien gute Resultate bei der Behandlung älterer Erwachsener (Katz et al. 2002; Sheikh et al. 2004).

Lingford-Hughes et al. (2004) haben eine evidenzbasierte Richtlinie zur Behandlung von komorbider Alkoholsucht und Angststörungen entworfen. Als Erstes muss eine Alkoholentgiftung erreicht werden. Patienten, die ängstlich sind und gleichzeitig Alkohol missbrauchen, wird daraufhin ein Serotin-Wiederaufnahmehemmer als erste Wahl empfohlen. Buspiron hat sich hier nicht als effektiv erwiesen.

Insbesondere auf den Einsatz von Benzodiazepinen sollte bei älteren Patienten mit einer Substanzabhängigkeit verzichtet werden (s. auch ► Kap. 4). Neben vielen anderen unerwünschten Nebenwirkungen besitzen diese Substanzen ein enormes Suchtpotenzial. Eine pharmakologische Intervention bezüglich der Angst wird darüber hinaus durch die Anwesenheit einer komorbiden Suchterkrankung erschwert.

> ❯ Die physiologischen Veränderungen des Alterns und ein spezifisches Abhängigkeitspotenzial sind bei pharmakologischen Interventionen zu beachten.

6.5.2 Angstprävention

Eine neuere Untersuchung illustriert den Erfolg eines schrittweisen Präventionsprogramms für ältere Patienten mit subsyndromaler Angst und Depression (van't Veer-Tazelaar et al. 2009). Zu Beginn wurden die Teilnehmer über 3 Monate mit Fragebögen monitoriert. Patienten, bei denen eine Zunahme der emotionalen Belastung festgestellt wurde, erhielten das Angebot einer verhaltenstherapeutisch basierten Bibliotherapie. Während der Bibliotherapie fand auch ein „Coping with Anxiety and Depression course" statt, um soziale Fertigkeiten auszubauen, depressive und ängstliche Denkmuster zu behandeln und angenehme Aktivitäten und Entspannung zu befördern. Eine speziell ausgebildete Krankenschwester rief die Teilnehmer an oder kam persönlich vorbei, um diese während der Therapie zu motivieren. Danach wurde eine kognitiv-behaviorale Kurzzeittherapie mit 7 Sitzungen angeboten, bei der problemlösendes Vermögen im Vordergrund steht, um den Teilnehmern zu mehr Kontrolle über ihr Leben zu behelfen. Wie in der Bibliotherapie erhielten die Teilnehmer zunächst telefonisch Informationen über die Therapien. Wenn sie mit der Vorgehensweise einverstanden waren, kam eine besonders dafür ausgebildete psychiatrische Krankenschwester, um die Kurzzeittherapie mit ihnen auszuführen. Am Ende der Therapie wurde Teilnehmern mit stets erhöhter emotionaler Belastung eine schriftliche Benachrichtigung ausgehändigt, damit eine gegebenenfalls nötige Medikation mit dem Hausarzt besprochen werden konnte. Patienten, die an dieser schrittweisen Therapie teilnahmen, zeigten eine um 50 % geringere 12-Monats-Inzidenzrate einer Angststörung und einer Depression. Dies verdeutlicht die Relevanz präventiver Ansätze.

Hinsichtlich der Identifikation älterer Erwachsener, für die Prävention besonders notwendig sein könnte, scheinen insbesondere ein niedriges Bildungsniveau, subsyndromale Angst, Depression, zwei oder mehr chronische Erkrankungen und eine geringe Selbstwirksamkeit wichtige Prädiktoren zu sein (Smit et al. 2007).

> **Frühzeitige Präventionsmaßnahmen können ein wirksames Mittel darstellen, um Angsterkrankungen im Alter vorzubeugen.**

6.5.3 Interventionen bei Panikstörung

Neuere Untersuchungen unterstreichen den Nutzen der kognitiven Verhaltenstherapie bei Panikstörungen älterer Erwachsener. So konnten signifikante Verbesserungen der Symptomatik, insbesondere eine Reduktion von Ängstlichkeit und depressiver Symptomatik, bei älteren Erwachsenen aufgezeigt werden (Swales et al. 1996; Barrowclough et al. 2001).

Man kann Panikstörungen als Folge katastrophisierender Interpretationen physiologischer Symptome (wie beschleunigter Herzschlag und Atmung) konzeptualisieren. Die vorgenannten Studien umfassen die Behandlung verschiedener Komponenten, die auf kognitive, physiologische und behaviorale Aspekte der Panikstörung zugeschnitten sind (Barlow und Cerny 1988). In der initialen Phase der Behandlung nimmt Psychoedukation einen großen Stellenwert ein. Den Patienten sollte zunächst das Wissen um das dynamische Zusammenspiel von Kognition und Paniksymptomen vermittelt werden mit dem Ziel, dass sie eine Verbindung zwischen Gedanken, Angst und der Aktivierung des autonomen Nervensystems herstellen können. Wenn solche Informationen über die autonome Aktivierung ausreichend vermittelt wurden, können Patienten ihre Paniksymptome als normale physiologische Erregung einordnen. Nach der Vermittlung des Entstehungsmodells maladaptiver Kognitionen sowie dem Erlernen von Fähigkeiten, diese Gedanken zu erkennen, lernen Patienten spezifische kognitive Strategien, um mit maladaptiven Interpretationen physiologischer Symptome in angstauslösenden Situationen umgehen zu können.

Wesentlich für die Behandlung ist es, Patienten zu ermutigen, maladaptive Gedanken als Hypothesen zu konzeptualisieren und logisch zu evaluieren. Dies öffnet den Weg für eine kritische Evaluation durch Strategien, wie das Abschätzen der Wahrscheinlichkeiten negativer Situationen, basiert auf Erfahrungen der Vergangenheit – z. B.: „Obwohl ich glaube, dass ich eine Panikattacke bekomme und in der Öffentlichkeit ohnmächtig werde, bin ich tatsächlich niemals in der Öffentlichkeit ohnmächtig geworden, wenn ich eine Panikattacke hatte. Also ist die Wahrscheinlichkeit, dass ich ohnmächtig werde, extrem gering". Zudem sollte eine realistische Einschätzung erarbeitet werden, inwieweit gefürchtete Situationen bewältigt werden können – z. B.: „Wenn ich eine Panikattacke in der Öffentlichkeit bekomme, werden andere mir eher helfen als dass sie mich für verrückt halten". Eine andere Strategie ist der sogenannte Gedankenstopp, bei dem Patienten Fehlinterpretationen

durch den Einsatz einer visuellen Imagination –
z. B. die lebhafte Imagination eines großen roten
Stoppschildes – und eine Aufmerksamkeitslenkung auf die gegenwärtigen Aktivitäten – z. B.
sich auf das konzentrieren, was um einen herum
gegenwärtig geschieht – entgegentreten. Weitere
wesentliche kognitive Strategien können hilfreiche Sätze und Selbstinstruktionen sein – z. B.:
„Auch wenn ich beginne schnell zu atmen,
schaffe ich es, wenn ich einfach in der Situation bleibe". Zudem können gefürchtete Situation rekonzeptualisiert werden – z. B.: „Wenn
ich nun in das Geschäft gehe, gibt mir das die
Möglichkeit zu überprüfen, ob ich eine Panikattacke bekomme".

Physiologischer Unruhe kann auch mit
Atem und Entspannungsstrategien entgegengewirkt werden. Beispielsweise können Patienten
instruiert werden, eine langsame, diaphragma-
tische Atmung bei intensiver Unruhe einzusetzen. Auch kann ein beruhigendes Wort wie
„Entspannung" mit der Ausatmung verbunden
werden. Im Kontext von Therapie und Beratung
sollte der Therapeut diese Techniken zunächst
vormachen, um dem Patienten ein geeignetes
Modell zu bieten. Daraufhin kann der Patient in
den Sitzungen diese Techniken üben und korri-
gierendes Feedback vom Therapeuten erhalten.
Darüber hinaus ist das Erlernen eines Entspan-
nungsverfahrens hilfreich. Hierbei hat sich insbesondere der Einsatz der progressiven Muskel-
relaxation (PMR) bewährt. Dabei werden acht
spezifische Muskelgruppen nacheinander ange-
spannt und wieder entspannt, was die Patienten
in die Lage versetzt, muskuläre Anspannung von
Entspannung zu unterscheiden. Wenn Patienten in der Lage sind, muskuläre Anspannung
zu erkennen, können sie sehr schnell die Entspannungstechniken anwenden, die im weiteren Verlauf der Therapie erlernt werden. Sobald
eine regelmäßige Praxis der PMR implementiert
wurde, können Patienten erlernen, den Zustand
der Entspannung in vier großen Muskelgruppen
abzurufen (beispielsweise Bauch, Brust, Schulter,
Gesicht). In der Folge kann die PMR so modu-
liert werden, dass willentlich muskuläre Entspannung herbeigeführt werden kann. Beispielsweise können Patienten sich selber instruieren,

langsam zu atmen und mit jeder Ausatmung die
Anspannung ihrer Muskeln zu lösen. Im Laufe
der Therapie hilft der Therapeut den Patienten,
mit Schwierigkeiten während dieser Übungen
umzugehen und ermutigt sie, insbesondere in
stressintensiven Phasen diese Entspannungs-
und Atemstrategien durchzuführen.

Die Technik der interozeptiven Exposition
wird eingesetzt, um die Angst vor spezifischen
Symptomen physiologischer Natur zu reduzieren, während agoraphobischer Vermeidung
mit Exposition in sensu und in vivo begegnet
werden kann. Durch interozeptive Exposition
werden Patienten panikauslösenden interozeptiven Stimuli ausgesetzt. Dazu gehört beispielsweise das absichtliche Hyperventilieren, sich
in einem Bürostuhl zu drehen oder sich körperlicher Anstrengung auszusetzen, um nur
ein paar wenige Strategien zu nennen. Hiermit
können Hyperventilation, Schwindel, Übelkeit
und kardiovaskuläre Reaktionen hervorgeru-
fen werden. Die Patienten werden aufgefordert,
diese Übungen für einen spezifischen Zeitraum
auszuführen, ohne Vermeidungsstrategien einzusetzen, damit eine Habituation einsetzen
kann. Übungen, die körperliche Empfindun-
gen produzieren, die dem subjektiven Erleben
einer Panikattacke nahekommen, können hierarchisch geordnet werden, sodass Patienten mit Übungen beginnen, die relativ wenig
Angst induzieren. Am Ende führen sie dann
Übungen durch, die maximale Angst auslösen.
Im Verlauf der Therapie kann die interozeptive
Exposition ausgeweitet werden auf tatsächlich
vorkommende Situationen (wie z. B. Sport), die
Patienten zuvor vermieden haben. Auch hier
kann die Exposition mit allmählichem Anstieg
der Schwere dieser Situationen durchgeführt
werden, und Patienten können sich ihnen in
zunehmendem Maße aussetzen.

Es ist wichtig, Patienten immer wieder zu
motivieren, diese Exposition auszuführen,
und Sicherheit vermittelnde Objekte (Wasser-
flaschen, Mobiltelefone etc.), Personen (nahe-
stehende Menschen, Verwandte), Verhaltensweisen (z. B. sich auf den Boden legen, um
Schwindel zu vermeiden) oder Orte (in der
Nähe von Krankenhäusern) zu reduzieren und

Fehlinterpretationen und maladaptive Strategien physiologischer Unruhe zu korrigieren. Ein ähnliches Vorgehen bietet sich hinsichtlich der Exposition agoraphobischer Situationen in sensu und in vivo an.

Verkompliziert wird die Behandlung durch eine komorbide Suchtproblematik, wobei sich auch die Frage erhebt, was zuerst behandelt werden sollte: die Sucht oder die Panik/Angst? Kushner und Kollegen (2007) stellen ein integratives Behandlungskonzept vor, welches darauf abzielt, beide Störungsbilder gleichzeitig/integrativ zu behandeln. Es besteht aus Psychoedukation, kognitiver Umstrukturierung und Exposition. In der Phase der Psychoedukation werden den Patienten die Wechselwirkungen zwischen Substanzgebrauch und Angst erklärt, außerdem die Rolle von Kognitionen, Gedanken und Erwartungen. Im zweiten Schritt wird versucht, die Kognitionen des Patienten umzustrukturieren, indem die positiven Kurzzeitfolgen gegenüber den negativen Langzeitfolgen evaluiert werden. Als Letztes wird eine klassische Exposition angewandt, welche aber alkoholrelevante „cues" beinhaltet. Der Erfolg des Programms scheint vielversprechend. Angemerkt sei allerdings, dass das Durchschnittsalter der Patienten in dieser Studie 41,4 Jahre betrug und daher noch keine Rückschlüsse auf die Wirksamkeit bei älteren Menschen zulässig sind.

6.5.4 Interventionen bei generalisierter Angststörung

Hinsichtlich der generalisierten Angststörung liegen eine Reihe vielversprechender Studienergebnisse vor, die den Nutzen verhaltenstherapeutischer Interventionen bei älteren Erwachsenen belegen. So führten bereits 10 Sitzungen kognitiver Verhaltenstherapie zu weniger Sorgen, geringerer depressiver Symptomatik und einem besseren psychischen Wohlbefinden im Vergleich zu einer Kontrollgruppe (Stanley et al. 2009). Zudem konnten Unterschiede zwischen älteren Erwachsenen mit einer generalisierten Angststörung, die randomisiert entweder einer verhaltenstherapeutischen Gruppe oder einer Diskussionsgruppe zugeteilt

wurden, festgestellt werden. Im Vergleich zu einer Wartelisten-Kontrollgruppe verbesserten sich beide Gruppen hinsichtlich der GAS-Symptomatik. Allerdings verbesserte sich die verhaltenstherapeutische Gruppe auch bezüglich depressiver Symptome und ihrer Werte auf einer Lebensqualitätsskala (Wetherell et al. 2003).

Eine methodisch anspruchsvolle Studie stammt von Stanley und Kollegen (Stanley et al. 2003). In dieser Untersuchung wurden ältere Erwachsene mit einer generalisierten Angststörung randomisiert einer verhaltenstherapeutischen Gruppe oder einer Minimalkontaktgruppe zugeordnet. Auch hier reduzierten sich nach der kognitiven Verhaltenstherapie Ängstlichkeit, Sorgen und Depression. 45 % der Patienten in der verhaltenstherapeutischen Gruppe und lediglich 8 % derer in der Minimalkontaktgruppe sprachen auf die Interventionen an. Gleichzeitig verdeutlichen diese Zahlen die Nachhaltigkeit einer generalisierten Angststörung bei älteren Erwachsenen. Nichtsdestotrotz blieben die Verbesserungen bei denjenigen, die auf die Behandlung ansprachen, auch noch in Nachfolgeuntersuchungen (nach 3, 6 und 12 Monaten) bestehen.

Die Behandlungen in den vorgenannten Studien waren auf ältere Erwachsene zugeschnitten und adressieren kognitive, physiologische und behaviorale Symptome der GAS (Borkovec und Costello 1993; Craske et al. 1992). Im Folgenden soll ein kurzer Überblick über entsprechende Interventionen gegeben werden.

> **Interventionsinhalte und -ablauf bei der Behandlung der generalisierten Angststörung**
> In der ersten Sitzung erhalten die Patienten Informationen über kognitive, behaviorale und physiologische Symptome der Angst. Insbesondere wird ihnen die Rolle maligner Kognitionen beschrieben, wie Katastrophisierung und Übergeneralisierung, die die Genese und Aufrechterhaltung von Angstsymptomen beeinflussen. Die behavioralen Konsequenzen dieser

Gedanken, wie exzessives Rückversichern, Sorgen und Vermeidungsverhalten werden ebenfalls als aufrechterhaltende Faktoren der Angstsymptomatik diskutiert.

Bereits zu Beginn der Behandlung wird ein Überblick über die Behandlungsstrategien gegeben und eine theoretische Grundlage bestimmter Coping-Strategien vermittelt. Hierzu zählen die Beobachtung von Gedanken, Entspannungsverfahren, kognitive Umstrukturierung sowie Expositionssitzungen. Nach diesem edukativen Anteil lernen Patienten Atemtechniken und PMR, ähnlich wie zuvor bei den Panikstörungen beschrieben. In den darauffolgenden Sitzungen werden Strategien zum Umgang mit maladaptiven Gedanken eingeführt. Auch hier werden Gedanken wieder auf ihre Logik und die Wahrscheinlichkeit möglicher Konsequenzen überprüft. Insbesondere katastrophisierende Gedanken über negative und beängstigende Ereignisse sollten hinsichtlich ihrer Eintrittswahrscheinlichkeit kritisch evaluiert werden. Hierbei können beispielsweise aktuelle Erfahrungen oder solche aus der Vergangenheit genutzt werden, um Wahrscheinlichkeiten realistisch einzuordnen. Auch können Patienten nach der schlimmsten möglichen Konsequenz gefragt werden, um dann zu eruieren, wie lange die Situation andauert und wie man mit ihr umgehen könnte. Wichtig ist, dass Patienten lernen, dass das Eintreten gefürchteter Situationen unwahrscheinlich ist. Hierbei geht es nicht darum, maladaptive Gedanken durch positive Gedanken zu ersetzen. Es geht vielmehr darum, die Verbindung negativer Gedanken und exzessiver Angst zu verdeutlichen und regelmäßig zu üben, diese Gedanken kritisch zu evaluieren und realistisch einzuordnen. Im weiteren Verlauf der Therapie können Expositionssitzungen eingeführt werden, indem eine Hierarchie sorgenauslösender Situation erstellt wird und Patienten sich in der Folge in sensu und in vivo diesen Situationen exponieren.

Untersuchungen zeigen zudem, dass die Acceptance and Committment Therapy neben einer klassischen kognitiven Verhaltenstherapie auch günstige Resultate bei älteren Erwachsenen mit einer GAS aufweisen kann (Wetherell 2003). Es wird davon ausgegangen, dass eine akzeptierende Sichtweise vorteilhafter ist als eine kontrollorientierte Strategie, besonders da im Alter gesundheitliche Ängste oft nicht unrealistisch sind. Zudem müssen aufgrund fortschreitenden schlechteren Funktionierens für ältere Erwachsene neue, realisierbare Ziele formuliert werden (Petkus und Wetherell 2013).

6.5.5 Interventionen bei spezifischer Phobie

Der Nutzen der kognitiven Verhaltenstherapie bei älteren Patienten mit einer spezifischen Phobie wurde von Pachana und Kollegen untersucht (Pachana et al. 2007). Die Behandlung bestand aus fünf Gruppensitzungen und fünf psychotherapeutischen Einzelsitzungen mit dem Fokus auf Psychoedukation, Entspannungstraining, kognitive Umstrukturierung und In-vivo-Exposition. Im Vergleich zur Kontrollgruppe zeigten sich geringere Ausprägungen von Vermeidungsverhalten, genereller Ängstlichkeit sowie Trait-, aber nicht State-Ängstlichkeit und Depression. Im Vergleich zu Patienten einer Warteliste-Kontrollgruppe wurde eine Reduktion des Vermeidungsverhaltens und der phobischen Symptomschwere beschrieben. Die allgemeine Ängstlichkeit reduzierte sich bei Teilnehmern der verhaltenstherapeutischen Gruppe, während sie bei Patienten der Warte-listen-Kontrollgruppe zunahm. Bezüglich der komorbiden Behandlung von Sucht und einer spezifischen Phobie, kann, wie bei der Panikstörung beschrieben, das gleiche Modell von Kushner et al. (2007) appliziert werden.

6.5.6 Interventionen bei gemischter Angststörung

Einige Studien haben die Effektivität kognitiv-verhaltenstherapeutischer Behandlung bei älteren Erwachsenen mit gemischten Angststörungen untersucht. In einer Studie wurden 84 ältere Erwachsene mit einer Angststörung (GAS, Panikstörung, Agoraphobie oder soziale Phobie) randomisiert entweder einer kognitiv-verhaltenstherapeutischen Behandlung, einer Behandlung mit Sertralin (Maximaldosis 150 mg pro Tag) oder einer Warteliste zugeordnet (Schuurmans et al. 2006). Sowohl die Patienten der verhaltenstherapeutischen Gruppe als auch die der Sertralin-Gruppe hatten direkt nach der Behandlung und nach einem 3-Monats-Follow-up weniger Angst und Sorgen als die Patienten der Kontrollgruppe.

6.5.7 Unterstützung bei Medikamentenabhängigkeit und Angststörungen

In einer Studie von Gorenstein und Kollegen (2005) wurde eine Entwöhnungsbehandlung von anxiolytischer Medikation durchgeführt, wobei die Patienten entweder nur in einem medizinischen Setting entwöhnt wurden oder zusätzlich kognitive Verhaltenstherapie erhielten. Die Zuordnung zu den Gruppen erfolgte randomisiert. Jene Patienten, die zusätzlich kognitive Verhaltenstherapie erhielten, zeigten einen stärkeren Rückgang ängstlicher und depressiver Symptome im Laufe der Therapie. Die meisten Behandlungsziele konnten auch nach 6 Monaten aufrechterhalten bleiben.

6.5.8 Modifikation verhaltenstherapeutischer Strategien für ältere Erwachsene

Ähnlich wie bei der psychopharmakologischen Therapie werden psychotherapeutische Strategien für ältere Erwachsene eingesetzt, die sich

bereits bei jüngeren Erwachsenen bewährt haben. Allerdings könnte es sich hierbei um einen vorläufigen Ansatz handeln. Es liegen Hinweise vor, dass das kognitive Funktionsniveau älterer Patienten den Therapieerfolg einer kognitiven Verhaltenstherapie beeinflussen kann – insbesondere bei beeinträchtigten Exekutivfunktionen (Caudle et al. 2007; Mohlman und Gorman 2005). Eine modifizierte kognitive verhaltenstherapeutische Behandlung, die auf die Bedürfnisse älterer Erwachsener zugeschnitten ist (z. B. bei altersassoziierten Gedächtnisveränderungen und Beeinträchtigungen der Exekutivfunktionen) scheint ein vielversprechender Ansatz zu sein, auch wenn dieser noch nicht systematisch erforscht wurde (Beck und Stanley 1997). In einer der wenigen verfügbaren Studien wurde eine modifizierte kognitiv-verhaltenstherapeutische Behandlung auf ältere Patienten zugeschnitten (z. B. mittels wöchentlicher Lesungen, Visualisierungen von Symptomveränderungen sowie mittels Erinnerungs- und Krisentelefonaten). Verglichen mit einer Warteliste-Kontrollgruppe zeigten sich geringere Angst, weniger Sorgen, weniger Symptome der generalisierten Angststörungen und weniger komorbide Erkrankungen (Mohlman et al. 2003). Im Gegensatz dazu fanden sich nur geringe Unterschiede hinsichtlich des Schweregrades der Symptome einer generalisierten Angststörung im Vergleich zu der Warteliste-Kontrollgruppe und einer Gruppe von Patienten, die mit standardisierter kognitiver Verhaltenstherapie behandelt wurden. Weitere Forschungen zur altersassoziierten Modifikationen einer kognitiven Verhaltenstherapie stehen noch aus.

6.5.9 Interventionen aus der dritten Welle der Verhaltenstherapie

Die vorangegangenen Interventionen bilden etablierte Verfahren der kognitiven Verhaltenstherapie ab, deren Wirksamkeit, wie oben beschrieben, auch in Stichproben mit älteren Erwachsenen empirisch belegt wurde. Darüber hinaus gibt es neben bewährten psychodynamischen Ansätzen eine Reihe sehr vielversprechender Ansätze aus der jüngsten Psychotherapieforschung, für die bislang allerdings noch keine Befunde zu älteren Erwachsenen vorliegen. Insbesondere achtsamkeitsbasierte Ansätze, wie MBSR (Mindfulness-Based-Stress-Reduktion), ACT (Acceptance and Commitment Therapy) und CFT (Compassion-Focused-Therapy), haben sich im klinischen Alltag und im psychotherapeutischen Setting gut bewährt.

6.6   Fazit

Ergänzend zu den in den vorherigen Kapiteln beschriebenen Besonderheiten der Grundlagen und Interventionen von Sucht im Alter zeigen epidemiologische Erhebungen bei älteren Erwachsenen ein komplexes Muster der Prävalenzraten, die die Auffassung in Frage stellen, dass diese Erkrankungen im Vergleich zu jungen und mittelaltrigen Erwachsenen relativ selten vorkommen. Die Detektion von Angstsymptomen bei älteren Erwachsenen wird durch verschiedene Faktoren erschwert. Dazu gehören insbesondere die hohe medizinische Komorbidität, der erhöhte Gebrauch verschreibungspflichtiger und rezeptfreier Medikamente, die Schwierigkeit, Angst und Depression zu differenzieren, die Tendenz, Angsterkrankungen im medizinischen Kontext zu übersehen und eine Tendenz einiger älterer Erwachsener, ihre Angstsymptomatik nicht anzuerkennen bzw. psychiatrische und psychotherapeutische Hilfe nicht in Anspruch nehmen zu wollen. Nichtsdestotrotz kann eine umfassende Evaluation mit klinischem Interview, Fragebögen und Laboruntersuchungen die Detektion und akkurate Erhebung von Angst im Alter verbessern. Die empirische Grundlage für angemessene pharmakologische Interventionen bei Angst und Sucht im Alter fällt spärlich aus. SSRIs und SNRIs sind die erste Wahl der pharmakologischen Behandlung von komorbider Angst und Sucht im Alter, insbesondere aufgrund des nicht vorhandenen Suchtpotenzials, der Effektivität und Verträglichkeit bei älteren Erwachsenen. Psychotherapie, insbesondere die kognitive Verhaltenstherapie, zeigte sich in Studien als eine sehr effektive Methode zur Behandlung älterer Erwachsener mit einer Angsterkrankung.

Literatur

Andreescu, C., Lenze E. I., Dew, M. A., et al. (2007). Effect of comorbid anxiety on treatment response and relapse risk in late-life depression: controlled study. *Br J Psychiatry, 190*, 344–349.

Anthony, M. M., Brown, T. A., & Barlow, D. H. (1997). Heterogeneity among specific phobia types in DSM-IV. *Behav Res Ther, 35*, 1089–1100.

Axelopoulus, G. S., Katz, I. R., Bruee, M. L., et al. (2005). Remission in depression geriatric primary care patients: a report from the PROSPECT study. *The American Journal of Geriatric Psychiatry, 162*, 718–724.

Ayers, C. R., Saxena, S., Golshan, S., et al. (2010). Age at onset and clinical features of late life compulsive hoarding. *Int J Geriatr Psychiatry, 25*, 142–149.

Babor, T. F., Higgins-Biddle, J. C., Saunders, J. B., & Monteiro, M. (2001). *AUDIT: The Alcohol Use Disorders Identification Test: Guidelines for use in Primary Health Care* (2nd ed.). Geneva, Switzerland: World Health Organization.

Ballard, C., Boyle, A., Bowler, C., et al. (1996). Anxiety disorders in dementia sufferers. *Int Geriatr Psychiatry, 11*, 987–990.

Barbui, C., Gregis, M., & Zappa, M. (1998). A cross-sectional audit of benzodiazepine use among general practice patients. *Acta Psychiatrica Scandinavica, 97* (2), 153–156.

Barlow, D. H., & Cerny, J. A. (1988). *Psychological Treatment of Panic*. New York, NY: Guilford.

Barrowclough, C., King, P., Colville, J., et al. (2001). A randomized trial of the effectiveness of cognitive-behavioral therapy and supportive counseling for anxiety symptoms in older adults. *J Consult Clin Psychol, 69*, 756–762.

Beck, A. T., Epstein, N., Brown, G., et al. (1988). An inventory for measuring clinical anxiety: psychometric properties. *J Consult Clin Psychol, 56*, 893–897.

Beck, J. G., & Stanley, M. A. (1997). Anxiety disorders in the elderly: the emerging role of behavior therapy. *Behav Ther, 28*, 83–100.

Beck, J. G., Stanley, M. A., & Zebb, B. J. (1996). Characteristics of generalized anxiety disorder in older adults: a descriptive study. *Behav Res Ther, 34*, 225–234.

Beekman, A. T. F., Bremmer, M. A., Deeg, D. J. H., et al. (1998). Anxiety disorders in later life: a report from the longitudinal aging study Amsterdam. *Int J Geriatr Psychiatry, 13*, 717–726.

Beekman A. T. F., de Beurs, E., van Balkom, A. J. L. M., et al. (2000). Anxiety and depression in later life:

co-occurrence and communality of risk factors. *Am J Psychiatry*, *157*, 89–95.

Blazer, D., George, L. K., & Hughes, D. (1991). The epidemiology of anxiety disorders: an age comparison. In: C. B. D. Salzmann, & B. D. Lebowitz, B. D. (Hrsg.), *Anxiety in the Elderly: Treatment and Research*. New York: Springer.

Borkovec, T. D., & Costello, E. (1993). Efficacy of applied relaxation and cognitive-behavioral therapy in the treatment of generalized anxiety disorder. *J Consult Clin Psychol*, *61*, 611–619.

Bruce, S. E., Yonkers, K. A., Otto, M. W., et al. (2005). Influence of psychiatric comorbidity on recovery and recurrence in generalized anxiety disorder, social phobia, and panic disorder: a 12-year prospective study. *Am J Psychiatry*, *162*, 1179–1187.

Cairney, J., McCabe, L., Veldhuizen, S., et al. (2007). Epidemiology of social phobia in late life. *The American Journal of Geriatric Psychiatry*, *15*, 224–233.

Cairney, I., Corna, L. M., Veldhuizen, S., et al. (2008). Comorbid depression and anxiety in late life: patterns of association, subjective well-being, and impairment. *The American Journal of Geriatric Psychiatry*, *16*, 201–208.

Caudle, D. D., Senior, A. C., Wetherell, I. L., et al. (2007). Cognitive errors, symptom severity, and response to cognitive behavior therapy in older adults with generalized anxiety disorder. *The American Journal of Geriatric Psychiatry*, *15*, 680–689.

Chemerinski, E., Petracca, G., Manes, F., et al. (1998). Prevalence and correlates of anxiety in Alzheimer's disease. *Depress Anxiety*, *7*, 166–170.

Corna, L. M., Cairney, I., Herrmann, N., et al. (2007). Panic disorder in later life: results from a national survey of Canadians. *Int Psychogeriatr.*, *19*, 1084–1096.

Chou, K. L. (2009). Age of onset of generalized anxiety disorder in older adults. *The American Journal of Geriatric Psychiatry*, *7*, 455–464.

Chou, K. L. (2009). Specific phobia in older adults: evidence from the national epidemiologic survey on alcohol and related conditions. *The American Journal of Geriatric Psychiatry*, *17*(5), 376–386.

Chou, K. L. (2009). Social anxiety disorder in older adults: evidence from the National Epidemiologic Survey on alcohol and related conditions. *Journal of affective disorders*, *119*(1), 76–83.

Craske, M. G., Barlow, D. H., & O'Leary, T. A. (1992). *Mastery of Your Anxiety and Worry*. New York, NY: Graywind.

Flint, A. J. (2005). Generalised anxiety disorder in elderly patients. *Drugs & Aging*, *22*(2), 101–114.

Fredrikson, M., Annas, P., Fischer, H., et al. (1996). Gender and age differences in the prevalence of specific fears and phobias. *Behav Res Ther*, *34*, 33–39.

Gorenstein, E. E., Kleber, M. S., Mohlman, J., et al. (2005). Cognitive-behavioral therapy for management of anxiety and mediation taper in older adults. *The American Journal of Geriatric Psychiatr*, *13*, 901–909.

Grant, B. F., Moore, T. C., & Kaplan, K. (2003). *Source and Accuracy Statement: National Epidemiologic Survey on Alcohol and Related Conditions (NESARC)*. Bethesda, MD: National Institute on Alcohol Abuse and Alcoholism.

Grenier, S., Preville, M., Boyer, R., et al. (2009). Scientific Committee of the ESA study. Prevalence and correlates of obsessive-compulsive disorder among older adults living in the community. *J Anxiety Disord*, *23*, 858–865.

Hamilton, I. D., & Workman, R. H. (1998). Persistence of combat-related posttraumatic stress symptoms for 75 years. *J Trauma Stress*, *11*, 763–768.

Hamilton, M. (1959). The assessment of anxiety states by rating. *Br J Med Psychol*, *32*, 50–55.

Hilton, C. (1997). Media triggers of post-traumatic stress disorder 50 years after the Second World War. *Int J Geriatr Psychiatry*, *12*, 862–867.

Johnson, D. (2000). A series of eases of dementia presenting with PTSD symptoms in World War II combat veterans. *J Am Geriatr Soc*, *48*, 70–72.

Kallp, B. A., Ruskin, P. E., & Nyman, G. (1994). Significant life events and PTSD in elderly World War II veterans. *The American Journal of Geriatric Psychiatry*, *2*, 239–243.

Karlsson, B., Klenfeldt, I. F., Sigstrom, R., et al. (2009). Prevalence of social phobia in non-demented elderly from a Swedish population study. *The American Journal of Geriatric Psychiatry*, *17*, 127–135.

Katz, I. R., Reynolds, C. F., Alexopoulos, G. S., et al. (2002). Venlafaxine ER as a treatment for generalized anxiety disorder in older adults: pooled analysis of five randomized placebo-controlled clinical trials. *J Am Geriatr Soc*, *50*, 18–25.

Kawachi. I., Sparrow, D., Vokonas, P. S., et al. (1994). Symptoms of anxiety and risk of coronary artery disease. The normative aging study. *Circulation*, *90*, 2225–2229.

Kohn, R., Westlake, R., Rasmussen, S. A., et al. (1997). Clinical features of obsessive-compulsive disorder in elderly patients. *The American Journal of Geriatric Psychiatry*, *5*, 211–215.

Koob, G. F., & Heinrichs, S. C. (1999). A role for corticotropin releasing factor and urocortin in behavioral responses to stressors. *Brain Res*, *848*, 141–152.

Koob, G. F., & Le Moal, M. (2008). Addiction and the brain antireward system. *Annu Rev Psychol*, *59*, 29–53.

Kushner, M. G. (1996). Relationship between alcohol problems and anxiety disorders. *The American Journal of Geriatric Psychiatry*, *153*, 139–140.

Kushner, M. G., Abrams, K., Thuras, P., & Hanson, K. L. (2000). Individual differences predictive of drinking to manage anxiety among non-problem drinkers with panic disorder. *Alcohol Clin Exp Res*, *24*, 448–458.

Kushner, M. G., Frye, B., Donahue, C., Book, S. W., & Randall, C. L. (2007). Which to treat first: Comorbid anxiety or alcohol disorder? *Current Psychiatry*, *6*(8), 55.

Lauderdale, S. A., Kelly, K., & Sheikh, J. (2006). Anxious older adults: prevalence, assessment, and treatment. In M. E. Agronin, & G. L. Maletta (Hrsg.), *Principles and Practice of Geriatric Psychiatry* (S. 428–448). Philadelphia, PA: Lippincott Williams & Wilkins.

Lenze, Ei., Mulsant, B. H., Shear, M. K., et al. (2000). Comorbid anxiety disorders in depressed elderly patients. *Am J Psychiatry, 157*, 722–728.

Le Roux, H., Gatz, M., & Wetherell, J. L. (2005). Age of onset of generalized anxiety disorder in older adults. *Am J Geriatr Psychiatry, 13*, 23–30.

Lindesay, J. (1991). Phobic disorders in the elderly. *Br J Psychiatry, 159*, 531–541.

Lindesay, J., Briggs, K., & Murphey, E. (1989). The Guy's/Age Concern survey: prevalence rates of cognitive impairment, depression, and anxiety in an urban elderly community. *Br J Psychiatry, 155*, 317–329.

Lingford-Hughes, A., Welch, S. J., & Nutt, J. (2004). Evidence-based guide- lines for the pharmacological management of substance misuse, addiction and comorbidity: recommendations from the British Association for Psychopharmacology. *J Psychopharmacol, 18*, 293–335.

Macleod, A. D. (1994). The reactivation of post-traumatic stress disorder in later life. *Aust N Z J Psychiatry, 28*, 625–634.

Manela, M., Katona, C., & Livingston, G. (1996). How common are the anxiety disorders in old age? *Int J Geriatr Psychiatry, 11*, 65–70.

Mantella, R., Butlers, M. A., Amico, J. A., et al. (2008). Salivary cortisol is associated with diagnosis and severity of late-life generalized anxiety disorder. *Psychoneuroendocrinology, 33*, 773–781.

Martinez-Cano, H., Gauna, M., Vela-Bueno, A., & Wittchen, H. U. (1999). DSM-III-R co-morbidity in benzodiazepine dependence. *Addiction, 94*(1), 97–107.

Mayfield, D., McLeod, G., & Hall, P. (1974). The CAGE questionnaire: validation of a new alcoholism screening instrument. *Am J Psychiatry, 131*, 1121–1123.

Menary, K. R., Kushner, M. G., Maurer, E., & Thuras, P. (2011). The prevalence and clinical implications of self-medication among individuals with anxiety disorders. *J Anxiety Disord, 25*, 335–339.

Mohlman, J., & Gorman, I. M. (2005). The role of executive functioning in CBT: a pilot study with anxious older adults. *Behav Res Ther, 43*, 447–465.

Mohlman, J., Gorenstein, E. E., Kleber, M., et al. (2003). Standard and enhanced cognitive-behavioral therapy for late-life generalized anxiety disorder: two pilot investigations. *Am J Geriatr Psychiatry, 11*, 24–32.

Mohlman, J., de Jesus, M., Gorenstein, E. E., et al. (2004). Distinguishing generalized anxiety disorder, panic disorder, and mixed anxiety states in older treatment seeking adults. *J Anxiety Disord 18*, 275–290.

Nestadt, G., Bienvenu, O. J., Cai, G., Samuels, J., & Eaton, W. W. (1998). Incidence of obsessive-compulsive disorder in adults. *The Journal of nervous and mental disease, 186*(7), 401–406.

Oslin, D. W. (2000). Alcohol use in late life: disability and comorbidity. *Journal of Geriatric Psychiatry and Neurology, 13*(3), 134–140.

Pachana, N. A., Woodward, R. M., & Byrne, G. J. (2007). Treatment of specific phobia in older adults. *Clin Interv Aging, 2*, 469–476.

Petkus, A. J., & Wetherell, J. L. (2013). Acceptance and commitment therapy with older adults: Rationale and considerations. *Cognitive and Behavioral Practice 20*(1), 47–56.

Pietrzak, R. H., Goldstein, R. B., Southwick, S. M., & Grant, B. F. (2012). Psychiatric comorbidity of full and partial posttraumatic stress disorder among older adults in the United States: results from wave 2 of the National Epidemiologic Survey on Alcohol and Related Conditions. *The American Journal of Geriatric Psychiatry, 20*(5), 380–390.

Porensky, E. K., Dew, M. A., Karp, J. F., et al. (2009). The burden of late-life generalized anxiety disorder: effects on disability, health-related quality of life, and health care utilization. *Am J Geriatr Psychiatry, 17*, 473–482.

Porter, V. R., Buxton, W. G., Fairbanks, L. A., et al. (2003). Frequency and characteristics of anxiety among patients with Alzheimer's disease and related dementias. *J Neuropsychiatry Clin Neurosci, 15*, 180–186.

Rosen, D., Smith, M. L., & Reynolds, C. F. (2008). The prevalence of mental and physical health disorders among older methadone patients. *The American Journal of Geriatric Psychiatry, 16*(6), 488–497.

Saunders, J. B., Aasland, O. G., Babor, T. F., de la Fuente, J. R., & Grant, M. (1993). Development of the Alcohol Use Disorders Identification Test (AUDIT): WHO Collaborative Project on Early Detection of Persons with Harmful Alcohol Consumption – II. *Addiction, 88*(6), 791–804.

Schepis, T. S., Rao, U., Yadav, H., & Adinoff, B. (2011). The limbic-hypothalamic-pituitary-adrenal axis and the development of alcohol use disorders in youth. *Alcohol Clin Exp Res, 35*, 595–605.

Schuurmans, J., Comijs, H., Emmelkamp, P. M., et al. (2006). A randomized controlled trial of the effectiveness of cognitive-behavioral therapy and sertraline versus a waitlist control group for anxiety disorders in older adults. *Am J Geriatr Psychiatry, 14*, 255–263.

Sheikh, J. I., Lauderdale, S. A., & Cassidy, E. L. (2004). Efficacy of sertraline for panic disorder in older adults: a preliminary open-label trial. *Am J Geriatr Psychiatry, 12*, 230.

Sher, K. J. (1987). Stress response dampening. In: H. T. Blaine, & K. E. Leonard (Hrsg.), *Psychological Theories of Drinking and Alcoholism*. New York: Guilford Press.

Smalbrugge, M., Iongenelis, L., Pot, A. M., et al. (2005). Comorbidity of depression and anxiety in nursing home patients. *Int J Geriatr Psychiatry, 20*, 218–226.

Smit, F., Comijs, H., Schoevers, R., et al. (2007). Target groups for prevention of late-life anxiety. *Br J Psychiatry, 190*, 428–434.

Smoller, J. W., Pollack, M. H., Wassertheil-Smoller, S., et al. (2007). Panic attacks and risk of incident cardiovascular events among postmenopausal women in the Women's Health Initiative Observational Study. *Arch Gen Psychiatry, 64*, 1153–1160.

Spielberger, C., Gorsuch, R., & Lushene, R. (1970). *STAI manual for the State-Trait Anxiety Inventory*. Palo Alto, CA: Consulting Psychologists Press.

Stanley, M. A., Beck, I. G., Novy, D. M., et al. (2003). Cognitive-Behavioral treatment of late-life generalized anxiety disorder. *J Consult Clin Psychol, 71*, 309–319.

Stanley, M. A., Wilson, N. L., Novy, D. M., et al. (2009). Cognitive behavior therapy for generalized anxiety disorder among older adults in primary care: a randomized clinical trial. *JAMA, 301*, 1460–1467.

Steketee, G. S. (1993). *Treatment of Obsessive-Compulsive Disorder*. New York, NY: Guilford.

Swales, P. J., Solfvin, J. F., & Sheikh, J. I. (1996). Cognitive-behavioral therapy in older panic disorder patients. *Am J Geriatr Psychiatry, 4*, 46–60.

Thomas, S. E., Randall, P. K., Book, S. W., & Randall, C. L. (2008). A complex relationship between co-occurring social anxiety and alcohol use disorders: what effect does treating social anxiety have on drinking? *Alcohol Clin Exp Res, 32*, 77–84.

Uhlenhuth, E. H., Balter, M. B., Mellinger, G. D., et al. (1983). Symptom checklist syndromes in the general population: correlations with psychotherapeutic drug use. *Arch Gen Psychiatry, 40*, 1167–1173.

van't Veer-Tazelaar, P. I., van Marwijk, H. W. L., van Oppen, P., et al. (2009). Stepped-care prevention of anxiety and depression in late life: a randomized controlled trial. *Arch Gen Psychiatry, 66*, 297-304.

van Zelst, W. H., de Beurs, E., Beekman, A. T. F., et al. (2003). Prevalence and risk factors of posttraumatic stress disorder in older adults. *Psychother Psychosom, 72*, 333–342.

van Zelst, W. H., de Beurs, E., Beekman, A. T., et al. (2006). Well-being, physical functioning, and use of health care services in elderly with PTSD and subthreshold PTSD. *Int J Geriatr Psychiatry, 1*, 180–188.

Wetherell, J. L., & Arean, P. A. (1997). Psychometric evaluation of the Beck Anxiety Inventory with older medical patients. *Psychol Assess, 9*, 136–144.

Wetherell, J. L., Gatz, M., & Craske, M. G. (2003). Treatment of generalized anxiety disorder in older adults. *J Consult Clin Psychol, 71*, 31–40.

Wetherell, J. L., Le Roux, H., & Gatz, M. (2003). DSM-IV criteria for a generalized anxiety disorder in older adults: distinguishing the worried from the well. *Psychol Aging, 18*, 622–627.

Wittchen, H. U., Zhao, S., Kessler, R., et al. (1994). DSM-III-R generalized anxiety disorder in the National Comorbidity Survey. *Arch Gen Psychiatry, 51*, 355–364.

World Health Organization (2010). *The Alcohol, Smoking and Substance Involvement Screening Test (ASSIST). Manual for use in primary care*. Geneva: World Health Organization.

Sucht und demenzielle Erkrankungen: Grundlagen und Interventionen in Beratung und Therapie

Johannes Pantel

© Springer-Verlag GmbH Deutschland, ein Teil von Springer Nature 2018
T. Hoff (Hrsg.), *Psychotherapie mit Älteren bei Sucht und komorbiden Störungen*, Psychotherapie: Praxis,
https://doi.org/10.1007/978-3-662-53196-9_7

Die schädigende Wirkung von Alkohol auf die Leber und andere innere Organe gehört heute zum Allgemeinwissen. Aber wie steht es eigentlich um den negativen Einfluss legaler Suchtmittel auf das Gehirn? Können Alkohol oder missbräuchlich konsumierte Medikamente (z. B. Benzodiazepine) die Entwicklung einer Demenz begünstigen oder diese gar verursachen? Tatsächlich kann der Konsum dieser Substanzen gerade bei älteren Menschen mit vielfältigen neurokognitiven Störungen einhergehen. In der Praxis ist es nicht immer einfach, akute Intoxikationssyndrome oder ein Delir von chronischen Schädigungen (z. B. der alkoholinduzierten Demenz) abzugrenzen. Ausgehend von einer allgemeinen Einführung in das Krankheitsspektrum der neurokognitiven Störungen im höheren Lebensalter werden zunächst die Epidemiologie sowie Zusammenhangsmodelle von problematischem Substanzkonsum und kognitiven Störungen vorgestellt. Neurobiologische Grundlagen und aktuelle klinische Diagnosekriterien substanzinduzierter neurokognitiver Störungen im Alter werden mit Fokus auf Alkohol und Benzodiazepine differenziert behandelt. Hieraus abgeleitet, schließt das Kapitel mit konkreten Empfehlungen für die Beratungstätigkeit und die suchttherapeutische Praxis ab.

7.1 Was ist Demenz?

Demenzen und leichter ausgeprägte kognitive Beeinträchtigungen zählen zu den häufigsten neuropsychiatrischen Störungen des höheren Lebensalters (Karakaya et al. 2014). Die Zahl der Demenzkranken in Deutschland wird aktuell auf 1,5 Millionen geschätzt. Unter Berücksichtigung des demografischen Wandels und der altersabhängig steigenden Inzidenzrate wird davon ausgegangen, dass sich diese Zahl innerhalb der nächsten drei Dekaden verdoppeln wird. Während die Demenzen bei den 65- bis 70-Jährigen mit ca. 1–2 % noch relativ selten sind, steigt diese Prävalenz jenseits des 70. Lebensjahres exponentiell an und betrifft bei den über 90-Jährigen mehr als ein Drittel dieser Alterskohorte.

> **Demenz**
>
> Das Demenzsyndrom beschreibt eine erworbene, chronische (mindestens 6 Monate andauernde), zumeist progrediente kognitive Störung, die so stark ausgeprägt ist, dass sie die Aktivitäten des täglichen Lebens, die Berufstätigkeit und die sozialen Beziehungen erheblich beeinträchtigt. Gedächtnisstörungen stellen ein Leitsymptom für viele, keineswegs jedoch für alle Demenzformen dar.

Regelhaft können Störungen weiterer kognitiver Funktionen (z. B. der Orientierung, des Sprachvermögens, der Verarbeitung visueller und räumlicher Informationen) sowie psychopathologische Störungen (z. B. Depressivität, Wahnbildungen, Sinnestäuschungen, psychomotorische Störungen) hinzutreten. Die benannten Symptome führen zu zunehmenden Einschränkungen des Urteilsvermögens, des abstrakten Denkens und der Fähigkeit zur Selbstversorgung. Die meisten Menschen mit Demenz werden im Laufe ihrer Erkrankung pflegebedürftig.

Demenz ist primär als ein ätiologisch unspezifisches klinisches Syndrom definiert. Ätiologisch ist jedoch allen Demenzen gemeinsam, dass sie auf eine chronische und zumeist irreversible Hirnschädigung zurückgeführt werden können. Diesem Sachverhalt ist mit der Ersetzung des Begriffs „Demenz" durch die diagnostische Kategorie der „schweren neurokognitiven Störung" („major neurocognitive disorder") im DSM-5 Rechnung getragen worden (APA 2013). Die schwere neurokognitive Störung wird im DSM-5 der „leichten neurokognitiven Störung" („mild neurocognitive disorder") gegenübergestellt.

7.2   Leichte neurokognitive Störung

Leichte neurokognitive Störung

Bei der leichten neurokognitiven Störung bestehen bereits leichtgradige, aber persistierende und testpsychologisch objektivierbare kognitive Defizite, die noch keine wesentlichen funktionalen Auswirkungen im Alltag, im Beruf oder im sozialen Kontext besitzen und damit unterhalb der Demenzschwelle liegen. In der internationalen Literatur werden diese unterschwelligen kognitiven Störungen zumeist unter dem Terminus „mild cognitive impairment" (MCI) bzw. „leichte kognitive Beeinträchtigung" (LKB) adressiert (Schröder und Pantel 2011).

Mit ca. 25 % Betroffenen bei den über 65-Jährigen ist die leichte kognitive Beeinträchtigung (LKB) häufiger als die Demenz. Sie gilt als Risikosyndrom bzw. Vorläufersyndrom für die Entwicklung einer Demenz. Allerdings kann ihr Verlauf sehr variabel sein: Keineswegs alle Betroffenen entwickeln in den Folgejahren das klinische Vollbild der Demenz. Stabile Verläufe lassen sich ebenso beobachten wie Verbesserungen der kognitiven Fähigkeiten. Ähnlich wie bei der Demenz sind die Ursachen einer LKB sehr heterogen. Häufig lässt sich ein organischer Faktor nicht eindeutig bestimmen, was im Wesentlichen der Sensitivität und Spezifität der diagnostischen Instrumentarien zuzuschreiben ist.

Dagegen lassen sich neurodegenerative Hirnerkrankungen – allen voran die Alzheimer-Krankheit – bei ca. 60 % aller Demenzfälle nachweisen und stellen damit die häufigste Ursache für Demenzen dar. Unter Neurodegeneration wird ein massenhafter, zumeist altersassoziierter, spontaner Verlust von Nervenzellen im Zentralnervensystem verstanden, der auf die Fehlfaltung und krankhafte Ablagerung von hirneigenen Abbauprodukten des Eiweißstoffwechsels (z. B. dem β-Amyloid) zurückgeführt wird. In weiteren ca. 30 % der Fälle liegen der Demenz Gefäßschädigungen des Gehirns zugrunde (sogenannte vaskuläre Demenz), als deren wichtigster Risikofaktor der Bluthochdruck (arterielle Hypertonie) identifiziert wurde. Neurodegenerativ und vaskulär verursachte Demenzen werden bisweilen auch als primäre Demenzen zusammengefasst. Hiervon abzugrenzen sind die sekundären Demenzformen. Die sekundären Demenzen können durch eine Vielzahl sehr heterogener, in ihrer Wirkung jeweils hirnschädigender Einflüsse verursacht werden, zu denen u. a. chronische Entzündungen, Stoffwechselstörungen, Vitaminmangelzustände, aber auch Giftstoffe (Neurotoxine) gezählt werden. Auch der Alkohol sowie eine Reihe weiterer, zumeist illegaler Suchtmittel (z. B. Kokain oder Amphetaminderivate), zählen zu den Neurotoxinen. Folgerichtig kann insbesondere der chronische und übermäßige Konsum dieser Substanzen zu schwerwiegenden Hirnschädigungen führen, die als Demenz oder ggf. als LKB in Erscheinung treten.

> **Beim Neuauftreten leichterer oder schwerer kognitiver Störungen bei älteren Menschen ist immer auch eine Suchterkrankung als ursächlicher Hauptfaktor oder als mitverursachender Kofaktor zu bedenken.**

Im Gesamtspektrum aller Demenzerkrankungen wird Alkohol allerdings vergleichsweise selten als Hauptursache eines demenziellen Syndroms identifiziert. Als klinische Hauptgruppen wird hier die Alkoholdemenz im engeren Sinne („alcohol-related dementia", „alcohol dementia") vom Korsakoff-Syndrom („Wernicke-Korsakoff syndrome") abgegrenzt (Bowden 2010). Beim Letzteren wird weniger die direkte neurotoxische Wirkung des Alkohols als vielmehr ein indirekter – durch den begleitenden Thiaminmangel (Vitamin B_1) vermittelter – Mechanismus für die chronische Schädigung des Gehirns als entscheidende Ursache angenommen (s. unten). Natürlich macht aber auch hier die

Dosis das Gift! In der Literatur gibt es nämlich konsistente Hinweise darauf, dass regelmäßiger Alkoholkonsum unterhalb einer problematischen Dosisschwelle das Risiko für eine spätere Alzheimer-Demenz sogar reduzieren kann. Dies führt zu der scheinbar paradoxen Situation, dass Alkohol sowohl als Risiko- wie auch als Schutzfaktor für Demenz beschrieben wird. Diese Zusammenhänge werden im weiteren Verlauf dieses Kapitels noch näher beleuchtet.

Dagegen sind das Rauchen und auch die chronische Einnahme von Beruhigungsmitteln aus der Gruppe der Benzodiazepine in zahlreichen Studien belegte Risikofaktoren für die spätere Entwicklung einer Demenz (Deckers et al. 2014; Billioti de Gage et al. 2014). Während jedoch die Nikotinabhängigkeit mit dem Alter abnimmt, steigt die Zahl der Psychopharmaka-Verordnungen bei älteren Menschen – und hier nehmen die Benzodiazepine und andere Beruhigungsmittel eine zentrale Rolle ein – geradezu dramatisch an. Dies ist insbesondere in Altenheim-Populationen ein viel beklagtes und bislang ungelöstes Problem, das jedoch nur zu einem kleineren Teil auf individuelles Suchtverhalten zurückzuführen ist, sondern auch auf institutionellen Versorgungsdefiziten und einem inadäquaten Verschreibungsverhalten der beteiligten Ärzte beruht. Eine differenzierte Darstellung dieser Problematik und mögliche Lösungsansätze werden an anderer Stelle ausführlich behandelt (Pantel et al. 2006; Pantel und Haberstroh 2007).

7.3 Epidemiologie

Alkoholbezogene Störungen und Demenz treten bei älteren Menschen vergleichsweise häufig gemeinsam auf (Caputo et al. 2012; Ridley et al. 2013; Bowden 2011).

> ▶ Die Prävalenz von Demenz ist bei älteren Alkoholkranken fast fünfmal so hoch wie bei gleichaltrigen Nicht-Alkoholikern.

10–24 % aller Patienten mit der Diagnose einer klinisch relevanten alkoholbezogenen Störung (Alkoholmissbrauch oder Abhängigkeit) leiden ebenfalls unter einer Demenz. Umgekehrt lässt sich bei bis zu 25 % der älteren Demenzpatienten gleichzeitig eine komorbide alkoholbezogene Störung diagnostizieren. Da sich diese Zahlen teilweise auf die Untersuchung von Altenpflegeheim- oder Krankenhauspopulationen stützen, ist ihre Übertragung auf die ältere Allgemeinbevölkerung allerdings nicht ohne Weiteres möglich (Ridley et al. 2013). Für die Situation in Deutschland ergibt sich eine weitere Einschränkung aus der Tatsache, dass die vorliegenden Studien überwiegend aus dem angloamerikanischen Sprachraum stammen. Darüber hinaus scheint das Alter einen Einfluss auf die beobachtete Assoziation beider Diagnosegruppen zu nehmen. In einer australischen Studie an 20.000 im Krankenhaus behandelten Demenzpatienten wiesen zwar 22 % der unter 65-jährigen Demenzpatienten eine alkoholbezogene Störung auf, allerdings nur 1,4 % aller untersuchten Demenzpatienten. Dies bedeutet, dass alkoholbezogene Störungen insbesondere bei den jüngeren Demenzpatienten festzustellen waren. Diese machen – wie oben dargelegt – aber nur den kleineren Teil aller Demenzpatienten in der Gesamtbevölkerung aus.

Die dargestellten Assoziationen weisen darauf hin, dass ein schädliches Trinkmuster bei Patienten mit Demenz häufiger anzutreffen ist, als aufgrund der allgemeinen epidemiologischen Daten zu alkoholbezogenen Störungen zu erwarten wäre. Für die Einnahme von Benzodiazepinen lässt sich dies nicht so klar belegen. Die Verordnungsrate von Benzodiazepinen ist zwar angesichts der schwerwiegenden Nebenwirkungen (z. B. Sturzgefahr, Verschlechterung der mentalen Funktionen und der Kommunikationsfähigkeiten, Abhängigkeitspotenzial) und den Warnhinweisen aktueller Expertenempfehlungen (Mühlberg und Sieber 2014) mit – je nach Studie – bis zu 29 % aller Demenzpatienten eindeutig zu hoch (Billioti de Gage et al. 2014; Martinez et al. 2013). Dies gilt jedoch nicht nur für Demenzkranke, sondern gleichermaßen für die Verordnungsrate dieser Medikamentengruppe in der älteren Allgemeinbevölkerung.

7.4 Henne oder Ei? Überlegungen zu möglichen Zusammenhängen von demenziellen Symptomen und Suchtmitteln

Die vorgestellten Zahlen machen zunächst deutlich, dass die Einnahme legaler Suchmittel, sei diese nun selbstgesteuert oder – wie im Falle der Benzodiazepine – ärztlich verordnet, bei Menschen mit Demenz häufig ist. Dies darf jedoch im Einzelfall nicht zu der vorschnellen Annahme eines engen direkten kausalen Zusammenhangs zwischen problematischem Alkohol- bzw. Benzodiazepin-Konsum und dem Auftreten einer Demenz verleiten. Denn schließlich wäre auch denkbar, dass beiden Störungsbildern gemeinsame Risikofaktoren zugrunde liegen, ohne dass ein direkter kausaler Bezug besteht:

- So kann z. B. soziale Isolation und unzureichende soziale Unterstützung im mittleren Lebensalter sowohl die Entstehung und Aufrechterhaltung einer Suchterkrankung fördern als auch das Risiko einer späteren Demenz erhöhen (gemeinsamer Risikofaktor).
- In ähnlicher Weise sind psychosozialer Stress, anhaltende emotionale Belastungen (einschließlich psychischer Traumata) und affektive Störungen als Risikofaktoren sowohl für eine Suchterkrankung als auch für kognitive Beeinträchtigungen im Alter bis hin zur Demenz beschrieben worden (Schröder und Pantel 2011).
- Auch indirekte Zusammenhänge könnten eine Rolle spielen. So ist eine Alkoholabhängigkeit mit ungünstigen Lebensstilfaktoren (Rauchen, ungesunde Ernährung, Bewegungsmangel) assoziiert, die wiederum das Risiko einer kognitiven Beeinträchtigung oder Demenz im höheren Lebensalter begünstigen (Schröder und Pantel 2011).
- Im Falle der Benzodiazepine wurde deren chronische Einnahme zwar als Risikofaktor für eine spätere Alzheimer-Demenz beschrieben (s. unten). Es ist jedoch nicht auszuschließen, dass die Verschreibung

im zeitlichen Vorfeld einer suchtmittelunabhängigen Demenz in erster Linie zur Behandlung unspezifischer Vorläufersymptome der beginnenden Hirnerkrankung (emotionale Labilität, Ängstlichkeit, Unruhe, Schlafstörungen) erfolgte.

Geht man dagegen von einem direkten Zusammenhang zwischen Suchtentwicklung und kognitiver Beeinträchtigung aus, so ist hier die kausale Beziehung grundsätzlich in zwei Richtungen vorstellbar:

1. Das Suchtmittel stellt die Ursache der kognitiven Störung dar.
2. Eine (zunächst) unabhängig vom Substanzkonsum bestehende kognitive Störung initiiert bzw. begünstigt eine Suchtentwicklung.

Ad 2   Die letztgenannte These ist bislang nur wenig untersucht, jedoch für die Praxis durchaus von Interesse. Sie beinhaltet, dass eine unabhängig bestehende kognitive Beeinträchtigung bzw. beginnende Demenz (z. B. eine Alzheimer-Demenz) die Vulnerabilität für die Entwicklung einer Suchterkrankung im Alter erhöhen könnte. Dieser Faktor könnte insbesondere für die Entstehung einer „late-onset"-Abhängigkeit von Alkohol oder Benzodiazepinen von Bedeutung sein. Dies soll im Folgenden noch einmal erläutert werden.

> **Das Nachlassen kognitiver Fähigkeiten im Alter kann – zumal wenn dieses rasch voranschreitet – eine existenziell bedrohliche Verlusterfahrung sein, die von dem Betroffenen krisenhaft erlebt und verarbeitet wird.**

Die in den frühen Stadien einer Demenz häufig noch sehr bewusst erlebte Angst vor dem drohenden Verlust der intellektuellen Kompetenzen und der persönlichen Autonomie kann eine tiefgreifende emotionale Verunsicherung auslösen. Depressive Symptome und Syndrome gehören zu den häufigsten psychopathologischen Begleitsymptomen sowohl der leichten kognitiven Beeinträchtigung als auch der frühen Demenz (Schröder und Pantel 2011). Nicht immer werden diese als solche erkannt bzw. einer adäquaten Behandlung unterzogen. Vielmehr werden beginnende bzw. neu aufgetretene kognitive Störungen im Alter und die damit verbundenen Ängste häufig tabuisiert oder bagatellisiert. Speziell auf diesen Personenkreis zugeschnittene supportive, entlastende und die verbleibende Autonomie und Selbstwirksamkeit fördernde Interventionen existieren zwar, haben bislang jedoch noch keine breite Anwendung gefunden. Beispielhaft sei an dieser Stelle das im Gruppensetting stattfindende AKTIVA-Programm (AKTIVA steht für „Aktive kognitive Stimulation: Vorbeugung im Alltag") erwähnt, das auf den Stufen: 1. Wissensvermittlung, 2. persönliche Bestandaufnahme, 3. Änderungsmotivation schaffen, 4. Umsetzung im Alltag basiert und für das im Buchhandel erhältliche praxisbewährte Manuale vorliegen (Tesky und Pantel 2013; Tesky et al. 2014). Eingesetzt werden Präsentationen, interaktive Gruppendiskussionen, Selbstbeobachtung (z. B. in Form von Aktivitätsprotokollen), Achtsamkeitsübungen, Einzelberatung und andere Interventionen, die das Vorgehen in insgesamt zehn Gruppensitzungen strukturieren. Im Gegensatz zur psychologischen Auseinandersetzung mit den altersassoziierten Sorgen schaffen der Konsum von Alkohol oder die Einnahme von Tranquilizern kurzfristige emotionale Entlastung, die bei vulnerablen Personen mittelfristig zu kritischen oder missbräuchlichen Konsummustern führen und die Einleitung einer Abhängigkeitsentwicklung markieren kann. Die Forschung hat sich mit diesem Thema bislang nur wenig beschäftigt. Aufgrund der Relevanz dieser Überlegungen für die Prävention sollten sie jedoch dafür sensibilisieren, dem Thema „Krankheitsbewältigung" bzw. „Krankheitsverarbeitung" bei leichter kognitiver Störung und beginnender Demenz in der Beratung und therapeutischen Arbeit mit Älteren mehr Aufmerksamkeit zu schenken.

Ad 1 Empirisch wesentlich besser belegt ist der direkte kausale Einfluss legaler Suchtmittel auf die Manifestation und Aufrechterhaltung kognitiver Störungen im Alter bis hin zur Demenz.

Die folgenden Abschnitte sollen daher eine kurze Übersicht des diesbezüglichen Kenntnisstandes geben.

7.5 „Das Hirn wegsaufen": Alkohol und kognitive Störungen

7.5.1 Akute Wirkung des Alkohols auf die kognitive Leistungsfähigkeit

Neben den bekannten neurologischen und psychopathologischen Ausfallerscheinungen kann Alkoholkonsum ganz unmittelbar zu zahlreichen kognitiven Dysfunktionen führen. Hierzu zählen eine Reduzierung der Aufmerksamkeits- und Verhaltenssteuerung (exekutive Kontrolle), Gedächtnisstörungen (u. a. Merkfähigkeit, Arbeitsgedächtnis) sowie die Beeinträchtigung der kognitiven Flexibilität, der geteilten Aufmerksamkeit, des Urteilsvermögens und der Problemlösekompetenz (Bernadin et al. 2014). Diese sind in ihrem Ausmaß und in ihrer Zusammensetzung abhängig vom Blutalkoholspiegel und der Schwere des aktuellen Rauschzustandes. Auch das Lebensalter kann hier eine Rolle spielen, insbesondere wenn die Vulnerabilität des Gehirns durch gleichzeitig bestehende zerebrale Vorschädigungen (z. B. Gefäßschäden, zerebrovaskuläre Erkrankungen) erhöht ist. Grundsätzlich sind die genannten Defizite nach Ausnüchterung bzw. Entgiftung reversibel.

> Gerade bei chronischen bzw. abhängigen Alkoholkonsumenten kann es in der Praxis sehr schwierig sein, die unmittelbare pharmakologische Wirkung des Alkohols auf die Kognition von persistierenden kognitiven Defiziten abzugrenzen.

Persistierende Defizite weisen auf einen möglicherweise bereits irreversiblen alkoholinduzierten Hirnschaden hin. Im alkoholisierten Zustand können die persistierenden Defizite jedoch durch den akuten Alkoholeinfluss kaschiert bzw. aggraviert werden. Häufig lässt sich daher erst nach einer abgeschlossenen Entgiftung und nachfolgender Abstinenz mit ausreichender Sicherheit über Art und Ausmaß chronischer kognitiver Defizite entscheiden. Dabei ist zu berücksichtigen, dass das Gehirn nach dem Abklingen der unmittelbaren Alkoholwirkung zumeist noch einige Wochen benötigt, um sich vollständig zu erholen. Bei älteren Menschen kann dieser Erholungsprozess länger dauern.

❯ In der Praxis wird ein mindestens 60-tägiger Abstinenzzeitraum empfohlen, bevor über das Vorliegen chronisch persistierender kognitiver Defizite abschließend entschieden werden kann (Oslin und Cary 2003).

7.5.2 Das Entzugsdelir als Ursache kognitiver Störungen

Das Delir (Synonym: akuter Verwirrtheitszustand) stellt allgemein die wichtigste Differenzialdiagnose der Demenz dar (Singler und Gurlit 2014). Das Entzugsdelir ist eine Sonderform des Delirs.

❯ Das Entzugsdelir ist eine schwerwiegende Komplikation des Substanzentzugs und kann beim abrupten Entzug sowohl von Alkohol als auch von Benzodiazepinen beobachtet werden.

Während das Alkoholentzugsdelir bereits wenige Stunden nach Absinken des Blutalkoholspiegels unterhalb einer kritischen Schwelle einsetzen kann, treten Benzodiazepin-Delire typischerweise erst nach einer gewissen zeitlichen Latenz auf, die bis zu 2 Wochen betragen kann. Die meisten im höheren Lebensalter beobachteten Delire stellen allerdings keine Entzugsdelire dar, sondern können durch zahlreiche andere Ursachen bedingt sein (z. B. Flüssigkeitsmangel, Medikamentennebenwirkungen, nach größeren operativen Eingriffen).

Hinsichtlich des Vorliegens schwerwiegender kognitiver Defizite und zahlreicher psychopathologischer Symptome besteht eine breite klinische Überlappung zwischen dem Delir und dem Demenzsyndrom.

Klinische Diagnosekriterien des Delirs nach DSM-5 (APA 2013)
A. Störung der Aufmerksamkeit und des Bewusstseinszustandes
B. Die Störung entwickelt sich über einen kurzen Zeitraum (Stunden bis Tage), stellt eine bedeutsame Abweichung vom Ausgangszustand dar und tendiert dazu, im Laufe des Tages zu fluktuieren
C. Zusätzliche Störungen der Kognition (z. B. Gedächtnis, Orientierung, Sprache, visuell-räumliche Fähigkeiten oder Wahrnehmung)
D. Die unter A und C beschriebenen Störungen werden nicht durch eine andere neurokognitive Störung (z. B. Demenz) besser erklärt und treten nicht im Kontext einer schweren Beeinträchtigung des Bewusstseinsgrades auf (z. B. Koma)
E. Hinweise darauf, dass die Störung eine direkte Folge einer anderen medizinisch relevanten Erkrankung, einer Intoxikation, eines Substanzentzuges oder einer Kombination dieser Faktoren ist

❯ Eines der wichtigsten Unterscheidungsmerkmale zwischen Delir und Demenz ist die Charakteristik des Verlaufes, die bei der Demenz als chronisch, beim Delir dagegen als akut bis subakut beschrieben werden kann.

Häufig ist das Delir jedoch von mehr oder weniger stark ausgeprägten Bewusstseinsstörungen und vegetativen Störungen (Schwitzen, Zittern, Tachykardie etc.) begleitet, die bei der Demenz fehlen. Gerade bei der sogenannten hypoaktiven Form des Delirs kann eine Differenzialdiagnose manchmal sehr schwierig sein.

> Da es sich beim Delir um ein schweres, akutes und potenziell lebensbedrohliches Krankheitsbild handelt, ist rasches Handeln gefragt und der Patient im Verdachtsfall unverzüglich einer Krankenhausbehandlung zuzuführen.

Bei adäquater Behandlung kann ein Delir vollständig ausheilen. Bei manchen Patienten können jedoch nach Abklingen des Delirs kognitive Defizite überdauern.

7.5.3 Chronische zerebrale Schäden durch Alkohol

Neurobiologische Grundlagen

Grundsätzlich kann chronischer übermäßiger Alkoholkonsum das Gehirn auf direkte wie auch auf indirekte Weise schädigen. Der direkte Schädigungsmechanismus wird auf die neurotoxische Wirkung des Alkohols mit konsekutivem Nervenzellverlust zurückgeführt. Diese wiederum wird vermutlich über einen alkoholinduzierten Exzess des Neurotransmitters Glutamat, schädliche Stoffwechselnebenprodukte (oxidativer Stress) und eine Unterbrechung physiologischer Neubildung von Nervenzellen (Neurogenese) vermittelt (Ridley et al. 2013).

> Ein Trinkmuster, bei dem sich wiederholte schwere Alkoholexzesse mit (kürzeren) Abstinenzperioden abwechseln, scheint in höherem Maße mit dem Risiko direkter toxischer Alkoholschäden einherzugehen.

Im Tierversuch konnten dosisabhängige Strukturschäden des Gehirns vor allem in Regionen, die für Gedächtnisbildung und Verhaltenssteuerung zuständig sind (u. a. im Hippocampus, Hypothalamus, Frontallappen und Kleinhirn) nachgewiesen werden. Diese Schäden korrespondieren nachweislich mit begleitenden Lerndefiziten (Ridley et al. 2013).

Dagegen erklärt sich der indirekte Schädigungsmechanismus über einen alkoholinduzierten Mangel an Thiamin (Vitamin B_1). Alkoholkranke haben ein besonders hohes Risiko, einen Thiaminmangel zu entwickeln. Dies wird zum einem der alkoholbedingten Mangel- und Fehlernährung zugeschrieben, zum anderen auf direkte Störungen des Thiamin-Stoffwechsels durch den Alkohol zurückgeführt (Sechi und Serra 2007). Auch der Thiaminmangel kann zu schweren Strukturschäden in zahlreichen Hirnregionen führen. Eine besondere Vulnerabilität hierfür scheinen die entwicklungsgeschichtlich alten Strukturen des limbischen Systems (z. B. Mamillar-Körper, Hippocampus) zu besitzen, aber auch extralimbische Strukturen sind regelmäßig betroffen. In der akuten Phase der Thiamin-bedingten neuronalen Schädigung kann der Patient eine sogenannte Wernicke-Enzephalopathie durchlaufen.

> **Wernicke-Enzephalopathie**
>
> Hierbei handelt es sich um ein akutes neurologisches Krankheitsbild, das durch die klinische Trias: (1) Okulomotorikstörungen, (2) Koordinationsstörungen und (3) Desorientierung bzw. Bewusstseinsstörungen charakterisiert ist. Die unverzichtbare Behandlung der Wahl ist bei diesem mit einer hohen Letalität behafteten Krankheitsbild die unmittelbare hochdosierte Gabe von Thiamin.

Nach Abklingen der akuten Phase mündet die Wernicke-Enzephalopathie häufig in das (chronisch persistierende) Korsakoff-Syndrom (Synonym: Wernicke-Korsakoff-Syndrom).

> **Korsakoff-Syndrom**
>
> Hierbei handelt es sich um ein chronisches Defektsyndrom, das durch eine schwere Unfähigkeit, neue Informationen zu lernen (anterograde Amnesie, Merkfähigkeitsstörung), Desorientierung und Neigung zur Konfabulation (hierbei werden Erinnerungslücken wortreich

mit frei erfundenen Berichten gefüllt) bei relativ gut erhaltenem Altgedächtnis gekennzeichnet ist. Die bisweilen noch gebräuchliche Bezeichnung „Korsakoff-Psychose" ist irreführend, da psychotische Symptome (z. B. Wahn, Halluzination) aus psychopathologischer Perspektive nicht konstituierend für die Diagnose sind.

Im ICD-10 wird das Korsakoff-Syndrom – etwas verkürzt – unter der Kategorie „Psychische und Verhaltensstörung durch Alkohol – amnestisches Syndrom" (F 10. 6) aufgeführt. Nicht selten erreicht das Korsakoff-Syndrom einen Schweregrad, der die Selbstversorgungsfähigkeit des Patienten in Frage stellt und damit die klinischen Kriterien einer Demenz erfüllt. Jedoch ist bei überdauernder Abstinenz eine Verbesserung der Symptome möglich und der Verlauf der Symptome sollte daher klinisch regelmäßig beobachtet werden (s. unten).

Vor dem Hintergrund der beiden beschriebenen Schädigungsmechanismen befürworten einige Experten die klinische Abgrenzung des Korsakoff-Syndroms (indirekter Schädigungsmechanismus) von einer Alkoholdemenz im engeren Sinne (direkter neurotoxischer Schädigungsmechanismus). Aus Gründen der begrifflichen Klarheit werden beide Formen im Folgenden unter dem Begriff „alkoholinduzierte Demenz" zusammengefasst. Die dargestellte klinische Differenzierung ist ohnehin nicht unumstritten, da es bislang nicht überzeugend gelungen ist, valide klinische Kriterien zur Abgrenzung dieser beiden Demenzursachen zu formulieren. Passend hierzu vertreten manche Autoren die Auffassung, dass es eine reine (neurotoxische) Form der Alkoholdemenz in der klinischen Praxis so gut wie nicht gibt und dass die ganz überwiegende Zahl schwerer und chronischer Alkohol-assoziierter kognitiver Defizite durch einen Thiaminmangel (Wernicke-Korsakoff-Spektrum) ausreichend erklärt werden kann (Bowden 2010). Diese Ansicht wird durch neuropathologische Befunde untermauert. Aktuell diskutiert wird daher auch die Möglichkeit, dass die chronischen kognitiven Defizite

nach langjährigem übermäßigen Alkoholkonsum in der Mehrzahl der Fälle durch eine synergistische Interaktion von Thiaminmangel und direkter Neurotoxizität verursacht wird (Ridley et al. 2013).

Klinische Diagnosekriterien

Im ICD-10 ist eine eigenständige diagnostische Kategorie für die alkoholinduzierte Demenz nicht vorgesehen. Am ehesten trifft hier noch die Diagnoseziffer F10.6 „Psychische und Verhaltensstörung durch Alkohol – Amnestisches Syndrom" zu (s. unten). Diese ist jedoch selbst für die typischen Ausprägungen des Korsakoff-Syndroms (schwere retrograde Amnesie, Desorientiertheit, Konfabulationsneigung) nur teilweise treffend, da die Symptomatik des alkoholbedingten Korsakoff-Syndroms in der Regel weit über eine (isolierte) anterograde Amnesie hinausgeht, indem sie häufig auch weitere kognitive Defizite, formale Denkstörungen und affektive Störungen umfasst.

Dagegen ist die Operationalisierung der chronischen alkoholbedingten kognitiven Störung im DSM-5 konzeptionell wesentlich stringenter gefasst (APA 2013). Völlig zu Recht werden diese Erkrankungen hier als *substanzinduzierte schwere neurokognitive Störungen (= Demenz)* oder *leichte neurokognitive Störungen* verstanden und dementsprechend der diagnostischen Hauptkategorie *„major and mild neurocognitive disorder"* zugeordnet. Die übergreifenden –ursächlich zunächst nicht spezifischen –Diagnosekriterien sind in der folgenden Übersicht dargestellt.

Definition der substanzinduzierten neurokognitiven Störung im DSM-5
- Die Kriterien für eine schwere (Demenz) oder leichte neurokognitive Störung sind erfüllt.
- Die neurokognitive Beeinträchtigung tritt nicht ausschließlich im Verlauf eines Delirs auf und persistiert über die übliche Dauer einer Intoxikation und akuter Entzugssymptomatik.

- Die involvierte Substanz oder Medikation und die Dauer sowie das Ausmaß ihrer Verwendung sind ausreichend, um die neurokognitiven Beeinträchtigungen hervorzurufen.
- Der zeitliche Verlauf der neurokognitiven Defizite ist vereinbar mit dem zeitlichen Ablauf des Substanz- oder Medikationsgebrauchs sowie der Abstinenz (z. B. bleiben die Defizite stabil oder verbessern sich nach einer Abstinenzperiode).

Unter der Subkategorie „Alkohol" wird darüber hinaus ein „nonamnestisch konfabulatorischer Typ" von einem „amnestisch konfabulatorischer Typ" unterschieden. Entsprechend lassen sich hieraus vier diagnostische Kategorien bilden:

1. alkoholinduzierte schwere kognitive Störung, amnestisch-konfabulatorischer Typ,
2. alkoholinduzierte schwere kognitive Störung, nonamnestisch-konfabulatorischer Typ,
3. alkoholinduzierte leichte kognitive Störung, amnestisch-konfabulatorischer Typ,
4. alkoholinduzierte leichte kognitive Störung, nonamnestisch-konfabulatorischer Typ.

Bleibt die kognitive Störung über einen längeren (mehrmonatigen) Zeitraum nach Beginn der Abstinenz stabil, so ist sie zusätzlich als „persistierend" zu kennzeichnen.

Dabei repräsentiert die erste Kategorie (1) ein als Demenz ausgeprägtes Korsakoff-Syndrom, und die zweite Kategorie (2) entspricht der bisherigen Diagnosekategorie einer Alkoholdemenz im engeren Sinne („alcohol related dementia"). Als Fortschritt der neuen Klassifikation ist sicherlich zu werten, dass nun auch die leichteren, noch nicht die Demenzschwelle überschreitenden Formen alkoholinduzierter kognitiver Störungen erfasst werden können (3 und 4). Ob sich allerdings die Abgrenzung

eines amnestisch-konfabulatorischen Typs von einem nonamnestisch konfabulatorischen Typ in der klinischen Praxis angesichts des Fehlens trennscharfer neuropsychologischer und/oder neurobiologischer diagnostischer Marker als sinnvoll und anwendbar erweist, muss abgewartet werden.

Mit dem verdienstvollen Anliegen, die Reliabilität und Validität der klinischen Diagnose einer alkoholinduzierten Demenz zu verbessern, wurden von Oslin und Cary (2003) standardisierte Diagnosekriterien vorgeschlagen, in denen u. a. das Ausmaß und die Länge des Alkoholkonsums sowie die Abstinenzperiode zur Sicherung der Diagnose spezifiziert sind. Die Autoren erkennen an, dass eine definitive Diagnosesicherung (z. B. anhand neuropathologischer Kriterien) zum gegenwärtigen Zeitpunkt nicht zur Verfügung steht und basieren die Diagnostik daher ausschließlich auf klinischen und neuroradiologischen Beobachtungen. Obwohl die verwendeten Mengen- und Zeitangaben letztlich arbiträr sind, da das Phänomen der interindividuell sehr stark variierenden Vulnerabilität in Bezug auf die Noxe Alkohol (s. unten) nur unzureichend Berücksichtigung findet und darüber hinaus bislang keine neuropathologische Validierung der Kriterien vorliegt, können sie in der klinischen Praxis nützlich sein, indem sie den diagnostischen Blick auf das Krankheitsbild der alkoholinduzierten Demenz schärfen.

> **Diagnosekriterien für eine alkoholinduzierte Demenz. (Nach Oslin und Cary 2003)**
> - Die Kriterien für die klinische Diagnose einer wahrscheinlichen alkoholinduzierten Demenz sind:
>   - Klinische Demenzdiagnose mindestens 60 Tage nach der letzten Alkoholexposition
>   - Bedeutsamer Alkoholgebrauch, definiert durch einen durchschnittlichen wöchentlichen Konsum von mindestens 35 Standarddrinks (=490 g) für Männer

(28 für Frauen, ca. 390 g) über einen Zeitraum von mehr als 5 Jahren. Der Zeitraum zwischen der Periode des bedeutsamen Alkoholgebrauchs und dem Beginn der kognitiven Defizite sollte nicht länger als 3 Jahre sein.

■ Die Diagnose wird durch folgende klinische und/oder neuroradiologische Beobachtungen unterstützt:
  – Alkoholinduzierte Hepatitis, Pankreatitis, gastrointestinale, kardiovaskuläre oder renale Erkrankungen (das heißt Schäden an weiteren Organsystemen)
  – Ataxie oder periphere sensorische Polyneuropathie (nicht erklärbar durch andere Ursachen)
  – Jenseits von 60 Tagen nach Beginn der Abstinenz bleiben die kognitiven Defizite stabil oder bessern sich
  – Jenseits von 60 Tagen nach Beginn der Abstinenz sind neuroradiologisch nachweisbare Zeichen der Hirnatrophie rückläufig
  – Neuroradiologischer Nachweis einer Kleinhirnatrophie (insbesondere den Kleinhirn-Wurm betreffend)

■ Die folgenden klinischen Beobachtungen lassen Zweifel an der Diagnose aufkommen:
  – Sprachstörungen (insbesondere aphasische Störungen des Benennens)
  – Fokalneurologische Symptome oder Ausfälle (mit Ausnahme von Ataxie und peripherer Polyneuropathie)
  – Neuroradiologischer Nachweis kortikaler oder subkortikaler Hirninfarkte, subduraler Hämatome oder anderer fokaler Hirnschäden
  – Erhöhter Score auf der Hachinski-Ischämie-Skala

■ Zusatzbefunde, die die Diagnose weder unterstützen noch in Zweifel ziehen:

  – Neuroradiologischer Nachweis kortikaler Atrophie
  – Nachweis periventrikulärer oder tiefer Läsionen der weißen Substanz (ohne fokale Hirninfarkte)
  – Nachweis von Apolipoprotein

Wie viel ist schon zu viel? Die Frage der Schädigungsgrenze

Bekanntlich kann Alkohol – über einen entsprechenden Zeitraum und in entsprechender Menge konsumiert – chronische Schäden an nahezu allen relevanten Organsystemen hervorrufen. Hierzu zählt ohne Zweifel auch das Zentralnervensystem. Die tägliche Menge, ab der ein sogenannter riskanter Konsum beginnt, wird mit 24 g für Männer und 12 g für Frauen angegeben (Seitz und Bühringer 2010). Natürlich sind diese Schwellenwerte als Orientierungswerte sinnvoll und nützlich. Sie berücksichtigen aber nur unzureichend die Variabilität bezüglich der jeweils individuellen Vulnerabilität, sodass die Schädigungsgrenze im Einzelfall sowohl über- als auch unterhalb dieser Werte liegen kann. Komplizierend kommt hinzu, dass die Schädigungsgrenze für verschiedene Organsysteme auch innerhalb eines Individuums variieren kann. Konkret bedeutet dies, dass die gleiche Menge Alkohol beim selben Menschen das Gehirn zwar noch unbeschadet lassen, jedoch durchaus schon zu schwerwiegenden Schäden der Leber führen kann. Bezüglich der neurotoxischen Wirkung des Alkohols kann darüber hinaus das Trinkmuster eine Rolle spielen. So gibt es beispielsweise Hinweise darauf, dass wiederholtes exzessives, jedoch von Abstinenzperioden unterbrochenes Binge-Trinken schädigender für das Gehirn ist als eine kumulativ gleich hohe, aber gleichmäßig verteilte Alkoholmenge (Ridley et al. 2013). Entsprechend variieren die Angaben in der Literatur bezüglich der neurotoxischen Auswirkungen gegebener Trinkmengen deutlich. Aus einer Übersicht von 19 publizierten Studien, die den

Zusammenhang von täglicher Trinkmenge und kognitiver Leistungsfähigkeit bei zum Testzeitpunkt nüchternen „sozialen Trinkern" untersuchten, leiten Parsons und Nixon (1998) das folgende 3-Stufen-Modell ab:

- Personen, die über einen längeren Zeitraum 70–84 g Alkohol pro Tag zu sich nahmen, zeigen bereits erste kognitive „Ineffizienzen".
- Bei einer täglichen Menge von 98–126 g traten leichte, aber manifeste kognitive Störungen auf.
- Personen, die täglich mehr als 140 g Alkohol konsumierten, wiesen – auch im nüchternen Intervall – bereits Störungen auf, die als moderate kognitive Defizite einzustufen waren.

Diese Zahlen zeigen einerseits, dass es vergleichsweise großer Alkoholmengen bedarf, um das Gehirn dauerhaft zu schädigen. Andererseits lassen sie die vorsichtige Schlussfolgerung zu, dass die weiter oben genannten Grenzwerte (12 bzw. 24 g pro Tag) für den riskanten Alkoholkonsum so bemessen sind, dass ihre Einhaltung nur mit einem sehr geringen Risiko behaftet ist, eine alkoholinduzierte kognitive Störung zu entwickeln. Allerdings liegen die Angaben auch doppelt so hoch wie die wöchentliche Trinkmenge, die von Oslin und Cary (2003; s. obige „Diagnosekriterien für eine alkoholinduzierte Demenz") als ausreichend für die Entwicklung einer alkoholinduzierten Demenz vorgeschlagen worden sind (980 versus 490 g pro Woche). Die Spannbreite dieser Schätzungen weist erneut auf die fortwährende Unsicherheit hin, die mit der Formulierung entsprechender Empfehlungen verbunden ist.

> ❯ In der Beratung älterer Menschen ist bei der Orientierung an üblichen Schwellenwerten für riskanten Konsum zu berücksichtigen, dass die Vulnerabilität des Gehirns gegenüber der Toxizität des Alkohols im Alter erhöht ist. Daher sind hier die niedrigsten der publizierten Schwellenwerte zu empfehlen.

7.5.4 Ist regelmäßiger Alkoholkonsum ein Schutzfaktor gegen Demenz?

Eine gegenwärtig häufig zitierte Lehrmeinung besagt, dass regelmäßiger leichter bis moderater Alkoholkonsum im Sinne eines „sozialen Trinkens" vor einer Alzheimer-Demenz und möglicherweise auch vor einer vaskulären Demenz schützen kann. Demnach beschreibt das Verhältnis zwischen konsumierter Alkoholmenge und Demenzrisiko eine J-förmige Kurve, die für vollkommen abstinent lebende Personen ein etwas höheres prospektives Demenzrisiko anzeigt als für Personen mit regelmäßigem bis moderatem Alkoholkonsum. Die Art des Getränkes (z. B. Wein versus Bier) scheint dabei keine besondere Rolle zu spielen. Diskutiert wird vielmehr eine schützende (neuroprotektive) Wirkung des Ethanols selbst, die über eine Hemmung der Blutplättchenaggregation, über antioxidative Effekte oder über eine Schutzwirkung auf die Blutgefäße (Hemmung von Atherosklerose) vermittelt sein könnte (Ridley et al. 2013). Tatsächlich basiert die Aussage über eine schützende Wirkung des sozialen Trinkens auf den Ergebnissen zahlreicher Beobachtungsstudien, die aufgrund der Heterogenität ihrer Methodik, ihrer untersuchten Populationen und der Definition ihrer Zielvariablen teilweise nur schwer miteinander verglichen werden können. Darüber hinaus existieren auch Studien, die keinen oder sogar einen negativen Effekt des sozialen Trinkens auf das Alzheimer-Risiko ermittelt haben (Pizzar-Gardner et al. 2013). Aktuelle Metaanalysen sind daher in der Interpretation der vorliegenden Daten eher zurückhaltend und weisen darauf hin, dass zum jetzigen Zeitpunkt hieraus keine definitiven Schlussfolgerungen gezogen werden können (Peters et al. 2008; Anstey et al. 2009; Pizzar-Gardner et al.; Neafsey und Collins 2011, 2013). Allerdings ist auch nicht zu erwarten, dass sich die Fragestellung in Zukunft durch weitere Beobachtungsstudien abschließend klären lässt. Denn hierfür wäre die Durchführung von randomisierten und kontrollierten

Interventionsstudien erforderlich, die sich jedoch allein aus ethischen und praktischen Gründen nicht umsetzen lassen.

Im abschließenden Abschnitt dieses Kapitels soll die Frage noch einmal aufgegriffen werden, welche Schlussfolgerungen sich hieraus für die Beratungspraxis ergeben.

7.6 „Entspannt, aber vergesslich": Benzodiazepine und kognitive Störungen

7.6.1 Akute pharmakologische Wirkung von Benzodiazepinen auf die kognitiven Funktionen

Die Einnahme von Benzodiazepinen ist für ältere Menschen mit zahlreichen, häufig beschriebenen Risiken behaftet (Sturzgefahr, Sedierung, Atemsuppression, Abhängigkeitsentwicklung).

> Weit weniger bekannt als die schädigende Wirkung des Alkohols ist, dass auch Benzodiazepine und andere Tranquilizer eine bedeutsame Verschlechterung kognitiver Funktionen bewirken können.

Bereits bei jüngeren gesunden Erwachsenen kann die kurzfristige Einnahme von Benzodiazepinen einen messbaren Leistungsverlust im Bereich der Gedächtnisfunktionen induzieren (Ghoneim und Mewaldt 1990). Dies betrifft vor allem den Neuerwerb von Informationen (anterograde Amnesie) und das episodische Gedächtnis (Langzeitgedächtnis für Ereignisse). Auch die häufig gegen Schlafstörungen verschriebenen und als nebenwirkungsarm beworbenen sogenannten Z-Drugs (Zolpidem, Zopiclon etc.) können Störungen der verbalen Gedächtnisbildung, der Aufmerksamkeit und der kognitiven Verarbeitungsgeschwindigkeit induzieren (Stranks und Crowe 2014). Es spricht einiges dafür, dass ältere Menschen auf diese Akutwirkung der Tranquilizer noch empfindlicher reagieren als jüngere Personen. Ihr Einsatz

sollte daher nur nach strenger Indikationsstellung unter enger ärztlicher Kontrolle und so kurz wie möglich erfolgen (Mühlberg und Sieber 2014).

7.6.2 Kognitive Störungen im Rahmen des Benzodiazepin-Entzugsdelirs

Ähnlich wie beim Alkohol kommt es bei der chronischen Einnahme von Benzodiazepinen zu neurophysiologischen Gewöhnungseffekten mit Toleranzentwicklung und ggf. Dosissteigerung. Beim abrupten Absetzen der Medikamente kann es zur Entwicklung eines Entzugsdelirs mit zahlreichen schweren kognitiven, psychopathologischen und vegetativen Störungen kommen („akuter Verwirrtheitszustand").

> Hinsichtlich Psychopathologie und Symptomausprägung ist das Benzodiazepin-Entzugsdelir vom Alkoholentzugsdelir nur schwer zu unterscheiden, allerdings entwickelt es sich typischerweise nicht so abrupt, sondern erst mit einer Latenz von Tagen bis Wochen nach der letzten Einnahme des Medikaments.

Bei der – nicht so seltenen – kombinierten Abhängigkeit von Alkohol und Benzodiazepinen kann ein Delir aufgrund der unterschiedlichen Verlaufsdynamik von Alkohol- und Benzodiazepin-Entzugsdelir einen zweigipfligen Verlauf nehmen. Dieser Möglichkeit sollte im Rahmen einer Entzugsbehandlung besondere Aufmerksamkeit geschenkt werden. Wie das Alkoholentzugsdelir ist das Benzodiazepindelir ein hochakutes und sehr gefährliches Krankheitsbild, das bei adäquater Behandlung jedoch vollständig ausheilen kann.

> Bei Verdacht auf ein Delir sollte daher eine unverzügliche ärztliche Vorstellung bzw. Krankenhauseinweisung veranlasst werden (Singler und Gurlit 2014).

7.6.3 Chronische Einnahme von Benzodiazepinen und Demenzrisiko

In der jüngeren Forschungsliteratur verdichten sich die Hinweise darauf, dass die chronische Einnahme von Benzodiazepinen überdauernde Defizite der kognitiven Leistungsfähigkeit – bis hin zur Demenz – induzieren bzw. begünstigen kann. Dieser Effekt geht eindeutig über die rein pharmakologische Wirkung der Benzodiazepine hinaus, und chronische Benzodiazepin-Einnahme lässt sich in prospektiven Langzeitstudien sogar als unabhängiger Risikofaktor für die Alzheimer-Demenz beschreiben (Billiotti de Gage et al. 2014). Da für Benzodiazepine – im Gegensatz zu Alkohol – keine direkten neurotoxischen Effekte bekannt sind, ist der neurobiologische Wirkfaktor dieses Zusammenhangs letztlich unklar. Diskutiert wird eine durch Benzodiazepine verursachte Reduzierung der kognitiven Reservekapazität, wodurch die individuelle Kompensationsfähigkeit des Gehirns im Kontext z. B. beginnender neurodegenerativer Schädigung des Nervengewebes eingeschränkt wird.

Im DSM-5 ist die diagnostische Kategorisierung der chronischen Benzodiazepin-induzierten kognitiven Störungen analog zu den in
► Abschn. 7.2 dargestellten Kriterien möglich (APA 2013). Auf diese Weise lassen sich die folgenden zwei diagnostischen Kategorien bilden:

- Sedativa-, Hypnotika- oder Anxiolytika-induzierte schwere kognitive Störung,
- Sedativa-, Hypnotika- oder Anxiolytika-induzierte leichte kognitive Störung.

Diagnostisch entscheidend ist auch hier, dass die kognitive Störung nicht ausschließlich während eines Delirs aufritt und auch nach Abklingen der akuten pharmakologischen Wirkung und eines Entzugssyndroms persistiert.

7.7 Empfehlungen für die Praxis

Aus den bisherigen Ausführungen lassen sich folgende Empfehlungen für die Beratungspraxis teilweise direkt, teilweise indirekt ableiten:

- Daran denken! Bei älteren Menschen mit diagnostisch unklaren kognitiven Defiziten (leichte kognitive Störung, Demenz) sollte stets auch eine substanzinduzierte neurokognitive Störung in Erwägung gezogen werden. Dies beinhaltet die sorgfältige Erhebung einer Suchtmittel- und Medikamentenanamnese.
- Ältere Menschen mit einem problematischen (riskanten, missbräuchlichen, abhängigen) Konsum von Suchtmitteln sollten über das Spektrum der hirnschädigenden Wirkungen dieser Substanzen proaktiv aufgeklärt werden. Dies sollte differenziert für die Bereiche der **akuten pharmakologischen Wirkung**, des **Delirrisikos** und der möglichen **Dauerschäden** (persistierende kognitive Störungen bis hin zur **Demenz**) erfolgen. Die neurotoxische Wirkung des Alkohols ist nicht so stark im allgemeinen Bewusstsein verankert wie das Schädigungspotenzial des Trinkens für andere Organsysteme (z. B. Leber). Deswegen sollten ältere Menschen mit problematischem Trinkverhalten gerade auch über diesen Zusammenhang sachlich informiert werden.
- Die häufig gestellte Frage nach den Obergrenzen für einen unbedenklichen Konsum von Suchtmitteln kann auch bezüglich der möglichen Neurotoxizität dahingehend beantwortet werden, dass es einen Konsum ohne jegliches Risiko auch hier tatsächlich **nicht** gibt. Schließlich ist doch die individuelle Vulnerabilität von Person zu Person sehr unterschiedlich. Alkohol ist auch in geringen Mengen – trotz der oben diskutierten wissenschaftlichen Hinweise auf eine mögliche neuroprotektive Wirkung – für die Demenzprävention völlig ungeeignet! Jedenfalls sollte auch der gesundheitlich unbedenkliche Konsum von Alkohol immer in den Kontext einer insgesamt auf den Erhalt der kognitiven Leistungsfähigkeit bedachten Lebensführung eingebettet sein (z. B. Bewegung, gesunde Ernährung, geistige Anregung). Für die Einnahme

von Benzodiazepinen gilt natürlich, dass diese – falls unvermeidlich – stets nur unter strenger ärztlicher Kontrolle und so kurz wie möglich erfolgen sollte.

— Kommt bei einem älteren Menschen mit problematischem Suchtmittelgebrauch der Verdacht auf ein beginnendes oder manifestes **Delir** auf (s. oben), sollte der Betroffene unverzüglich ärztlich vorgestellt bzw. eine **Krankenhauseinweisung** veranlasst werden. Weiterführende praktische Hinweise zum aktuellen Stand der Delirbehandlung finden sich bei Singler und Gurlit (2014).

— Besteht bei einem älteren Menschen mit problematischem Suchtmittelgebrauch der Verdacht auf eine – unkomplizierte – kognitive Störung, so empfiehlt sich die Durchführung eines standardisierten **Assessments der kognitiven Funktionen**. Für die Praxis wird hierfür die der DemTect (Kessler et al. 2000) empfohlen, da er rasch (ca. 15 Minuten) und unkompliziert („paper pencil") anwendbar und auswertbar ist und eine semiquantitative Einstufung der kognitiven Leistungsfähigkeit erlaubt („altersgemäß", „leichte kognitive Störung", „Verdacht auf Demenz"). Der DemTect kann lizenzfrei auf der Serviceseite des Kompetenz-Centrums Geriatrie heruntergeladen werden (http://www.kcgeriatrie). Als Alternative (zweite Wahl) steht der weit verbreitete Mini-Mental-State-Test (MMST) zur Verfügung.

— Bei aktuell noch betriebenem Suchtmittelgebrauch ist die Durchführung des DemTect für die Beurteilung der tatsächlichen kognitiven Leistungsfähigkeit nicht aussagekräftig, da das Testresultat durch die akute pharmakologische Wirkung des Suchtmittels zu stark verzerrt wird. Gleichwohl kann die Durchführung eines neurokognitiven Assessments auch in dieser Situation sinnvoll sein, um einen Ausgangswert für spätere Verlaufsbeurteilungen zu erhalten. Um den Patienten nicht unnötig zu frustrieren, ist es dann jedoch

sinnvoll, ihn darauf hinzuweisen, dass mit anhaltender Abstinenz wahrscheinlich eine Verbesserung der Testwerte zu erwarten ist.

— Sollte ca. zwei Wochen nach einer abgeschlossenen Entgiftung weiterhin der Verdacht auf eine neurokognitive Störung bestehen, ist die Durchführung eines standardisierten Assessments (s. oben) auf jeden Fall indiziert. Insbesondere nach langjährigem übermäßigen Suchtmittelgebrauch bzw. Abhängigkeit erholt sich das Gehirn mit Beginn der Abstinenz jedoch unter Umständen nur langsam. Dies gilt vor allem auch für das Gehirn eines älteren Menschen. Weist das Ergebnis des DemTect weiterhin auf relevante kognitive Defizite hin („leichte kognitive Störung" oder „Verdacht auf Demenz"), ist eine ärztliche Mitbehandlung dringend anzuraten (bei Alkohol: hochdosierte Vitamin-B_1-Gabe, falls noch nicht erfolgt!).

— Substanzinduzierte neurokognitive Defizite können noch mehrere Monate nach Beginn der Abstinenz weiter bestehen. Ein **Verlaufsmonitoring** mittels DemTect (ca. alle vier Wochen) ist daher sinnvoll und erlaubt es im günstigen Fall, eine Erholung der kognitiven Leistungsfähigkeit zu dokumentieren. Zwar stellt die Abstinenz die wichtigste Maßnahme zum Erhalt und ggf. zur Wiederherstellung der kognitiven Fähigkeiten dar, übende Verfahren (kognitives Training, Ergotherapie) können jedoch als unterstützende Interventionen sinnvoll sein (s. unten).

— Sollten zwei Monate nach abgeschlossener Entgiftung weiterhin neurokognitive Defizite bestehen, ist spätestens jetzt eine erneute (fach-)ärztliche Vorstellung zur systematischen Demenzabklärung (z. B. auch zur Durchführung einer CCT oder cMRT) anzuraten. Weiterführende praktische Hinweise zum aktuellen Stand der Demenzdiagnostik finden sich bei Karakaya et al. (2014). Nach Ausschluss weiterer Demenzursachen und weiterhin bestehenden kognitiven Defiziten kann die Diagnose einer persistierenden substanzinduzierten neurokognitiven Störung nach den oben vorgestellten Kriterien gestellt werden.

- Insbesondere bei leichtgradigen kognitiven Defiziten (LKB oder leichtgradige Demenz) können in der Rehabilitation **kognitive Trainings** bzw. **Ergotherapie** sinnvoll eingesetzt werden (Haberstroh 2014). Die Durchführung dieser Trainings erfordert eine spezielle Kompetenz, die z. B. in ergotherapeutischen Praxen vorgehalten wird. Kognitives Training und Ergotherapie sind im Rahmen einer Heilmittelverordnung (teilweise) erstattungsfähig und können daher auch in der ambulanten Primärversorgung zur Anwendung kommen. Voraussetzung hierfür ist eine Indikationsstellung und Verordnung durch den Haus- oder Facharzt. Im Falle einer LKB kann auch das oben bereits beschriebene AKTIVA-Gruppenprogramm ergänzend zum Einsatz kommen. Bei AKTIVA steht weniger die Durchführung spezifischer kognitiver Übungen im Vordergrund als vielmehr die Anregung der Teilnehmer zu einem demenzpräventiven sowie allgemein gesundheitsfördernden Lebensstil (Tesky und Pantel 2013; Tesky et al. 2014). Bei höhergradigen überdauernden kognitiven Defiziten ist der Einsatz der genannten Interventionen häufig nicht mehr sinnvoll, da er in der Regel keinen nachweisbaren therapeutischen Nutzen mehr hat, jedoch zu einer Überforderung des Betroffenen führen kann.
- Gelegentlich kommt die Frage auf, ob Menschen mit bereits bekannter Demenz anderer Ursache (z. B. einer Alzheimer-Demenz) überhaupt noch Alkohol (im Sinne eines „sozialen Trinkens") konsumieren dürfen. Diese Frage ist grundsätzlich nur schwer mit ja oder nein zu beantworten, da es praktisch keine gesicherten empirischen Erkenntnisse hierzu gibt (Wiscott et al. 2001). Allerdings zeigt die klinische Erfahrung, dass die Alkoholtoleranz des organisch vorgeschädigten Gehirns herabgesetzt ist und dass unter Umständen bereits kleine Mengen Alkohol die bereits beeinträchtigten kognitiven, emotionalen und funktionalen Kompetenzen von demenzkranken Menschen negativ beeinflussen können. Entsprechend kann der Verzicht auf Alkohol bei einem Alzheimer-Patienten sogar eine Verbesserung der Kognition bewirken (Toda et al. 2013). Andererseits kann das in Maßen genossene „Gläschen in Ehren" sehr wohl zur Lebensqualität beitragen, und dies möchte man gerade einem in vielfältiger Hinsicht eingeschränkten Demenzpatienten nur ungern verwehren. Dieser Gratwanderung kann man häufig wohl nur durch eine aufmerksame Betrachtung der individuellen Situation gerecht werden. Problematisch und interventionsbedürftig ist jedenfalls ein Trinkmuster, das darauf abzielt, die emotionalen Belastungen im Rahmen einer beginnenden Demenzentwicklung besser zu ertragen.

- Grundsätzlich können auch Patienten mit einer leichten kognitiven Störung oder einer leichtgradigen Demenz noch von den üblichen abstinenzfördernden psychosozialen oder sonstigen psychotherapeutischen Interventionen profitieren. Neben der Motivation ist hier natürlich das individuelle Verhältnis von Defiziten und Ressourcen zu beachten. Gerade wenn der schädliche Konsum von Alkohol oder Medikamenten im Sinne eines „Entlastungskonsums" bei konflikthaft erlebten oder verdrängten Lebensthemen erfolgt, kann die **psychotherapeutische Bearbeitung** eine wirksame Maßnahme der Primär- oder Sekundärprävention sein. Konfliktbesetzte Themen, die im Alter regelmäßig eine Rolle spielen und ggf. systematisch exploriert werden sollten, betreffen Verlusterlebnisse (z. B. Verlust beruflicher oder sozialer Rollen, Verlust von nahestehenden Bezugspersonen, unbewältigte Trauer, Verlust von kognitiven oder physischen Kompetenzen), soziale Isolation oder frühere traumatische Erfahrungen, z. B. in der Kriegs- oder unmittelbaren Nachkriegszeit). Diese Konflikte gehen häufig mit Selbstentwertungen und narzisstischen Krisen einher, die den schädlichen Substanzkonsum aufrechterhalten können. Sie können zu Lebensüberdruss bis hin zur manifesten Suizidalität führen. Wichtig ist es daher, gerade auch das Vorliegen suizidaler Tendenzen behutsam, aber gezielt anzusprechen und nicht zu tabuisieren. Entscheidend wird auch hier die Qualität der therapeutischen Beziehung (Wertschätzung, Offenheit, Empathie, Kontinuität) und weniger die Frage nach dem spezifischen Interventionsansatz sein.

— Mit zunehmender Schwere der Demenz (z. B. bei einem ausgeprägtem Korsakoff-Syndrom) sind einsichtsorientierte psychotherapeutischen Angebote in der Regel nicht mehr sinnvoll, da die kognitiven Voraussetzungen (z. B. Konzentrations- und Lernvermögen, Verhaltenssteuerung) für eine erfolgreiche Umsetzung nicht mehr gegeben sind. Hier empfiehlt es sich daher, in zunehmendem Maße auch die **Angehörigen** oder das sonstige **soziale Umfeld** (z. B. Pflegeheim, Betreuer) in das Interventionssetting einzubeziehen. Gegebenenfalls ist auch die (zusätzliche) Anbindung des Patienten an eine demenzspezifische Beratungsstelle hilfreich. Hinweise auf regionale Angebote kann z. B. die Deutsche Alzheimer Gesellschaft geben (www.deutsche-alzheimer.de).

7.8   Fazit

Wie die vorhergehenden Ausführungen verdeutlichen, handelt es sich bei der adäquaten Betreuung von älteren Patienten, bei denen eine Komorbidität von Sucht und (organischer) kognitiver Störung besteht, um eine anspruchsvolle transdisziplinäre Aufgabe. Diese erfordert eine individuelle Abstimmung diagnostischer,

psychotherapeutischer, psychosozialer, medizinischer und rehabilitativer Maßnahmen, die vor allem über eine vertrauensvolle Zusammenarbeit der unterschiedlichen beteiligten Disziplinen und Professionen (Psychologie, Psychotherapie, Facharzt, Hausarzt, Sozialarbeit etc.) gelingen kann. Dabei kommt hier der Suchtberatung eine wichtige Schnittstellenfunktion zu, die einen wertvollen Beitrag zur Bedarfsermittlung und zur Koordination der erforderlichen Maßnahmen leisten kann.

Literatur

American Psychiatric Association (APA) (2013). *Diagnostic and statistical manual of mental disorders: Fifth Edition. DSM-5*. Washington DC, London: American Psychiatric Publishing.

Anstey K. J., Mack, H. A., & Cherbuin, N. (2009). Alcohol consumption as a risk factor for dementia and cognitive decline: meta-analysis of prospective studies. *The American Journal of Geriatric Psychiatry*, 17(7), 542–555.

Billioti de Gage, S., Moride, Y., Ducruet, T., Kurth, T., Verdoux, H., & Tournier, M. (2014). Benzodiazepine use and risk of Alzheimer's disease: case-control study. *British Medical Journal*, 345, e6231 https://doi.org/10.1136/bmj.g5205.

Bernardin, F., Maheut-Bosser, A., & Paille, F. (2014) Cognitive impairments in alcohol-dependent subjects. *Front Psychiatry*, 5, 78. https://doi.org/10.3389/fpsyt.2014.00078.

Bowden, S. C. (2010). Alcohol-related dementia and Wernicke-Korsakoff syndrome. In D. Ames, D., A. Burns, & J. T. O'Brien (Hrsg.), *Dementia* (4. Edition). (S. 722–729). London: Hodder and Stoughton Ltd.

Caputo, F., Vignoli, T., Leggio, L., Addolorato, G., Zoli, G., & Bernardi, M. (2012). Alcohol use disorders in the elderly: a brief overview from epidemiology to treatment option. *Experimental Gerontology*, 47(6), 411–416.

Deckers, K., van Boxtel, M. P., Schiepers, O. J., de Vugt, M., Muñoz Sánchez, J. L., & Anstey, K. J. (2014). Target risk factors for dementia prevention: a systematic review and Delphi consensus study on the evidence from observational studies. *International Journal of Geriatric Psychiatry*, 30(3):234–246. https://doi.org/10.1002/gps.4245.

Ghoneim, M. M., & Mewaldt, S. P. (1990). Benzodiazepines and human memory: a review. *Anesthesiology*, 72, 926–938.

Haberstroh, J. (2014). Psychosoziale und nichtpharmakologische Interventionen. In J. Pantel, J. Schröder,

C. Bollheimer, C. Sieber, & A. Kruse (Hrsg.), *Praxishandbuch Altersmedizin. Geriatrie – Gerontopsychiatrie – Gerontologie* (S. 660–666). Stuttgart: Kohlhammer.

Karakaya, T., Pantel, J., Fußer, F. (2014). Demenz und leichte kognitive Beeinträchtigung. In J. Pantel, J. Schröder, C. Bollheimer, C. Sieber, & A. Kruse (Hrsg.), *Praxishandbuch Altersmedizin. Geriatrie – Gerontopsychiatrie – Gerontologie* (S. 299–330). Stuttgart: Kohlhammer.

Kessler, J., Calabrese, P., Kalbe, E., & Berger, F. (2000). DemTect: A new screening method to support diagnosis of dementia. *Psycho, 26*, 343–347.

Martinez, C., Jones, R. W., & Rietbrock, S. (2013). Trends in the prevalence of antipsychotic drug use among patients with Alzheimer's disease and other dementias including those treated with antidementia drugs in the community in the UK: a cohort study. *BMJ Open, 3*(1), pii: e002080. https://doi.org/10.1136/bmjopen-2012–002080.

Mühlberg, W., & Sieber, C. (2014). Iatrogene Schäden durch Polypharmazie im Alter. In J. Pantel, J. Schröder, C. Bollheimer, C. Sieber, & A. Kruse (Hrsg.), *Praxishandbuch Altersmedizin. Geriatrie – Gerontopsychiatrie – Gerontologie* (S. 245–260). Stuttgart: Kohlhammer.

Neafsey, E. J., Collins, M. A. (2011). Moderate alcohol consumption and cognitive risk. *Neuropsychiatric Disease and Treatment, 7*, 465–484.

Oslin, D. W., & Cary, M. S. (2003). Alcohol-related dementia: Validation of diagnostic criteria. *American Journal of Geriatric Psychiatry, 11*, 441–447.

Pantel, J., Bockenheimer-Lucius, G., Ebsen, I., Müller, R., Hustedt, P., & Diehm, A. (2006). Psychopharmaka im Altenpflegeheim – Eine interdisziplinäre Untersuchung unter Berücksichtigung gerontopsychiatrischer, ethischer und juristischer Aspekte. In I. Ebsen, & R. Eisen (Hrsg.), *Frankfurter Schriften zur Gesundheitspolitik und zum Gesundheitsrecht. Bd. 3.* Frankfurt: Lang.

Pantel, J., & Haberstroh, J. (2007). Psychopharmakaversorgung im Altenpflegeheim – Zwischen indikationsgerechter Therapie und Chemical Restraint. *Ethik in der Medizin, 19*, 258–269.

Parsons, O. A., & Nixon, S. J. (1998). Cognitive functioning in sober social drinkers: a review of the research since 1986. *Journal of Studies on Alcohol and Drugs, 2*, 180–190.

Peters, R., Peters, J., Warner, J., Beckett, N., & Bulpitt, C. (2008). Alcohol, dementia and cognitive decline in the elderly: a systematic review. *Age and Aging, 37*, 505–512.

Piazza-Gardner, A. K., Gaffud, T. J., Barry, A. E. (2013). The impact of alcohol on Alzheimer's disease: a systematic review. *Aging Mental Health 17*(2), 133–146.

Ridley, N. J., Draper, B., Withall, A. (2013). Alcohol-related dementia: an update of the evidence. *Alzheimer's Research & Therapy, 5*(1), 3. https://doi.org/10.1186/alzrt157.

Schröder, J., & Pantel, J. (2011). Die leichte kognitive Beeinträchtigung. Klinik, Diagnostik, Therapie und Prävention im Vorfeld der Alzheimer-Demenz. Stuttgart: Schattauer.

Sechi, G. P., & Serra, A. (2007). Wernicke's encephalopathy: new clinical settings and recent advances in diagnosis and management. *The Lancet Neurology, 6*, 442–455.

Seitz, H., & Bühringer, G. (2010). *Empfehlungen des wissenschaftlichen Kuratoriums der DHS zu Grenzwerten für den Konsum alkoholischer Getränke.* www.dhs.de/fileadmin/user_upload/pdf/dhs_stellungnahmen/Grenzwerte_Alkoholkonsum_Jul10.pdf. Zugegriffen: 09.03.2018.

Singler, K., & Gurlit, S. (2014). Delir (akute Verwirrtheit). In J. Pantel, J. Schröder, C. Bollheimer, C. Sieber, & A. Kruse (Hrsg.), *Praxishandbuch Altersmedizin. Geriatrie – Gerontopsychiatrie – Gerontologie* (S. 275–298). Stuttgart: Kohlhammer.

Stranks, E. K., & Crowe, S. F. (2014). The acute cognitive effects of zopiclone, zolpidem, zalepon, and eszopiclone: a systematic review and meta-analysis. *Journal of Clinical and Experimental Neuropsychology, 36*(7), 691–700.

Tesky, V., & Pantel, J. (2013). *Geistige Fitness erhalten - das AKTIVA-Programm. Manual für Pflegende und Gruppenleiter in der Seniorenarbeit.* Berlin, Heidelberg: Springer.

Tesky, V. A., Sahlender, S., Matura, S., Roth, I., & Pantel, J. (2014). AKTIVA-MCI. Ein Trainingsmanual zur Steigerung kognitiv-stimulierender Freizeitaktivitäten für Menschen mit Mild Cognitive Impairment (MCI). In: J. Pantel (Hrsg.), *Psychosoziale Interventionen zur Prävention und Therapie der Demenz. Bd. 10.* Berlin: Logos.

Toda, A., Tagata, Y., Nakada, T., Komatsu, M., Shibata, N., & Arai, H. (2013). Changes in Mini-Mental State Examination score in Alzheimer's disease patients after stopping habitual drinking. *Psychogeriatrics, 13*, 94–98.

Wiscott, R., Kopera-Frye, K., Seifert, L. (2001). Possible consequences of social drinking in the early stages of Alzheimer's disease. *Geriatric Nursing, 22*, 100–104.

Partnerschaftsprobleme bei Suchterkrankung im Alter: Grundlagen und Interventionen

Michael Vogt

© Springer-Verlag GmbH Deutschland, ein Teil von Springer Nature 2018
T. Hoff (Hrsg.), *Psychotherapie mit Älteren bei Sucht und komorbiden Störungen*, Psychotherapie: Praxis,
https://doi.org/10.1007/978-3-662-53196-9_8

„Ehe und Partnerschaft im Alter" stellen bis heute ein Randthema im öffentlichen Bewusstsein dar. Dabei haben aufgrund der demografischen Entwicklung mit einer Verlängerung der Lebenserwartung heute immer mehr Paare die Möglichkeit, auf eine über 50-jährige Ehegeschichte zurückzublicken, wenn sich ihre Liebe nicht vorher „verflüchtigte". So kommt es zu einer Spannung zwischen einem öffentlich bedienten Ideal, welches Modelle des gemeinsamen Älterwerdens mit einer starken gegenseitigen emotionalen Bezogenheit der Partner favorisiert, während auf der anderen Seite persönliche Lebensperspektiven und Sehnsüchte, ungleichzeitige Bedürfnisse beider Partner nach Nähe und Distanz wie auch zu bewältigende Entwicklungsaufgaben als Folge gesellschaftlicher Individualisierungstendenzen stehen. Kommen körperliche Einschränkungen oder gar Erkrankungen eines Partners hinzu, hat dies in der Regel unmittelbare Auswirkungen auf die erlebte Partnerschaftsqualität. Dies gilt insbesondere dann, wenn die Paargeschichte seit längerer Zeit durch eine Abhängigkeitserkrankung dominiert wird („early-onset") oder wenn einer der Partner im höheren Alter („late-onset") an einer Sucht erkrankt (Droller 1964). Aufgrund der oftmals vorliegenden Multimorbidität im Alter kommt erschwerend hinzu, dass die Entwicklung einer Suchterkrankung im sogenannten „vierten Lebensalter", das heißt nach dem 70. /75. Lebensjahr, in der öffentlichen Wahrnehmung immer noch ausgeblendet wird. Das folgende Kapitel will für die Wechselwirkung einer Suchterkrankung auf die Paarbeziehung sensibilisieren und beraterische sowie therapeutische Ansatzpunkte für beteiligte psychosoziale Akteure aufzeigen.

8.1   Die Bedeutung der Paarbeziehung

Ehe und Partnerschaft stehen in der Bedeutungsrangfolge erstrebenswerter Lebensgüter sowohl in der westdeutschen wie in der ostdeutschen Bevölkerung nach wie vor ganz oben. Ergebnisse des sozioökonomischen Panels zeigen auf, dass etwa 90 % der Menschen eine glückliche

Ehe/Partnerschaft als wichtig, 58 % der Menschen über 61 Jahre sogar als „sehr wichtig" einschätzen (Statistisches Bundesamt 2009). Der Deutsche Alterssurvey konnte in seinen Basisstichproben 1996, 2002 und 2008 mit insgesamt 9950 40- bis 85-jährigen Menschen feststellen, dass die verheirateten ebenso wie die in nicht institutionalisierter Form zusammenlebenden Befragten allesamt zufriedener mit ihrem Leben waren als Alleinstehende.

> **Ehe und Partnerschaft zählen über alle Lebensalter hinweg zu den wichtigsten Lebensgütern der Deutschen.**

Mit Partnerschaft und Ehe verbinden Menschen in der Regel eine positive Bedeutung für die darüber erfahrene Lebensqualität, auch wenn sich die „Grundsehnsucht, mit dem Partner, den ich liebe, gemeinsam älter zu werden" (Vogt 1998, S. 37) hinsichtlich der statistischen Scheidungszahlen in Wunsch und Wirklichkeit ausdifferenziert. Bemerkenswert sind in diesem Zusammenhang drei statistisch relevante „Scheidungsgipfel". Die meisten Ehen werden nach vier Jahren, nach fünfundzwanzig Jahren (Silberhochzeit) und nach fünfzig Jahren (Goldhochzeit) geschieden. Dies spricht nicht nur für den Fortbestand partnerschaftlicher Herausforderungen bis ins hohe Lebensalter, sondern macht vor allem die Blickwinkelveränderung der Partner von einer Familien- hin zu einer Paarausrichtung deutlich, die besondere Copingstrategien von beiden erfordert (Vogt 2006).

Dabei gibt es einen kausalen Zusammenhang zwischen Beziehungs- und Gesundheitsvariablen. Partner und Partnerinnen sind sich gegenseitig „primäre Unterstützer", die sich funktional und emotional im Bedarfsfall „Hilfe geben". Sie leben in der Regel in einem Haushalt zusammen und sind sich in alltäglichen Dingen die ersten Ansprechpartner (Kunisch und Schulz 2011). Das Erleben von aktuellen und noch mehr von chronischen Konflikten führt hingegen zu Distanzerleben, zu einer Verschlechterung der Beziehungsqualität, der partnerschaftlichen Kommunikation und der Gesundheit (Vogt 2009). So kam Kiecolt-Glaser (1993) zum

Ergebnis, dass Partnerschaftskonflikte Einfluss auf die physische Gesundheit haben, z. B. durch einen Anstieg der Herzfrequenz und des Blutdrucks. Auch Burmann und Margolin (1992) machten deutlich, dass ungelöste und langandauernde Partnerschaftskonflikte eine negative Wirkung auf den Gesundheitsstatus mitauslösen oder auch -verursachen können. Fooken (1996) erkannte Trennung und Scheidung langjähriger Beziehungen sogar als einen Hauptindikator für eine zunehmende Morbidität und Mortalität im Alter.

> ❯ **Partnerschaftskonflikte haben eine direkte Auswirkung auf die physische und psychische Gesundheit der Partner.**

Insbesondere emotionale Qualitäten, das heißt der Grad der subjektiven Zufriedenheit in der Beziehung, zu der positive Erfahrungen der Bewältigung von Herausforderungen und Entwicklungsaufgaben zählen, entscheiden nicht nur über die Dauer der Paarbeziehung, sondern auch über die subjektive Lebenszufriedenheit mit einer inneren Vorstellung, ob persönliche Bedürfnisse, Hoffnungen und Sehnsüchte in der erfahrenen Lebensqualität ihren Platz haben (Vogt 2007).

Somit ergibt sich nahezu unbemerkt eine Spannung. Während „Sehnsucht" – vor allem nach dem anderen – in Paarbeziehungen als gewünschtes Gefühl über die unterschiedlichen Lebensalter gilt, quasi als Indikator für die Lebendigkeit der Liebesbeziehung, berührt der Teilaspekt „Sucht" eher negativ und aversiv. Auf den ersten Blick ergibt sich hierfür eine „schlüssige Logik": So sind Abhängigkeiten doch nach wie vor gesellschaftlich geächtet und es gibt oft ein vorschnelles öffentliches Bild von „Opfer und Täter". Der Selbstbezug zur „Befriedigung persönlicher Süchte" gilt als schädigend für die Partnerschaftsbalance und als Ursache für weitergehende Konflikte. Eine solche Logik bleibt jedoch bei Zuschreibungen stehen, ohne in irgendeiner Art und Weise eine individuelle oder partnerschaftliche Weiterentwicklung zu befördern, die – wie Betty Friedan (1995) es einmal ausdrückte – in der identitätsstiftenden „Kontrolle

über das eigene Schicksal" liegen müsste. Auch sind das Wesen und die Wirkung von Abhängigkeitserkrankungen für viele Betroffene und ihre Partner wenig greifbar, sodass Appelle zur Verhaltensänderung häufig ins Leere führen müssen, weil biopsychosoziale Wirkfaktoren außer Acht bleiben.

Nicht zuletzt hält sich in der psychosozialen Landschaft bis heute ein Nachrangigkeitsprinzip von Partnerschaftsberatung gegenüber einer Vorrangigkeit individueller Suchtbehandlung. Dies gilt sowohl für ambulante Beratungsstellen, wie z. B. in der Ehe-, Familien- und Lebensberatung, als auch für den Einbezug des Partners oder der Partnerin in stationäre Maßnahmen. In der Praxisbegleitung und Supervision von klinisch tätigen Beratern und Therapeuten in Einrichtungen der Suchtkrankenhilfe wird immer wieder problematisiert, dass Behandlungspläne mit ihrer Taktung nahezu ausschließlich den anwesenden suchterkrankten Klienten im Blick haben. Der Einbezug von Lebenspartnern in stationäre Behandlungskontexte hingegen gestalte sich nicht nur aufgrund der in der Regel größeren Entfernung zwischen Wohn- und Therapieort oder einer ungünstigen Passung von Arbeitszeiten der berufstätigen Partner bzw. Partnerinnen als eher schwierig. Vielfach seien Partnergespräche konzeptionell wie strukturell eher im Kontext eines Entlassungsmanagements verortet, würden jedoch im Bereich der Situations- wie Prozessdiagnostik kaum zur Interventionsplanung genutzt.

> ❯ **Sucht- und Partnerschaftsberatung werden immer noch sehr isoliert voneinander wahrgenommen und fachlich weiterentwickelt, wodurch Chancen in der Diagnostik und Intervention nicht genutzt werden.**

8.2   Partnerschaftskonflikte in langjährigen Beziehungen

Seit geraumer Zeit gehören Wirksamkeitsstudien psychosozialer Beratungsarbeit wie die Therapieforschung zum Standard der Regeln fachlichen

Könnens und der Qualitätsentwicklung. Die katholische Ehe-, Familien- und Lebensberatung hat mit als einer der ersten Trägerverbünde im Rahmen der Wirksamkeitsforschung die Problemanlässe der Menschen, die das Angebot von Ehe-, Familien- und Lebensberatung in Anspruch nahmen, deutschlandweit evaluiert (Klann und Hahlweg 1987). Zahlreiche bundesweite Folgeuntersuchungen folgten (Klann 2002), die dann auch auf Länderebene ausgewertet wurden (Kröger et al. 2003). Leider ließen die Ergebnisse ausschließlich Erkenntnisse zum „allgemeinen Klientel" zu, also ohne Akzentuierung bestimmter Altersgruppen. Erst mit der Initiierung weitergehender Projekte, wie die „Partnerschafts- und Familienberatung im Alter" (Goldbrunner 1999; Vogt 2001), konnten erste Feststellungen zu den Problemanlässen von über 55-jährigen Klienten getroffen werden. In einer weiteren Untersuchung, der „Beratungsbegleitenden Forschung Alter", wurden durch einen Vergleich von Ratsuchenden in zwei Stichproben die Problemanlässe von Paaren, die mindestens über ein Lebensalter von 55 Jahren aufwärts verfügten (BF Alter), mit denen von Ratsuchenden unter 55 Jahren aus den nordrhein-westfälischen Ehe-, Familien- und Lebensberatungsstellen (BF NRW) verglichen. Beide Stichproben umfassten 84 Paare, also jeweils 168 Personen. Die Paare der Gruppe „BF Alter" wiesen eine Partnerschaftsdauer von durchschnittlich 31,2 Jahren auf (Vogt 2009). Bei den ermittelten Problembereichen in der partnerschaftlichen Beziehung wurde deutlich, dass bei den älteren Paaren mehr als jeder zehnte Ratsuchende Probleme im Umgang mit Alkohol/Medikamenten und Drogen hatte.

> **Zu den Problembereichen in älteren Paarbeziehungen zählen neben der Gestaltung des Alltags vor allem fehlende oder belastete Intimität und Sexualität, emotionale Distanz (Zuwendung, Vertrauen), fehlende Kommunikation über die Beziehung, aber auch bei jedem zehnten Ratsuchenden eine Suchtproblematik.**

Die Relevanz dieses Ergebnisses wird noch deutlicher, wenn die Gesamtzahl der Ratsuchenden über 60 Jahre in den über 300 Ehe-, Familien- und Lebensberatungsstellen in Deutschland einbezogen wird. Nach den statistischen Auswertungen für das Jahr 2010 fanden mit über 105.000 Ratsuchenden ca. 419.000 Beratungskontakte in allen katholischen Ehe-, Familien- und Lebensberatungsstellen Deutschlands statt (Wilbertz 2011). Nahezu 7 % der Klienten waren über 60 Jahre alt (7.500). Legen wir das Ergebnis der Stichprobe „BF Alter" zugrunde, wonach jeder zehnte Ratsuchende Probleme im Umgang mit Alkohol/Medikamenten und Drogen hatte, können wir davon ausgehen, dass hier 750 Menschen mit einer Suchtproblematik involviert waren – mit einer zunehmenden Tendenz.

8.3   Ein Paradigmenwechsel

Bislang hält sich auch in Paarberatungssettings außerhalb der institutionalisierten Suchthilfe (z. B. die benannte EFL-Beratung) eine eher informelle Regel relativ hartnäckig, wonach eine Paarberatung wegen Beziehungskonflikten erst nach einer erfolgten Suchtbehandlung erfolgen soll. Als Begründung werden die Spezifika im Zugang, der Diagnostik und Behandlung angeführt.

Praxiserfahrungen zeigen demgegenüber auf, dass ein bifokaler Ansatz (Rauchfleisch 2006) eine sinnvolle Erweiterung darstellen kann. Bifokalität bedeutet die gleichzeitige individuelle wie systemische Betrachtung von Menschen in psychosozialer Not. Neben Beratung, Krisenintervention, Beziehungsarbeit, psycho- wie sozialtherapeutischen Hilfen als Ausdruck der Individualorientierung geht es gleichzeitig um eine Systemorientierung, die die soziale Unterstützung im Netzwerk, Strukturierungshilfen und Anleitung im Alltag mit den darin vorkommenden Akteuren bis hin zur materiellen und existenziellen Überlebenssicherung umfasst.

❯❯ **Die Komplexität von psychosozialen Notlagen von Menschen höheren Lebensalters erfordert weniger eine individualistische als vielmehr eine mehrspurige Herangehensweise, wie sie mit bi- und trifokalen Konzepten umgesetzt werden kann.**

Schon hier wird deutlich, dass Kompetenzen in nur einer der Säulen nicht ausreichen, die Komplexität von Menschen in psychosozialer Not zu „verstehen" oder zu behandeln. Es bedarf vielmehr auf der individuellen Ebene eines differenzierten Angebotes der biografiebezogenen psychosozialen Anamnese und Intervention. Dazu zählen der Einbezug individueller Selbst- und Situationseinschätzungen des Klienten zur Entstehung seines Problems, aber auch seiner Möglichkeiten und Strategien der Bewältigung und Verarbeitung. So werden bisherige Lösungsversuche einbezogen und das aktuelle Verhalten auf dieser kontextuellen Grundlage betrachtet. Neben dem Blick auf körperliche und psychische Vulnerabilitätsmerkmale ist der Akzent zugleich auf bestehende individuelle Ressourcen zu richten. Auf der systemischen Ebene werden gesellschaftliche Rahmenbedingungen in das „Fallverstehen" einbezogen, die soziale Notlagen schaffen bzw. im Zusammenhang mit deren Aufrechterhaltung stehen können. Dazu sind Wissensbestände zu instrumentellen, funktionalen wie emotionalen Unterstützungssystemen des Klienten zu bilden, z. B. müssen reale ökonomische Strukturbedingungen (Armut, drohender Arbeitsplatzverlust etc.) einbezogen werden. Ebenso gelten Netzwerkkenntnisse anderer vor Ort tätiger Fachdienste und Fachkräfte als unverzichtbar.

Aufgrund der zu Beginn des Beitrages vorgestellten besonderen Bedeutung der Paarbeziehung für die Gesundheit und damit für die Suchterkrankung von Menschen höheren Lebensalters, erscheint eine Erweiterung des bifokalen Ansatzes mit den beiden Pfeilern personen- und strukturbezogener Diagnose und Hilfen um eine „beziehungsbezogene" Variable

sinnvoll. Dieser „trifokale" Ansatz (Vogt 2014) widmet sich, wie Boesch (1980) es ausgeführt hat, der äußeren wie inneren Welt des Paares. Unter „äußerer Welt" versteht man neben Besitz und Status vor allem ein äußeres Beziehungssystem, unter „innerer Welt" hingegen gemeinsame Vorstellungen, aus denen sich die Partner ihre Welt konstruieren, also gemeinsame Werte, Normen und Regeln.

❯❯ Das Bild der inneren und äußeren Behausung, mit der sich Qualitäten visualisieren lassen, hat alleine kulturanthropologisch in unserer Welt einen besonderen Stellenwert und dient nachhaltig der eigenen Bekräftigung und der inneren und nach außen gerichteten Bestätigung. (Boesch 1980, S. 52)

Eine dyadisch konstruierte Welt ist demnach jene gemeinschaftlich konstruierte Welt, die von den Partnern am freiesten und persönlichsten gestaltet werden kann, die aber aufgrund von Veränderungsprozessen zugleich auch anfällig wird.

❯❯ **Der trifokale Ansatz umfasst individuums-, beziehungs- wie systembezogene Ebenen der psychosozialen Diagnose und der Therapie und erhöht die Passung zwischen Bedarf bzw. Notlage und fachlichem Angebot.**

Für die konkrete Arbeit mit Paaren höheren Lebensalters, bei denen einer der Partner an einer Suchterkrankung leidet, bedeutet dies auf der strukturellen Ebene Bemühungen, die Lebenslage und Lebenssituation der Betroffenen mit den umgebungsbezogenen Faktoren zu beeinflussen, wozu auch ein sozialpolitisches Mandat zählt. Denn gerade im Kontext von persönlichen Konflikten oder schambesetzten Erkrankungen fällt es Betroffenen schwer, sich öffentlich als Hilfesuchende zu erkennen zu geben. Auf der individuumsbezogenen Ebene geht es vor allem um den variantenreichen und angemessenen Gebrauch therapeutischer Techniken zur Beeinflussung der psychosozialen Notlage. Auf der beziehungsbezogenen Ebene steht hingegen das Verständnis für paarspezifische Interaktionszirkel und die Veränderung negativer Kommunikationsmuster im Mittelpunkt.

Somit kann ein trifokales Vorgehen für eine „Passung" von Hilfsangeboten auf bestehende Notlagen im Kontext einer Suchterkrankung im Alter sorgen. Die besondere Herausstellung des Paaraspektes ermöglicht zudem einen eigenständigen Zugang zum Klientensystem, der auch den nicht suchtkrankten Partner motivieren kann, den Veränderungsprozess zu gestalten.

8.4   Notwendigkeit klinischer Kompetenzen

In der praktischen Arbeit mit älteren Menschen kommen Betroffene in der Regel wegen Problemen und Schwierigkeiten in der partnerschaftlichen Interaktion in die Paar- und Familienberatung. Erst in der psychosozialen Anamnese kommen weitere, eher hintergründige Problembereiche zur Sprache, wenn es dem Paarberater gelingt, eine offene und wertschätzende Atmosphäre zu gestalten und entsprechende Beziehungsangebote zu vermitteln. Für die Gestaltung des „explorativen Raums" sind jedoch Fachkenntnisse zu unterschiedlichen Entwicklungsaufgaben im Lebensverlauf sowie zu physischen wie psychischen Krankheitsbildern mit ihrer objektiven wie subjektiven Bedeutung für den Betroffenen und seinen Partnerunabdinglich erforderlich. Damit ist der Wissensstand zur Multimorbidität wie zu Suchterkrankungen im Alter implizit auch für die Aufmerksamkeitslenkung im therapeutischen Geschehen entscheidend. Ein Berater, der hier uninformiert ist, wird kaum in der Lage sein, Symptome derart aufzugreifen, dass Einzelinformationen zu einem Gesamtbild zusammengefügt werden können. Auch wird in der Art des Fragens vonseiten des Beraters nicht die Sensibilität zum Ausdruck kommen, die notwendig ist, Klienten mit einem derart schambesetzten Thema zur Selbstexploration zu ermutigen.

> **Neben einer offenen Grundhaltung gegenüber älteren Menschen und Paaren benötigen Berater spezifische fachliche Kenntnisse des Alters und des Alterns – u. a. über Hinweissignale auf eine Suchterkrankung –, die eine weitere psychosoziale Diagnostik notwendig machen.**

Auch wenn der Spezifikationsgrad in Suchtberatungsstellen deutlich stärker ausgeprägt sein muss, sind grundlegende Kenntnisse der Entstehung von Suchterkrankungen im Alter, in der Pharmakologie und zu möglichen Nebenwirkungen von Medikamenten wie auch über den Metabolismus von Alkohol im Körper auch für Paarberater und Psychotherapeuten zwingend notwendig. Sonst ist zu befürchten, dass gerade bei älteren Menschen eine mögliche Abhängigkeit durch die Diagnose einer „gängigen Alterskrankheit" vermehrt fehlinterpretiert wird. Immer wieder ist zu beobachten, dass die mögliche Entwicklung einer Sucht bei alten Menschen ausgeblendet wird. Dann werden kognitive Einbußen, Schlafstörungen und Depressionen oft vorschnell als beginnende Demenz diagnostiziert, ohne die Indikation einer Suchterkrankung zu prüfen. Erschwerend kommt hinzu, dass Menschen, die im höheren Lebensalter eine Abhängigkeitserkrankung entwickeln, in der Regel eine höhere psychische Stabilität bei einer gleichzeitig geringeren psychischen Komorbidität aufweisen und sich der Beginn vor allem an kritischen Übergängen oder Entwicklungsaufgaben manifestiert (Wolter 2011). Dabei gelten nach Definition der WHO die Kriterien der Dosissteigerung, der Entzugssymptomatik (psychisch und/oder physisch) sowie des Kontrollverlustes als Kernsymptome.

> **Die Ähnlichkeiten einer beginnenden Demenz, einer Depression und einer Suchterkrankung im Alter erfordern eine interdisziplinäre Zusammenarbeit von Medizinern, Psychologen und Beratern im Sinne eines geriatrischen Assessments.**

Auf einen besonderen Umstand gilt es hinzuweisen, der nahezu symptomatisch für viele ältere

Paare zutrifft: Der eigene Informationsstand zu einer möglichen Abhängigkeitsentstehung sowie auch -erkrankung ist häufig gering. Neben dem Konsum von Alkohol gilt dies im Besonderen für eingenommene Medikamente und die damit verbundenen Langzeitfolgen. Hier scheint bis heute ein großes Mitteilungsdefizit bei Ärzten und Apothekern zu bestehen (Ascheraden et al. 2007). Dabei wurde schon in den neunziger Jahren des vergangenen Jahrhunderts angemerkt, dass von 3,4 % bis zu 16,2 % der Patienten der Hausarztpraxen regelmäßig Benzodiazepine über mehr als ein halbes Jahr erhalten (Melchinger 1992) und die Verordnungswahrscheinlichkeit mit Alter, weiblichem Geschlecht und Anzahl körperlicher Erkrankungen steigt (▶ Kap. 4). Schätzungen gehen davon aus, dass es zwischen 1,4 und 1,9 Millionen Menschen in Deutschland gibt, die medikamentenabhängig sind – und dies überwiegend von Benzodiazepinen (RKI 2013).

» Medikamentenabhängigkeit ist eine meist per Rezeptblock verordnete Sucht.

So formulierten es die „Grünen" im Bayrischen Landtag in einem Positionspapier (Bündnis 90/ Die Grünen im Bayrischen Landtag 2001), denn Benzodiazepine entwickeln schon bereits nach relativ kurzer Einnahmezeit in gering erscheinender Dosierung Abhängigkeitspotenzial.

Für die Partnerschaftsberatung ergibt sich somit die Notwendigkeit, offen nach dem Gebrauch von Medikamenten und Suchtmitteln zu fragen. In diesem Beratungssetting dominieren oral zugeführte Mittel. Am häufigsten kommen der schädliche Gebrauch und die Abhängigkeit von Alkohol (auch z. B. in Form von Melissengeist und andere hochprozentige Gesundheitspräparate) bei den Männern und der Gebrauch von Benzodiazepinen vor allem bei den Frauen vor.

Ein Randthema – allerdings mit besonderer Brisanz für die Paarbeziehung – stellt der Missbrauch von Laxanzien dar, der vor allem von älteren weiblichen Ratsuchenden gelebt wird. Auch wenn Abführmittel aufgrund ihrer fehlenden direkten psychischen Wirkung nicht wie Alkohol oder Benzodiazepine der Gruppe der Suchtstoffe zugeordnet werden können, ist ihr Gebrauch bei Frauen im höheren Lebensalter dennoch wegen eines ausgeprägten Gewöhnungseffektes als hoch problematisch zu betrachten.

» Die regelmäßige Einnahme von Laxanzien kann einen suchtähnlichen Teufelskreis auslösen: Neben der physiologischen Notwendigkeit, weiter entsprechende Substanzen einzunehmen, ist dabei auch eine pathologische Umgangsweise mit der eigenen Verdauung zu beobachten. (Deutsche Hauptstelle für Suchtfragen e. V. 2013b, S. 103)

❯ Auch wenn die psychische Abhängigkeit von Abführmitteln nicht zu den klassischen Suchterkrankungen zählt, hat diese in der Paarberatung älterer Menschen aufgrund ihrer Wirkung auf die Gestaltungsmöglichkeiten in der Beziehung einen hohen Stellenwert.

8.5 Typische Fallsituationen in der Partnerschaftsberatung

An drei Fallbeispielen soll die Spannbreite von Abhängigkeitserkrankungen und ihren Auswirkungen auf die Paarbeziehung aufgezeigt werden. Bewusst wird hier auch ein Beispiel des Laxanzienmissbrauchs bzw. der Abführmittelabhängigkeit vorgestellt, da diese für die Betroffenen die Wirkung einer „Pseudoabhängigkeit" entfaltet, die den Lebensalltag und die Lebensqualität nachhaltig belastet. Immerhin kommt es zu einer Aufmerksamkeitsverlagerung zugunsten des Partners, der sich auf Abführmittel angewiesen fühlt, weil dieser dann gemeinsam mögliche Aktivitäten und Begegnungen bestimmt.

Fallbeispiel 1

Heinz, 67 Jahre, und Julia, 63 Jahre, erscheinen zum Erstgespräch in der Paarberatung. Julia schildert, dass ihr Mann alkoholabhängig sei und sich sein Alkoholkonsum seit seinem Eintritt in den Ruhestand deutlich gesteigert habe. Vor

10 Wochen sei er alkoholisiert im Keller gestürzt. Sie habe ihn erst zwei Stunden später mit einem gebrochenen Bein dort aufgefunden. Im Krankenhaus habe man ihn nach der Behandlung des Bruches zügig auf die Entgiftungsstation verlegt. Heinz hört sich die Schilderungen seiner Frau schweigend und mit gesenktem Blick an. Auf Befragen führt er aus, dass er sich das alles nicht erklären könne. Er wolle seine Frau aber keinesfalls nach über 30 Jahren Ehe verlieren. Julia wirft ein, dass er alleine „vor die Hunde gehen würde", er könne sich ja noch nicht einmal selbst versorgen. Sie verspüre jedoch keine Lust, ihren Lebensabend mit einem Alkoholiker zu verbringen. Andererseits hätten sie drei gesunde erwachsene Kinder und schon vier Enkelkinder – und es hätte ja auch gute Zeiten gegeben!

Fallbeispiel 2

Anna, 68 Jahre, leidet schon seit längerer Zeit unter massiven Einschlaf- und Durchschlafstörungen, zudem treten immer öfter massive Angstattacken auf. Seit 10 Jahren nimmt sie regelmäßig „Adumbran", wobei sie die Dosis von einer halben Tablette inzwischen auf vier gesteigert hat. Ihr Tag- und Nachtrhythmus ist nach den Ausführungen von Hans, ihrem 70-jährigen Mann, vollkommen durcheinander geraten. Die Folge sei, dass sie nicht mehr aus dem Haus gehen würde oder den Haushalt versorgen könne. Sie versuchen beide gemeinsam, die Probleme vor ihren Kindern geheim zu halten, da sie große Angst vor einem möglichen Kontaktabbruch vonseiten ihrer Kinder und Enkelkinder haben. Hans wirkt resigniert und ratlos. Hans und Anna sind jetzt verunsichert, weil der Arzt das Medikament nicht weiter verschreiben will. Ihre Kommunikation wird nur noch von den Überlegungen beherrscht, wie unter diesen Bedingungen das Leben weitergehen kann. „Alt sein ist nicht schön." Beide wirken hoffnungslos.

Fallbeispiel 3

Katharina, 72 Jahre, leidet an verschiedenen Erkrankungen wie Bluthochdruck und Diabetes. Seit zwanzig Jahren hat sie zudem anhaltende Verdauungsbeschwerden mit Obstipation. Die Dosis der Abführmittel hat sie permanent gesteigert, doch mit den gleichzeitig entstandenen

Erkrankungen wie Bluthochdruck, Diabetes, des Bewegungsapparates und neuerdings auch urologischen Befunden der Harnleiter und Blase, die allesamt medikamentös behandelt werden, gelingt es ihr kaum noch, regelmäßig Stuhlgang zu haben. Aufgrund ihres „Völlegefühls" fühlt sie sich unbeweglich und kann Körperkontakt und Umarmungen ihres Mannes kaum ertragen. Andererseits könne sie jeden Tag mehrere Stunden die Wohnung nicht verlassen, da sie auf die Wirkung des „Einlaufs" warte. Herbert, ihr 74-jähriger Mann, erlebt die partnerschaftliche Situation als sehr belastet. Intimität und Sexualität miteinander seien nicht möglich, alle Begegnungen und Aktivitäten würden ihren Beschwerden und ihrer Selbstbehandlung untergeordnet. Er empfindet die hochdosierte Anwendung von Abführmitteln seiner Frau als hochproblematisch, noch mehr aber, dass das gemeinsame Leben von „ihren" Schwierigkeiten dominiert wird.

Alle hier geschilderten Fallverläufe erfordern eine differenzierte multidimensionale psychosoziale Anamnese, die sowohl die individuums-, beziehungs- als auch die systembezogene Ebene umfassen muss. Sinnvoll erscheinen eine operationalisierbare Psychodiagnostik, eine biografische Anamnese (rekonstruktiv) und eine Sozial- und Lebensweltdiagnostik (Gahleitner und Pauls 2013) sowie eine eigenständige Beziehungsdiagnostik, mit der die von beiden Partnern erlebten Stressoren und Belastungen sowie die Ansatzpunkte und Ressourcen in den Blick genommen werden können.

> ❯ **Es besteht die Notwendigkeit einer differenzierten multidimensionalen psychosozialen Anamnese, die über den Bereich einer rein medizinischen oder operationalisierbaren Psychodiagnostik hinausgehen muss.**

Im geschützten Beratungssetting werden die Ergebnisse in einem nächsten Schritt miteinander thematisiert. Dies scheint gerade bei langjährig zusammenlebenden Paaren erforderlich zu sein, da immer wieder zu beobachten ist, dass aufgrund starrer

Kommunikationsmuster, Verkrustungen und latent wirkender Verletzungen

> » … Fragen gegenseitig nicht mehr gestellt werden, weil man glaubt, die Antwort des anderen im Voraus zu kennen. (Vogt 2001, S. 77)

Es kommt also darauf an, mit der gemeinsam zu erörternden multidimensionalen psychosozialen Anamnese eine Flexibilisierung der gegenseitigen Wahrnehmung zu erreichen, statt das Modell des „Umgangs von zwei Autisten", die als „Festungspaar" (Rosenmayr 1996, S. 53) erscheinen, weiter zu befördern. Dies gelingt insbesondere durch einen systematischen Einbezug der individuellen Biografien wie auch der gemeinsamen Paargeschichte mit ihren subjektiv erlebten Höhen und Tiefen. Somit kann ein Zugang zur phänomenalen Wirklichkeit beider Partner mit allen damit verbundenen Selbstdeutungen erschlossen werden.

Ferner wird durch die Erfassung der fünf Säulen der Identität – nämlich die Leiblichkeit, das soziale Netzwerk, Arbeit/Leistung/Freizeit, materielle Sicherheiten und Werte (Petzold 1993) – die Passung zwischen dem Klienten und seiner Umwelt erkennbar, sodass Interdependenzen zwischen personalen, beziehungstypischen und umweltbezogenen Faktoren expliziert werden können.

Zur Reduzierung der dadurch entstandenen Komplexität empfiehlt sich u. a. die Zuordnung und Visualisierung in der Matrix der Koordinaten psychosozialer Diagnose und Behandlung von Pauls (2004). Das Koordinatensystem

> **Koordinaten psychosozialer Behandlung. (Aus Pauls 2004, S. 216 f.)**
> — Quadrant 1: ökosoziale Defizite, umgebungsbezogene „äußere" Belastungen
> — Quadrant 2: individuelle Belastungen und Defizite, angeborene und erworbene Vulnerabilitäten und körperliche, geistige und psychische Behinderungen

> — Quadrant 3: förderliche Umweltbedingungen: fördernde soziale und sozial-emotionale und ökosoziale Faktoren
> — Quadrant 4: individuelle personale Stärken, soziale Kompetenzen und psychische Ressourcen

umfasst vier Quadranten, die eine Gesamtschau sozialer und individueller Stressoren und Defizite sowie auch Ressourcen und Stärken ermöglichen. Für Heinz und Julia (Fallbeispiel 1) lassen sich auf diese Weise Stressoren sowie Ressourcen auf den Ebenen der Person wie auch der Umgebungsfaktoren festhalten. Im erweiterten trifokalen Modus können dann zusätzlich die Beziehungsaspekte explizit erarbeitet werden.

Wie in ▫ Tab. 8.1 zu erkennen ist, führt eine derartige Vorgehensweise zu einem komplexen Abbild vorhandener Begrenzungen, zugleich aber auch von möglichen individuellen, sozialen und beziehungsorientierten Ansatzpunkten und Ressourcen des Falles. Gerade diese Ausgewogenheit ermöglicht spezifische Ansatzpunkte für die gemeinsame Kontraktbildung.

> ❯ Nicht nur die unterschiedlichen Methodiken der psychosozialen Diagnostik, sondern vor allem eine ganzheitliche Visualisierung, die neben individuellen, sozialen und beziehungsbezogenen Defiziten gerade auch Ressourcen ausweist, entscheidet über Möglichkeiten der Kontraktbildung und des Therapieprozesses.

Gerade weil keine einseitige Fixierung von Defiziten erfolgt, steigt zugleich die Motivation zu einem gemeinsamen Interventionsprozess im Sinne eines trifokalen Zugangs. Eine ressourcenorientierte und offensive Vorgehensweise in der psychosozialen Diagnostik und Intervention, die von der Anerkennung der Lebensleistung der anwesenden Personen getragen ist,

◘ Tab. 8.1 Erweiterte Koordinaten multidimensionaler Diagnostik. (In Anlehnung an Pauls, 2004)

	Paar	Person	Umgebung
Stressoren, Belastungen und Defizite	Starre Kommunikation Wegfall von Gewohnheiten und Ritualen Sich gegenseitig kontrolliert fühlen Uneinigkeit bei der Aufgabenverteilung Wenig kommunikative Anknüpfungspunkte Ungleichzeitige Bedürfnisse nach Nähe und Distanz Fehlende Visionen	Suchterkrankung Unsichere Bindung Mangelnde Problemlöse- und Copingfähigkeiten Negatives Selbstbild Verlust von Autonomie Strukturlosigkeit in der Zeitverwendung	Statusverlust Kritisches Lebensereignis (Renteneintritt) Einschränkung von Sozialkontakten Verschlechterung der ökonomischen Situation
Stärken und Ressourcen	Emotionale und körperliche Attraktivität Positiv besetzte Paargeschichte Aktive Suche nach Unterstützungspersonen und -kontexten Loyalität Versorgungskompetenzen als Großeltern Gemeinsame soziale Aktivitäten Spirituelle Verankerung	Kognitive Fähigkeiten Intelligenz Ausdauer Handlungsorientierung Kreativität Mobilität Emotionalität	Förderliche Umgebungsbedingungen (Sozialraum, Wohnumfeld) Förderliche Infrastruktur Soziales Netz Nutzung technischer Innovationen

hilft, die gerade bei älteren Menschen ausgeprägte Hemmschwelle gegenüber Beratungsangeboten zu überwinden.

8.6 Scham-, Versagens- und Schuldgefühle

Bei keiner anderen Erkrankung wird die Frage nach Selbstverschuldung und Mitschuld so in den Vordergrund gerückt wie bei Abhängigkeiten. Dabei muss jedoch differenziert werden, dass es im Kontext von Suchterkrankungen nicht um objektive Schuld geht. Denn

» Schuld kann nur dann entstehen, wenn ich etwas Falsches tue, weiß, dass das, was ich tue, falsch ist und ich das als falsch Erkannte dennoch vorsätzlich tue. (Wietkamp 2008)

Der hier nicht näher vorgestellte „Suchtkreislauf" mit seinen biopsychosozialen Interdependenzen führt jedoch dazu, dass Selbststeuerungsmöglichkeiten und damit die Autonomie, über die Zuführung des Suchtmittels freiheitlich und bewusst zu entscheiden, nicht mehr gegeben sind.

Es kommt zu einer „narzisstischen Beschneidung" des Machbarkeitsglaubens – also zum Irrglauben, das Leben selbst in der Hand zu haben. Erlebt wird Scheitern, Versagen, Willensschwäche oder gar Haltlosigkeit. Zudem erleben suchterkrankte Menschen in Anbetracht ihres riskanten oder abhängigen Suchtmittelgebrauchs direkte und indirekte Folgen, z. B. Schulden, Versäumnisse, Kontrollverluste und damit Leiden für ihre nahestehenden Angehörigen, insbesondere den Partner bzw. die Partnerin. Die damit verbundene Spannung wird mit Schuld- und Schamgefühlen intrapsychisch abgewehrt – diese dienen damit der Abwehr des Eingeständnisses, abhängig zu sein. Es kommt zu einem

Verhalten, das vom Umfeld nicht selten als „uneinsichtig", also negativ bewertend beschrieben wird. Gerade in älteren Partnerschaften entspinnt sich dann ein „Kampf" um die „objektive Wahrheit" mit Versuchen, den suchterkrankten Teil seines nicht angemessenen Verhaltens „überführen" zu wollen. Besonders symptomatisch hierfür sind die immer wieder gestellten Fragen nach dem „Warum", auf die suchterkrankte Menschen natürlich keine eindeutige Antwort geben können. So entsteht eine weitere Verebbung der partnerschaftlichen Kommunikation und vor allem der positiven Reziprozität, eine geringere Verbalisierung von Emotionen – und damit eine Verschlechterung nicht nur der persönlichen Lebensqualität, sondern auch der Partnerschaftsqualität.

Bedeutsam in diesem Zusammenhang erscheinen häufig Fehlattribuierungen und Fehlinterpretationen bei beiden Partnern zur bestehenden Situation und zu den Möglichkeiten einer positiven Veränderung. Hier kommt es zu Störungen des „Kohärenzgefühls" bei den Betroffenen. Unter Kohärenz versteht man dabei

» … eine grundlegende Lebenseinstellung, die ausdrückt, in welchem Ausmaß jemand ein alles durchdringendes, überdauerndes und zugleich dynamisches Gefühl der Zuversicht hat, dass seine innere und äußere Erfahrungswelt vorhersagbar ist und eine hohe Wahrscheinlichkeit besteht, dass sich die Angelegenheiten so gut entwickeln, wie man vernünftigerweise erwarten kann. (Antonovsky 1979, S. 10)

Betrachten wir die Bestandteile des Kohärenzgefühls mit dem Dreiklang des Gefühls von Verstehbarkeit („sense of comprehensibility"), des Gefühls von Handhabbarkeit/Bewältigbarkeit („sense of manageability") und des Gefühls von Sinnhaftigkeit und Bedeutsamkeit („sense of meaningfulness"), kommt es zu einer Dynamisierung der Wechselbewegungen. Auf der einen Seite erkennt der Suchterkrankte in der schlechten Partnerschaftsqualität für ihn schlüssige Gründe für den Konsum des Suchtmittels, andererseits sieht der andere Partner in dem Verhalten des Suchterkrankten eine persönliche Entwertung und Kränkung, empfindet das Suchtverhalten als Ausdruck einer nicht mehr gegebenen Liebesbeziehung. Es kommt zum „Teufelskreis in der partnerschaftlichen Interaktion", die die Exit-Optionen der Partnerschaft deutlich erhöhen.

8.7   Die beziehungsorientierte Beratung als Ansatz in der Partnerschaftsberatung

Das Verfahren der Suchtberatung akzentuiert vor allem die individuelle Behandlung mit der Vorrangigkeit der Überlebenssicherung. Dies geht einher mit einer Betonung von zu erreichenden Teilzielen in der Krankheitseinsicht und der Krankheitsannahme (Compliance). Ferner stehen die Reduzierung des Konsums und die Verlängerung der suchtstofffreien Perioden im Mittelpunkt, weshalb die Bedingungen und Effekte der persönlichen Lebensgestaltung und Lebensbewältigung in den Blick genommen werden (z. B. Körkel und Kruse 2000). Eine Partnerschaftsberatung hingegen kann schon im Vorfeld zu einer motivationalen Förderung zur Entwöhnung und Behandlung des Suchterkrankten wie zur Entlastung des Partners führen.

Dabei können die Grundsätze der „beziehungsorientierten Beratung" (Vogt 2009) als mehrdimensionaler Ansatz angewendet werden. Die beziehungsorientierte Beratung, die sich philosophisch an den Erkenntnissen Martin Bubers (1997) orientiert, geht von einer biopsychosozialen Verschränkung bei der Entstehung individueller, partnerschaftlicher und sozialer Problemlagen aus und ist von ihrer Interventionsausrichtung lösungsorientiert.

> **Beziehungsorientierte Beratung**
>
> Die beziehungsorientierte Beratung geht von der Beziehungsnotwendigkeit von Individuen aus, bezieht die soziale Umwelt als Folie möglicher Entstehungsbedingungen individueller und sozialer Probleme sowie die Möglichkeiten ihrer Bearbeitung ein und zielt als Beratungsverfahren auf die Stärkung der Beziehungskompetenzen Einzelner, Paare, Familien, Gruppen und sozialer Systeme ab.

Die beziehungsorientierte Beratung im Kontext von Paarberatung mit älteren Menschen verfolgt als Ziele (Vogt 2014):

- die Stärkung personaler Identität,
- die Bearbeitung und Integration von Verlusten,
- die Akzeptanz der Endlichkeit des Lebens mit einer Gegenwartsbezugsförderung,
- die Entpflichtung des Partners von der „Fremdsorge" mit einer gleichzeitigen Erhöhung der Selbständigkeit, Eigenverantwortung und Unabhängigkeit jedes Partners,
- die Verbesserung der partnerschaftlichen Kommunikation,
- die Veränderung von Erwartungen und Attributionen und letztendlich
- den Aufbau positiver Reziprozität.

Um dies zu erreichen, wird am Erleben und Verhalten des Einzelnen in der Paarbeziehung angesetzt, um die subjektiven Befürchtungen wie auch die Visionen der Partner zu erfassen und auf den wahrnehmbaren Interaktionszirkeln zu transportieren. Das Herausarbeiten individuell bedeutsamer Sehnsüchte lässt unter Umständen neben der problematischen gegenwärtigen Situation auch die positive Anfangsvision der Beziehung aufleuchten, was Generalisierungen und negativ akzentuierte Verallgemeinerungen reduzieren hilft.

> **Im Mittelpunkt der beziehungsorientierten Beratung älterer Paare steht eine zielgerichtete Förderung des Selbsterlebens, der Selbstwirksamkeit und der partnerschaftlichen Kommunikation. Zudem geht es im Kontext der Revision und Bilanzierung der gemeinsamen Paargeschichte um eine Aussöhnung mit Schuld und Scham.**

Inhaltlich wird eine strukturierte Förderung des Selbsterlebens und Selbstwirksamkeitsempfindens beider Partner fokussiert, die neben der schon beschriebenen psychosozialen Anamnese in ein gemeinsames „Fallverstehen" mündet. Dieses gemeinsame Fallverstehen erfordert wiederum katalysatorische Übersetzungen

durch den Berater, sodass es zu einer gemeinsamen Auftrags- und Zielklärung kommen kann mit einem erklärten Engagement beider Partner, an der Veränderung ihrer als unbefriedigend erlebten Lebenssituation zu arbeiten. In den jeweiligen Arbeitseinheiten stehen Wahrnehmungs- und Kommunikationsübungen wie Reziprozitätsüberprüfungen im Mittelpunkt, mit dem Ziel, bedeutsame Konflikte und Krisen aufzuarbeiten. Einen besonderen Akzent gerade im Kontext von Suchterkrankungen stellt die Auseinandersetzung mit Schuld und Scham dar. Hier stehen konkrete wie imaginäre Ausdrucksformen, sich mit der eigenen Lebensgeschichte auszusöhnen, im Vordergrund. Dazu zählen ebenfalls Ansätze der Revision und Bilanzierung der bisherigen gemeinsamen Paargeschichte, zu denen auch Einheiten gehören, sich personalisiert mit „unangemessenem Verhalten" oder mit „Verweigertem" auseinanderzusetzen – und einen Versöhnungsprozess einzuleiten.

Dies geht nicht ohne den Einbezug biografisch relevanter Themen wie den Umgang mit Einsamkeit, Trauerbewältigung, Angst vor Sterben und Tod, der Veränderung körperlicher Fähigkeiten, dem Verlust bisheriger sozialer Kontakte oder nachwirkender Kriegs- und Nachkriegserlebnisse. Betrachten wir nur einige Ereignisse und Einflüsse, mit denen heute 80-jährige Menschen konfrontiert wurden, lassen sich teilweise gegenläufige Rollenanforderungen feststellen, zugleich aber auch eine permanente Erwartungshaltung, sich veränderten Rahmenbedingungen zu stellen. So haben heute 80-Jährige den zweiten Weltkrieg, die Kapitulation des Deutschen Reiches mit 55 Millionen Toten, 35 Millionen Verwundeten und 3 Millionen Vermissten ebenso erlebt wie in der Nachkriegszeit Reparation, Demontage und Wiederaufbau („Trümmerfrauen"). Eindrücke wie die Teilung Deutschlands, der Bau der Mauer und die Wiedervereinigung oder das II. Vatikanische Konzil mit Veränderungen in der Katholischen Kirche, die sogenannte sexuelle Revolution (Kommune 1/2) mit der Erfindung der Antibabypille, die zunehmende Technisierung (Mobilfunk, Internet) oder eine zunehmende Terrorismusgefahr sind genauso verinnerlicht wie die Einführung des Euros und vieles mehr. Betrachten wir allein das Thema öffentlicher Sexualmoral, so ist davon auszugehen, dass generationsbezogene Vorstellungen und Erwartungshaltungen vorhanden sind, die nicht ohne Weiteres übertragbar sein dürften.

> ▶ Die Paarberatung mit älteren Menschen im Kontext einer Suchterkrankung erfordert soziohistorische Kenntnisse, die für das Verständnis einer generationsbezogenen Internalisierung von Normen und Wertvorstellungen, zugleich aber auch für Verhaltenskonkordanzen auf der Paarebene bedeutsam sind.

So ist in dem Buch „Katholische Moraltheologie" des Theologen Herbert Jone, welches noch 1953 in der 15. Auflage erschienen ist, zu lesen:

» Wegen ihres verschiedenen Einflusses auf die Erregung der geschlechtlichen Lust werden die Körperteile eingeteilt in ehrbare (Gesicht, Hände, Füße), sog. weniger ehrbare (Brust, Rücken, Arme, Schenkel), sog. unehrbare (Geschlechtsteile und Partien, die ihnen sehr nahe sind). […] Küsse, die mit Heftigkeit oder längere Zeit oder wiederholt geschehen, sind leicht eine Todsünde. […] Küsse an unehrbaren oder weniger ehrbaren Teilen sind Todsünde. Ebenso sind Zungenküsse gewöhnlich eine Todsünde.

Wer im Dunstkreis einer solchen körperfeindlichen Orientierung aufgewachsen ist und diese Werte verinnerlicht hat, wird auch im Alter in der Regel deutlich andere Annahmen nicht nur an die Partnerschaft richten als jüngere Paare, sondern auch von einem jüngeren Berater eine deutliche Sensibilität in dessen sprachlichen Mitteilungen bzw. Fragestellungen zum Partnerschaftsverlauf erwarten.

Insoweit kommt es besonders darauf an, wie informiert der Berater über Entwicklungsprozesse und Einflüsse auf Menschen im höheren Lebensalter ist. Auf die Problematik der „Gerontophobie" sei hier nur am Rande verwiesen, die bei einer unreflektierten inneren Haltung

zwangsläufig dazu führt, dass kein innerer Kontakt zu den älteren Menschen hergestellt werden kann und somit die Bearbeitung von Problemlagen verhindert wird.

Insgesamt erscheint die Achtung und positive Beachtung von Alterität, also die Fremdheit des älteren Klienten, ein zielführendes Element bei der Veränderung der Problemlagen darzustellen. Die Achtung von Fremdheit ermöglicht einen wertschätzenden Umgang zwischen Klienten und Berater. Die positive Beachtung der Alterität hingegen macht es möglich, im positiven Sinne „neugierig" sein zu können, also eine „naive" Rolle einnehmen zu können, weil der Berater Kontexte verstehen will.

Die Ungleichzeit des Alterns in der Paarbeziehung

Anna und Hans (Fallbeispiel 2) zeigen deutlich, dass Partner nicht zeitgleich „altern". Sie fühlen sich unterschiedlich vital, was es Hans erlauben würde, stärker am sozialen oder kulturellen Leben teilzunehmen. Allerdings wehrt er Autonomiewünsche mit Pflichtbewusstsein und Fürsorge ab. Anna hingegen fühlt sich „schuldig", dass sie es ist, die außerhäusige Aktivitäten verunmöglicht. Der unausgesprochene Konflikt zwischen beiden wird mit der „Krankheit", den körperlichen Symptomen von Anna, rational „entschärft", indem beide betonen, dass niemand etwas dafür kann, krank zu werden. Diese „innere Logik" ermöglicht beiden, aktuelle gegensätzliche Lebensperspektiven nicht zur Sprache zu bringen, zugleich führt sie auf beiden Seiten zu einem Gefühl von Hilflosigkeit, Hoffnungslosigkeit und Resignation. Es kommt zur Unmöglichkeit, sich „koevulotiv abzustimmen" (Willi 1991, S. 113), das heißt die Gestaltung der Balance zwischen Individuation und kooperativer Partnerschaft ist gestört.

Gerade das Beispiel von Anna und Hans zeigt auf, dass sich die innere Logik einer Paarbeziehung nicht auf Anhieb von außen erschließen lässt und eine Reduktion des Fallgeschehens allein auf den problematischen Konsum von Beruhigungs- und Schlafmitteln durch Anna zu einer verkürzten Sicht der Problematik beitragen würde. Gerade das Herausarbeiten der Beziehungsfaktoren führt dazu, dass zusätzliche Informationen erschlossen werden können, z. B. dass sich das Paar aufgrund sozialer (Arbeits-) Bedingungen emotional relativ fremd geblieben ist. Auch lässt es sich dem wahrnehmbaren Kommunikationszirkel zwischen beiden Partnern entnehmen, ob es beiden möglich ist, mit ungleichzeitigen Bedürfnissen nach Nähe und Distanz umzugehen. Hier lässt sich beispielsweise eine paarspezifische Sprachlosigkeit erkennen, auf die Anna immer mehr mit Rückzug reagierte, um nicht mit der Umtriebigkeit ihres Mannes konfrontiert zu werden. Allerdings fiel es ihr immer schwerer, in den Schlaf zu kommen, weil sie über das Verhalten ihres Mannes, seine „Forderungen" nach Aktivität und über „ihr verpasstes Leben" voller Ärger nachgrübelte. Zur Einschlafunterstützung begann sie Beruhigungsmittel zu nehmen, deren Dosis sie immer mehr steigerte, um die erwünschte Wirkung zu erzielen.

Im Sinne einer ressourcenorientierten Vorgehensweise konnte in der Beratung an einer stark ausgeprägten bildhaften Sprache angesetzt werden, die mit dem Aufgreifen komplementärer Bedürfnisse nach Gemeinsamkeit zu einer emotionalen Verlebendigung der Beziehung beitrug. Selbstwirksamkeit und konstruktive Bewältigungsstrategien wurden fokussiert. Es entstand eine positive Reziprozität zwischen beiden Partnern, da die Pole „Intimität, gemeinschaftliche Ausrichtung" mit dem Gegenpol „Selbststand, Autonomie" in Beziehung gesetzt werden konnten. Mit der Akzentuierung des Ausbalancierens von Individuation und Intimität, des Lebens von Nähe und Distanz zwischen Anna und Hans konnten beide den entstandenen Teufelskreis erkennen. Beide fühlten sich ermutigt, ihre eigene Zukunftsvision zu entwickeln und zu kommunizieren. Dabei stellten sie fest, dass sie in ihren Wünschen an das Leben gar nicht so weit entfernt voneinander lagen und auch, dass es durchaus für beide befriedigende Phasen in ihrer Paargeschichte gab. Dies vermittelte beiden die Motivation, sich auf eine notwendige Entwöhnungsbehandlung von Anna einzulassen – und parallel an einer Paarberatung teilzunehmen.

> **Paarberatung kann zur Suchtbehandlung ermutigen und durch die Entfaltung von Selbststand beider Partner Ko-Abhängigkeiten vermindern helfen.**

Vielleicht wird gerade hier – an einer sehr kleinschrittigen Erläuterung des beziehungsorientierten Vorgehens – deutlich, welche Ansatzpunkte eine Paarberatung für ältere Menschen im Zusammenhang mit einer Suchterkrankung bieten kann. Es gilt, neben spezifischen generationsbezogenen und soziohistorischen Wissensbeständen einen Rahmen zu eröffnen, in dem Partner ihre Beziehungsbedürftigkeit annehmen können, ihre Lebensleistung gegenseitig würdigen lernen und die anstehenden Entwicklungsaufgaben angehen wollen. Dies setzt eine spezifische Haltung wie Fach- und Methodenkompetenz des Therapeuten/Beraters voraus.

Deutlich wird dies z. B. bei der Entberuflichung. Insbesondere der Eintritt in den Ruhestand führt bei vielen Paaren im dritten Lebensalter als sogenanntes „kritisches Lebensereignis" zu komplexen Belastungszuständen, vor allem dann, wenn dieser wenig planbar und ohne größeren Vorlauf zustande kommt. Auch wenn sich mit dem Ereignis zunächst unmittelbare (primäre) Veränderungen für den Betroffenen ergeben, z. B. die Veränderung der Autonomie („privacy"), des Rollenhaushaltes, der Zeitstruktur, der finanziellen Situation, des mit Arbeit verbundenen Netzwerkes etc., treten zeitgleich sekundäre Belastungsmomente für das Paar ein. Diese können z. B. Rollenkonflikte, fehlende Gesprächsinhalte, Veränderung der Selbstdefinition (Identität), Langeweile, Kontrolle, Geldfragen etc. sein (Buchebner-Ferstl 2002, S. 7 f.).

Erschwerend kommt mit diesem Ereignis nicht selten das konkrete Empfinden von Begrenztheit und Endlichkeit hinzu, das Sinnfragen motiviert. Viele Paare bringen dies oft ein in eine existentielle Frage, nämlich mit Blick auf das vergangene Leben: „Kann dies alles gewesen sein?". Unerfüllt gebliebene Sehnsüchte brechen auf und fordern eine Auseinandersetzung erreichter oder offen gebliebener Lebensziele. Es entsteht der Druck, gewünschte Veränderungen und Entscheidungen in absehbarer

Zeit einzuleiten, will man nicht in Resignation verharren oder an seiner Gesundheit Schaden nehmen. Als Lebensgefühl etabliert sich ein Zustand zwischen „Hoffen und Bangen" (Goldbrunner 1994), da der entstandene zeitliche Freiraum mit neuen Inhalten gefüllt werden muss, soll er nicht als bedeutungsleer empfunden werden. Auch erschließen sich Möglichkeiten, wie die Partnerschaft unter veränderten Bedingungen im höheren Lebensalter entfaltet und unter Umständen sogar neu erlernt werden kann, nicht von alleine. Entwicklung vollzieht sich eben nicht automatisch, zumal erschwerend hinzukommt, dass es noch wenig tragfähige Modelle für Gestaltung der Paarbeziehung in dieser Lebensphase gibt.

Sensible Zugänge zur Biografie

Im Fallbeispiel 3 von Katharina und Herbert ergab die psychosoziale Diagnostik, dass sich Katharina nach dem Verlust ihrer aktiven Mutterrolle mit dem Auszug ihrer inzwischen erwachsen gewordenen Kinder nicht mehr „gebraucht" fühlte, was zu depressiven Verstimmungen führte. Ein unverarbeitetes Trauma aus ihrer Kindheit, ein sexueller Übergriff ihres Onkels, führte zu somatischen Beschwerden des Ober- und Unterbauches, die partnerschaftliche Sexualität in gegenseitiger Übereinstimmung unterbanden. Katharina erlebte eine zunehmende „Lust", den Zeitpunkt ihres Stuhlgangs zu bestimmen. Die Kontrolle über ihren Körper besetzte sie positiv immer mehr mit ihren Ausscheidungen, jedoch immer weniger mit einem selbstfürsorglichen Verhalten. Herbert hörte zunehmend auf, sein emotionales und sexuelles Interesse zu zeigen. Er fühlte sich dabei nicht glücklich, doch er wollte nicht immer wieder „eine Abfuhr" oder Streit riskieren. Zwischenzeitlich hat sich jeder ein eigenes Schlafzimmer im Haus eingerichtet, vor allem weil er „nachts so schnarchen" würde und sie „mit ihren Toilettengängen" ihn nicht wecken wolle.

Hier gilt es vor allem die mit der Partnerschaft verbundenen „Gewinne und Begrenzungen" mit denen der persönlichen Lebensgestaltung in Bezug zu setzen. Dies bedeutet, die innere Ambivalenz zur Sprache zu bringen, die gegenläufigen Kräfte auszutarieren – und ähnlich wie bei einer Waage im besten Fall zu einer Priorisierung notwendiger Entscheidungsschritte zu kommen. Bedeutsam ist im Übrigen hier die Akzentuierung von Grundbedürfnissen der „Individuation und Intimität" für die weitere Lebensgestaltung, die sich nicht selten hinter einer zu starken Bezogenheit aufeinander verbergen und Wachstumsprozesse blockieren. Eingebettet in einen solchen Prozess lässt sich ein krisenhaftes und konfliktvolles Zusammenleben durch Optionserweiterung beeinflussen, es kommt zu einer Zunahme des Selbsterlebens und Selbstwirksamkeitsempfindens beider Partner, die durchaus in eine begleitende oder folgende Suchtbehandlung münden kann. Insoweit gilt es festzuhalten, dass Partnerschafts- und Suchtberatung „Hand in Hand" angelegt sein müssen und sich nicht gegenseitig ersetzen, sondern interdisziplinär ergänzen.

Insgesamt gilt es, individuelle Symptome, Störungen des partnerschaftlichen Dialogs und Einflüsse von Beziehungssystemen in einer komplexen Art und Weise gleichermaßen in den Blick zu nehmen. Dabei muss bedacht werden, dass es sozialisationsbedingt bei den heute über 60-jährigen Menschen nach wie vor geschlechtsspezifische und rollennormierte Motivationsstränge wie auch Widerstände zur Inanspruchnahme von psychosozialer Unterstützung gibt.

> ❯ **Es bedarf einladender Hinweise auf Möglichkeiten der Unterstützung und Beratung, die sowohl dem Alter als auch der Geschlechtsrolle entsprechen müssen.**

So stehen Frauen in der Regel einer Begleitung durch Dritte offener gegenüber als Männer. Ältere Männer leben häufig nach wie vor den Anspruch, Probleme selbständig und aktiv lösen zu müssen, was nicht selten notwendige Klärungsprozesse verhindert und emotionale Entlastung und Zugänge zu Ressourcen blockiert. Hilfreich ist hier an manchen Stellen die synonyme Verwendung des Begriffes der „Beziehungstankstelle" gegenüber der „psychosozialen Beratung", weil die Selbstverständlichkeit des „Tankens" die „Normalität" von Übergangskrisen befördert und die mögliche Steigerung der Lebensqualität in Aussicht stellt. Dann kann es möglich werden, auch Suchterkrankungen zur Sprache zu bringen.

In allen hier vorgestellten Beispielen konnten Veränderungen im Interesse der Betroffenen miteinander erreicht werden, gerade weil es nicht bei einer Fixierung der Suchtproblematik eines der beiden Partner blieb, sondern das Thema „Sucht" auch als Bestandteil der gemeinsamen Lebensgeschichte begriffen wurde, über die es sich offensiv, im Sinne einer „Revision" (Goldbrunner 1994) der bisherigen Biografie, auszutauschen galt. Paarberatung konnte hier ein Erfahrungsfeld eröffnen, über Visionen und Grundsehnsüchte beider Beteiligter wieder in Kontakt zu kommen – und diente gleichzeitig als Übungsrahmen zur Bewusstmachung und Durcharbeitung a) der durch die Lebenssituation im Alter verursachten psychischen Konflikte und Bedrohungen, b) der im Alter reaktivierten Traumaerlebnisse früherer Lebensjahre und c) der bereits seit mehreren Jahrzehnten bestehenden, aber erst im Alter zu psychischen Symptomen führenden Konflikte und ihrer Bewältigung (Radebold 1992).

8.8   Fazit

Die zunehmende Alterung der Bevölkerung verlangt nach neuen Konzepten in der psychosozialen Beratungs- und Therapielandschaft. Dies gilt ebenso für die Begleitung von Paarbeziehungen älterer Menschen sowie für die Behandlung von Menschen mit Suchterkrankungen, die sich dank medizinischer Fortschritte nicht mehr nur an jüngere Bevölkerungsgruppen zu richten hat. Dazu sind weitere Möglichkeiten der biopsychosozialen Anamnese über die Lebensalter hinweg zu entwickeln, da gerade im Alter somatische Befunde weniger spezifisch sind und schwere körperliche Erkrankungen die Abhängigkeit verdecken können. Auch wissen wir aus der Praxis, dass Sucht, Depression und beginnende Demenz nicht immer klar zu unterscheiden sind und oft gemeinsam auftreten (▶ Kap. 5 und 7).

Hier sind weitere Bemühungen notwendig, altersspezifische Instrumentarien der Diagnose zu entwickeln, die auch die soziale Dimension des Falles, wie z. B. insbesondere in der klinischen Sozialarbeit üblich, einbeziehen.

Sucht im Alter vollzieht sich eher still und leise und findet oft hinter verschlossen Türen statt. Hier bedarf es einer offensiven Öffentlichkeitsarbeit, die die „lebenslange" Entwicklung und Entwicklungsfähigkeit des Menschen bis zum Lebensende betont und als lohnenswert nicht nur für die Betroffenen, sondern auch für die Gesellschaft hervorhebt. Die zu beobachtenden Aktivitäten – u. a. der Deutschen Hauptstelle für Suchtfragen e. V. (DHS) – sind hier als erste Schritte positiv zu erwähnen. Immerhin hat das Thema „Suchterkrankung im Alter" in der Fachöffentlichkeit mit dem Schwerpunkt „Missbrauch und Abhängigkeit im Alter" aus dem Jahr 2006 deutlich „an Fahrt" zugelegt. Solange angemessene Präventionsstrategien in jüngeren Lebensaltern jedoch nicht hinreichend greifen, können wir davon ausgehen, dass als Folge des demografischen Wandels zukünftig immer mehr Menschen auch im höheren Lebensalter von Suchterkrankungen betroffen sind (Deutsche Hauptstelle für Suchtfragen e. V. 2013). Von daher bedarf es in der Ausbildung von Psychotherapeuten, Beratern und Sozialarbeitern vermehrter Anstrengungen, Fachkompetenzen derart zu vermitteln, dass es immer zu einer Gesamtbetrachtung der Lebenssituation von Menschen im Sinne eines ganzheitlichen Fallverstehens kommt – und eben nicht nur einzelne Symptome betrachtet werden. Dies wäre im Übrigen ein wirksamer Zugang, einem sowohl in der Begleitung von Partnerschaftskonflikten als auch bei Suchterkrankungen im Alter immer wieder zu beobachtenden therapeutischen Nihilismus vorzubeugen, der nach wie vor von Altersstereotypen und der Annahme eines nicht lohnenswerten Therapieaufwandes gespeist wird, was immer noch zu einem „Wegschauen" von Betroffenen und Fachpersonal führt.

Insoweit sind weitergehende Bemühungen der Vernetzung von Partnerschaftsberatung und Suchtbehandlung sowie der Einbezug von

Hausärzten und Apotheken für eine angemessene Behandlung älterer Menschen mit einer Abhängigkeitserkrankung zwingend notwendig. Aufgrund einer nicht selten reduzierten Mobilität der betroffenen Menschen ist zudem eine engere Verzahnung von therapeutisch und beraterisch tätigen Fachkräften anzustreben, die die Möglichkeit des Tätigwerdens im sozialen Umfeld viel stärker in den Blick nimmt, als es bisher der Fall ist.

Literatur

Antonovsky, A. (1979). *Health, stress and coping*. San Francisco: Jossey-Bass.
Ascheraden, C., Gellert, R., & Hagenbuch, F. (2007). *Sucht im Alter: Die stille Katastrophe*. https://www.aerzteblatt.de/archiv/54098/Sucht-im-Alter-Die-stille-Katastrophe. Zugegriffen: 09.03.2018.
Boesch, E. E. (1980). *Kultur und Handlung: Einführung in die Kulturpsychologie*. Bern: Huber.
Buber, M. (1997). *Das dialogische Prinzip* (8. Aufl.). Heidelberg: Lambert.
Buchebner-Ferstl, S. (2002). *Die Partnerschaft als Ressource bei kritischen Lebensereignissen am Beispiel der Pensionierung*. Working Paper des Österreichischen Instituts für Familienforschung. www.google.de/url?sa=t&rct=j&q=&esrc=s&source=web&cd=1&ved=0CCEQFjAA&url=http%3A%2F%2Fwww.oif.ac.at%2Ffileadmin%2OEIF%2FWorking_Paper%2Fwp_19_partnerschaft_pensionierung.pdf&ei=uSVTVdqaJcSrswHSsYHoBA&usg=AFQjCNExjAkOP_z-077vC99Lzu7-kY9vyw&sig2=HDurMeDOnWvJhoczrQkTXQ&bvm=bv.93112503,d.bGg&cad=rja. Zugegriffen: 09.03.2018.
Bundesärztekammer (2007). *Medikamente – schädlicher Gebrauch und Abhängigkeit. Leitfaden für die ärztliche Praxis*. www.bundesaerztekammer.de/downloads/LeitfadenMedAbhaengigkeit.pdf. Zugegriffen: 09.03.2018
Bundesministerium für Familie, Senioren, Frauen und Jugend. (2005). *Fünfter Bericht der älteren Generation in der Bundesrepublik Deutschland. Potentiale des Alters in Wirtschaft und Gesellschaft. Der Beitrag älterer Menschen zum Zusammenhalt der Generationen*. Berlin.
Burman, B., & Margolin, G. (1992). Analysis of the association between marital relationships and health problems: An interactional perspective. *Psychological Bulletin, 112*, 39–63.
Bündnis 90/Die Grünen im Bayrischen Landtag (Hrsg.). (2001). *Sucht auf Rezept. Probleme Medikamentenabhängigkeit. Reader zur Anhörung*. München.

Deutsche Hauptstelle für Suchtfragen e. V. (2012). *Substanzbezogene Störungen im Alter. Informationen und Praxishilfen*. Bramsche: Rasch.
Deutsche Hauptstelle für Suchtfragen e. V. (2013). *Medikamentenabhängigkeit*. Suchtmedizinische Reihe, Band 5. Bad Oeynhausen: Kunst- und Werbedruck.
Droller, H. (1964). Some aspects of alcoholism in the elderly. *The Lancet, 2*, 137–139.
Fooken, I., & Lind, I. (1996). *Scheidung nach langjähriger Ehe im mittleren und höheren Lebensalter*. Band 113 der Schriftenreihe des Bundesministeriums für Familie, Senioren, Frauen und Jugend. Stuttgart: Kohlhammer.
Friedan, B. (1995). *Mythos Alter*. Reinbek: Rowohlt.
Gahleitner, S., & Pauls, H. (2013). Biopsychosoziale Diagnostik als Voraussetzung für eine klinisch-sozialarbeiterische Interventionsgestaltung: Ein variables Grundmodell. In S. B. Gahleitner, G. Hahn, & R. Glemser (Hrsg.), *Psychosoziale Diagnostik* (S. 61–77). Köln: Psychiatrie Verlag.
Glaeske, G. (1996). Beruhigt bis zum Ende: Die Arzneimitteltherapie für ältere Menschen. *Sucht aktuell, 3*, 5–9.
Goldbrunner, H. (1994). *Masken der Partnerschaft*. Mainz: Grünewald.
Goldbrunner, H. (2001). Wenn der Horizont sich weitet – Ältere Paare – eine Chance für die Ehe-, Familien- und Lebensberatung. In: Bundesverband der Kath. Ehe-, Familien- und Lebensberater (Hrsg.), *Blickpunkt Ehe-, Familien- und Lebensberatung, Ausgabe 6*, S. 6–16. www.bv-efl.de/fachz/bp6.htm. Zugegriffen: 09.03.2018.
Jone, H. (1953). *Katholische Moraltheologie*. Paderborn: Schöningh.
Karl, F. (1993). *Die Älteren – Zur Lebenssituation der 55–75-jährigen. Eine Studie der Institute Infratest Sozialforschung* (2. Aufl.). Bonn: Sinus und Horst Becker.
Klann, N., & Hahlweg, K. (1987). *Ehe-, Familien- und Lebensberatung. Besuchsmotive und Bedarfsprofile: Ergebnisse einer empirischen Erhebung*. Freiburg: Lambertus.
Klann, N. (2002). *Institutionelle Beratung – ein erfolgreiches Angebot. Von den Beratungs- und Therapieschulen zur klientenorientierten Intervention. Feldstudie zur Ergebnisqualität in der Partnerschafts- und Eheberatung*. Freiburg: Lambertus.
Kiecolt-Glaser, J. K., Malarky, W. B., Chee, M., Newton, T., Cacioppo, J. T., Mao, H.-Y., & Glaser, R. (1993). Negative behavior during marital conflict is associated with immunological down-regulation. *Psychosomatic Medicine, 55*, 395–409.
Körkel, J., & Kruse, G. (2000). *Mit dem Rückfall leben. Abstinenz als Allheilmittel?* Bonn: Psychiatrie-Verlag.
Kröger, C., Wilbertz, N., & Klann, N. (2003). *Wie wirksam ist Ehe-, Familien- und Lebensberatung? Ergebnisqualitätssicherung in den katholischen Ehe-, Familien-*

und Lebensberatungsstellen in Nordrhein-Westfalen. Essen: Eigenverlag.

Kunisch, M., & Schulz, A. (2011). Beratungs- und Unterstützungsangebote für ältere Menschen und ihre Angehörigen. In S. Kraus, & C. Zippel (Hrsg.), *Soziale Arbeit für alte Menschen. Ein Handbuch* (2. Aufl.). Frankfurt am Main: Mabuse.

Melchinger, H., Schnabel, R., & Wyns, B. (1992). *Verordnungspraxis von Medikamenten mit Abhängigkeitspotential*. Baden-Baden: Nomos.

Motel-Klingebiel, A., Wurm, S., & Tesch-Römer, C. (Hrsg.) (2010) *Altern im Wandel. Befunde des Deutschen Alterssurveys (DEAS)*. Stuttgart: Kohlhammer

Pauls, H. (2004). *Klinische Sozialarbeit – Grundlagen und Methoden psycho-sozialer Behandlung*. Weinheim, München: Juventa.

Petzold, H. G. (1993). *Integrative Therapie. Modelle, Theorien und Methoden für eine schulenübergreifende Psychotherapie*. Paderborn: Junfermann.

Radebold H. (1992). *Psychodynamik und Psychotherapie Älterer*. Berlin: Springer.

Rauchfleisch, U. (2006). Psychoanalytische Sozialarbeit mit dem bifokalen Behandlungsmodell. *Klinische Sozialarbeit, 2*(3), 4–7.

Rosenmayr, L. (1996). Neue Beziehungen für Altern, Familienbeziehungen und Lebenslauf. In: Katholische Bundesarbeitsgemeinschaft für Beratung (Hrsg.), *Beratung auf neuen Wegen* (S. 49–61). Stuttgart: Kohlhammer.

Statistisches Bundesamt (2009). *Datenreport 2006 in Zusammenarbeit mit WZB und ZUMA. Zahlen und Fakten über die Bundesrepublik Deutschland* (Bd. 544). Wiesbaden: SFG Servicecenter Fachverlage.

Vogt, M. (1998). *Und immer voller Zärtlichkeit – Partnerschaft im Alter*. Kevelaer: Butzon & Bercker.

Vogt, M. (2001). *Partnerschaft als neues Aufgabenfeld psychosozialer Beratung*. Freiburg: Lambertus.

Vogt, M. (2006). Partnerschaftliche Herausforderungen im dritten Lebensalter. In: Bundesarbeitsgemeinschaft der Senioren-Organisationen e. V. (Hrsg.), *Die BAGSO Nachrichten, 15*(1), 10–14.

Vogt, M. (2007). Zwischen Hoffen und Bangen – Partnerschaftsberatung im Alter. In T. Friedrich-Hett (Hrsg.), *Positives Altern* (S. 95–111). Bielefeld.

Vogt, M. (2009). *Beziehungskrise Ruhestand – Paarberatung für ältere Menschen* (2. Aufl.). Freiburg: Lambertus.

Vogt, M. (2014). Partnerschaft und Partnerschaftsberatung im Alter. In: M. Vogt (Hrsg.), *Lebens- und Bedarfslagen im Alter* (S. 81–110). Augsburg: Ziel Verlag.

Wietkamp, W. (2008). *Suchterkrankung in Klerus und Orden*. Überarbeiteter Vortrag vom 28. 10. 2008 bei der KSA im Auftrag der Deutschen Bischofskonferenz für Personalverantwortliche aus den Bistümern und Ordensgemeinschaften, KSA Hamm.

Wilbertz, N. (2011). Ehe-, Familien- und Lebensberatung 2020 – Die Zukunft der EFL in sich wandelnder Gesellschaft. Sonderdruck der Fachzeitschrift „Blickpunkt EFL-Beratung". www.katholische-eheberatung.de/fileadmin/pdf/BP_27_Sonderdruck_EFL2020.pdf. Zugegriffen: 09.03.2018.

Willi, J. (1991). *Was hält Paare zusammen*. Reinbek: Rowohlt.

Wolter, D. K. (2011). *Sucht im Alter – Altern und Sucht. Grundlagen, Klinik, Verlauf und Therapie*. Stuttgart: Kohlhammer.

Serviceteil

© Springer-Verlag GmbH Deutschland, ein Teil von Springer Nature 2018
T. Hoff (Hrsg.), *Psychotherapie mit Älteren bei Sucht und komorbiden Störungen*, Psychotherapie: Praxis,
https://doi.org/10.1007/978-3-662-53196-9

Stichwortverzeichnis

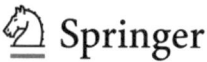
Weitere Titel

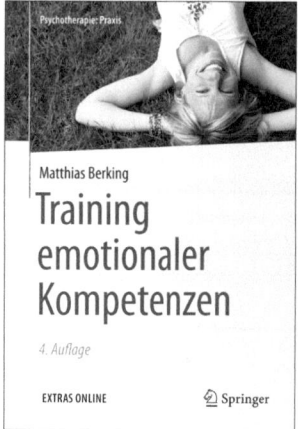

Matthias Berking
Training emotionaler Kompetenzen
4., aktualisierte Aufl. 2017, IX, 190 S. 163 Abb.,
144 Abb. in Farbe. Mit Online-Extras.
44,99 € (D) | 46,25 € (A) | *CHF 46,50
ISBN 978-3-662-54272-9

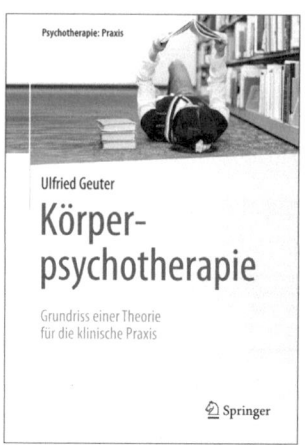

Ulfried Geuter
Körperpsychotherapie
Grundriss einer Theorie für die klinische Praxis
2015, XV, 380 S., 12 Abb., Hardcover
49,99 € (D) | 51,39 € (A) | *CHF 51,50
ISBN 978-3-642-04013-9

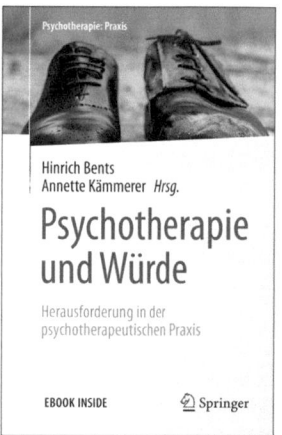

Hinrich Bents, Annette Kämmerer (Hrsg.)
Psychotherapie und Würde
Herausforderung in der psychotherapeutischen Praxis
1. Aufl. 2018, XIII, 123 S., 2 Abb., Book + eBook,
Hardcover
29,99 € (D) | 30,71 € (A) | *CHF 30,50
ISBN 978-3-662-54309-2

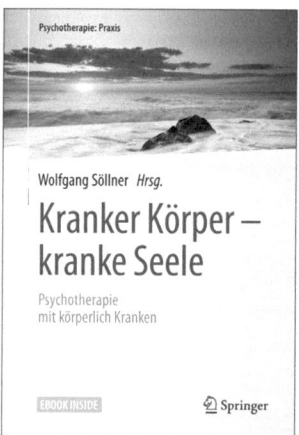

Wolfgang Söllner (Hrsg.)
Kranker Körper – kranke Seele
Psychotherapie mit körperlich Kranken
1. Aufl. 2018, XVIII, 149 S., 9 Abb., Book + eBook,
Hardcover
34,99 € (D) | 35,83 € (A) | *CHF 35,50
ISBN 978-3-662-54657-4

Jetzt bestellen: springer.com/shop

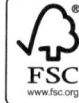